臨床のための
QOL評価ハンドブック

編集
池上直己	慶應義塾大学名誉教授・医療政策・管理学
福原俊一	京都大学大学院教授・医学研究科健康解析学/医療疫学
下妻晃二郎	立命館大学教授・生命科学部・生命医科学科
池田俊也	国際医療福祉大学大学院教授・薬学・薬科学研究科

執筆
福原俊一	京都大学大学院教授・医学研究科健康解析学/医療疫学
鈴鴨よしみ	東北大学大学院准教授・肢体不自由学分野
熊野宏昭	早稲田大学人間科学学術院教授
池田俊也	国際医療福祉大学大学院教授・薬学・薬科学研究科
池上直己	慶應義塾大学名誉教授・医療政策・管理学
大橋靖雄	東京女子医科大学客員教授
森田智視	横浜市立大学教授・臨床統計学・疫学
下妻晃二郎	立命館大学教授・生命科学部・生命医科学科
西村浩一	国立長寿医療研究センター・内科総合診療部
石井 均	奈良医科大学教授・糖尿病学
林 洋子	東京都職員共済組合事業部健康増進課
本間之夫	東京大学大学院教授・泌尿器外科学
本郷道夫	公立黒川病院管理者
遠藤由香	東北大学病院・心療内科
吉村公雄	慶應義塾大学講師・医療政策・管理学
山内慶太	慶應義塾大学大学院教授・健康マネジメント研究科
大生定義	立教大学教授・社会学部/立教学院診療所所長
橋本 明	福原病院顧問
佐藤 元	国立保健医療科学院・技術評価部部長
高橋榮明	新潟大学名誉教授

（執筆順）

医学書院

本書の刊行にあたり，企画段階における QOL の研究会開催などで，
財団法人・医療科学研究所の研究助成を受けた．

臨床のための QOL 評価ハンドブック

発　行　2001 年 4 月 1 日　第 1 版第 1 刷Ⓒ
　　　　2020 年 12 月 1 日　第 1 版第 11 刷
編　者　池上直己・福原　俊一・下妻晃二郎・池田俊也
発行者　株式会社　医学書院
　　　　代表取締役　金原　俊
　　　　〒113-8719　東京都文京区本郷 1-28-23
　　　　電話　03-3817-5600（社内案内）
印刷・製本　アイワード

本書の複製権・翻訳権・上映権・譲渡権・貸与権・公衆送信権（送信可能化権を含む）は株式会社医学書院が保有します．

ISBN 978-4-260-13875-8

本書を無断で複製する行為（複写，スキャン，デジタルデータ化など）は，「私的使用のための複製」など著作権法上の限られた例外を除き禁じられています．大学，病院，診療所，企業などにおいて，業務上使用する目的（診療，研究活動を含む）で上記の行為を行うことは，その使用範囲が内部的であっても，私的使用には該当せず，違法です．また私的使用に該当する場合であっても，代行業者等の第三者に依頼して上記の行為を行うことは違法となります．

JCOPY　〈出版者著作権管理機構　委託出版物〉
本書の無断複製は著作権法上での例外を除き禁じられています．複製される場合は，そのつど事前に，出版者著作権管理機構（電話 03-5244-5088，FAX 03-5244-5089，info@jcopy.or.jp）の許諾を得てください．

はじめに

　QOLについては，患者の視点からのアウトカムを評価することの重要性が臨床医の間に認識されるようになったが，そのコンセプトや臨床場面における適用については，必ずしも十分に理解されていない。そこで，本書ではQOLの概念に始まり，実際に利用する場合の留意点までを1冊のハンドブックとしてまとめた。臨床研究に活用できるように学問的に高い水準を保ち，また診療の現場にすぐ役立つよう心がけた。

　第1部は総論としての基本的な知識（QOLの意義，測定理論，文化的要因への配慮など），第2部は包括的尺度，第3部は疾患特異的尺度という構成になっている。第2部，第3部においては，各分野において最も評価の高いQOL尺度の提示，同尺度を用いた文献的レビュー，使用する際の著作権上の問題までの内容を，それぞれの分野の第一人者に執筆いただいた。なお，紙数の関係で主要な分野に限らざるを得なかったことをお断りする。

　本書を出版するに当たり，細かい注文に対しても快く対応いただいた執筆者の先生方に感謝を申し上げる。また，企画段階におけるQOLの研究会開催など，研究助成いただいた㈶医療科学研究所に深謝する。なお，本書は2001年4月13～15日に東京で開催される国際QOL学会（International Society of Quality of Life Research）環太平洋集会に合わせて刊行された。

2001年4月

池上　直己
福原　俊一
下妻晃二郎
池田　俊也

目次

第1部 総論編

I. いまなぜ QOL か―患者立脚型アウトカムとしての位置づけ …………福原俊一… 2

  1. はじめに………………………………… 2
  2. アウトカム研究における QOL ……… 2
    a. アウトカム研究の起源 …………… 2
    b. 患者立脚型アウトカム …………… 3
  3. QOL の定義，基本的要素，測定 …… 3
    a. QOL 研究の背景………………… 3
    b. 基本的な構成要素とその特徴 …… 4
    c. QOL の測定……………………… 5
  4. QOL の将来展望 ……………………… 6
    a. より感度の高い尺度へ …………… 6
    b. EBM の実践と QOL ……………… 6

II. QOL 測定理論…………………………… 8

1 計量心理学……鈴鴨よしみ・熊野宏昭…… 8

  1. 既存の外国語尺度の日本語版作成とその計量心理学的評価………………… 8
    a. 尺度の作成 ………………………… 8
    b. 尺度の計量心理学的評価 ………… 9
  2. 新たな尺度の作成とその計量心理学的評価………………… 11
    a. 尺度の作成 ………………………… 11
    b. 尺度の計量心理学的評価 ………… 12
  3. 尺度作成とその評価の際の注意点…… 13

2 効用理論 ………………池田俊也…… 14

  1. はじめに………………………………… 14
  2. 効用値と経済評価研究………………… 14
  3. 効用値の測定…………………………… 15
    a. 基準的賭け法
    （Standard Gamble；SG）……… 15
    b. 時間得失法
    （Time Trade-Off；TTO）……… 16
    c. 評点尺度法（Rating Scale；RS）… 16
  4. 効用値の測定例………………………… 16
  5. おわりに………………………………… 17

3 QOL の統計学的評価
…………………大橋靖雄・森田智視…… 21

  1. はじめに………………………………… 21
  2. QOL 質問紙の計量心理学的検討に用いられる統計手法………………… 21
    a. 内容的妥当性 ……………………… 22
    b. 収束的妥当性/弁別的妥当性 …… 22
    c. 因子妥当性 ………………………… 22
    d. 基準関連妥当性 …………………… 24
    e. 内的整合性 ………………………… 24
    f. test-retest 再現性 ………………… 25
    g. 感度/実施可能性 ………………… 25
  3. 測定の時点および頻度………………… 25
  4. 経時的に繰り返し測定されたデータの解析………………… 26
    a. 測定データの記述 ………………… 26
    b. 単変量解析の繰り返し …………… 27
    c. 経時測定データ解析（多変量解析）
    ……………………………………… 27
    d. 要約統計量 ………………………… 28
  5. 欠損の問題……………………………… 28
    a. 欠損メカニズム …………………… 28
    b. 欠損データへの対応 ……………… 29
    c. 欠損問題に対する研究実施上の留意点 ……………………………… 30
  6. おわりに………………………………… 30

第2部 包括的尺度

1 健康プロファイル型尺度
（SF-36 を中心に）
………………福原俊一・鈴鴨よしみ…… 34

  1. 健康関連 QOL 尺度の分類 …………… 34
  2. SF-36 について ……………………… 34
    a. SF-36 オリジナル版の開発 ……… 34

b．SF-36 の実際 …………………… 36
　　　c．日本語版の開発 ………………… 38
　　　d．日本における全国調査 ………… 39
　　　e．国民標準値との比較 …………… 39
　　　f．SF-36 日本語版の使用にあたって
　　　　 ……………………………………… 39
　　　g．SF-36 を用いた研究例 ………… 39
　　　h．SF-36 の今後の展開 …………… 41
　3．その他の代表的な包括的尺度………… 42
　　　a．SIP(Sickness Impact Profile) … 42
　　　b．NHP
　　　　 (Nottingham Health Profile) … 42
　　　c．WHOQOL ……………………… 42
　　　d．SF-36 を含めた包括的尺度の
　　　　 計量心理学的手法による比較 …… 42

　4．まとめ…………………………………… 43

2 選好に基づく尺度(EQ-5D を中心に)
　　　　………………池田俊也・池上直己…… 45
　1．はじめに………………………………… 45
　2．EuroQol(EQ-5D) ……………………… 46
　3．EQ-5D の利用例 ……………………… 46
　　　a．糖尿病における日本語版
　　　　 EQ-5D の利用例………………… 47
　　　b．脳卒中における EQ-5D の利用例
　　　　 ……………………………………… 47
　4．その他の選好に基づく尺度…………… 48
　　　a．Health Utilities Index(HUI) …… 48
　5．おわりに………………………………… 48

第 3 部　疾患特異的尺度

1 がん ……………………下妻晃二郎…… 52
　1．がん特異的尺度の特徴………………… 52
　2．がん特異的尺度を選択する際の留意点
　　 ……………………………………………… 53
　3．代表的ながん特異的尺度……………… 53
　　　a．がん薬物療法における
　　　　 QOL 調査票(Quality of Life
　　　　 Questionnaire for Cancer Patients
　　　　 Treated with Anticancer Drugs
　　　　 [QOL-ACD])…………………… 53
　　　b．European Organization for
　　　　 Research and Treatment of
　　　　 Cancer Quality of Life
　　　　 Questionnaire(EORTC QLQ) … 54
　　　c．Functional Assessment of Cancer
　　　　 Therapy(FACT) ………………… 57
　　　d．上記 3 尺度の使い分けの実際 …… 57
　4．がん特異的尺度を用いた最近の
　　 臨床研究報告……………………………… 57
　　　a．QOL-ACD を用いた報告例 …… 59
　　　b．EORTC QLQ を用いた報告例 … 59
　　　c．FACT を用いた報告例 ………… 60
　5．おわりに………………………………… 60

2 呼吸器疾患 ……………西村浩一…… 62
　1．慢性閉塞性肺疾患(COPD) …………… 62
　　　a．COPD と QOL ………………… 62
　　　b．包括的尺度による COPD の
　　　　 健康関連 QOL の評価 ………… 62
　　　c．Chronic Respiratory Disease
　　　　 Questionnaire(CRQ) …………… 63
　　　d．St. George's Respiratory
　　　　 Questionnaire(SGRQ) ………… 63
　　　e．COPD におけるその他の
　　　　 疾患特異的尺度 ………………… 63
　2．気管支喘息……………………………… 64
　　　a．気管支喘息と健康関連 QOL …… 64
　　　b．包括的尺度による気管支喘息に
　　　　 おける健康関連 QOL の評価 …… 64
　　　c．Juniper らの Asthma Quality of
　　　　 Life Questionnaire(AQLQ) …… 65
　　　d．Living with Asthma Questionnaire
　　　　 (LWAQ) ………………………… 65
　　　e．その他の気管支喘息における
　　　　 疾患特異的尺度 ………………… 65
　3．その他の呼吸器疾患における
　　 健康関連 QOL …………………………… 66
　4．おわりに………………………………… 66

3 糖尿病 ……………………石井　均…… 70
　1．糖尿病における QOL 測定 …………… 70
　2．糖尿病特異的な QOL 尺度の特徴 …… 71
　3．糖尿病特異的尺度を選択する際の
　　 留意点……………………………………… 71
　4．代表的な QOL 質問紙および
　　 治療満足度質問紙………………………… 72
　　　a．PAID(Problem Area in Diabetes
　　　　 Survey：糖尿病問題領域質問表)… 72
　　　b．ITR-QOL(Insulin Therapy
　　　　 Related QOL Measure：

インスリン治療に関連する
QOL 質問表）……………… 75
c．糖尿病総合負担度スケール ……… 75
d．DTSQ（Diabetes Treatment
Satisfaction Questionnaire：
糖尿病治療満足度質問表）………… 75
5．質問紙の使い分け………………………… 77
a．治療法による適応 ………………… 77
b．日常臨床で用いるのか，
臨床試験か ………………………… 77
c．包括的質問紙を同時に用いる …… 77
6．まとめ……………………………………… 78

4 **慢性腎疾患** …………………林　洋子…… 80
1．腎疾患と健康関連 QOL ………………… 80
2．腎疾患特異的尺度とは何か？…………… 80
3．Kidney Disease Quality of Life
（KDQOL™）……………………………… 80
a．KDQOL™ とは何か？ …………… 80
b．KDQOL™ で何を測定することが
できるのか？―その有用性について
…………………………………………… 81
c．KDQOL™ の尺度としての限界 … 81
d．日本語版 KDQOL™ の使用方法 … 81
4．末期腎不全患者の QOL に関する
研究報告例 ………………………………… 83
a．KDQOL™ を用いた報告例 ……… 83
b．SF-36 を用いた報告例 …………… 83
c．その他の尺度を用いた報告例 …… 84
5．おわりに…………………………………… 84

5 **泌尿器科疾患** ………………本間之夫…… 87
1．排尿障害における QOL ………………… 87
A 前立腺肥大症と QOL …………… 87
a．症状と QOL の尺度 ……………… 87
b．前立腺肥大症（BPH）による
QOL 障害…………………………… 88
c．治療による QOL 障害の変化 …… 89
B 尿失禁と QOL …………………… 89
a．症状と QOL の尺度 ……………… 89
b．尿失禁による QOL 障害 ………… 90
c．治療による QOL 障害の変化 …… 90
2．男性の性機能障害と QOL ……………… 91
a．症状と QOL の尺度 ……………… 91
b．勃起能障害（ED）による QOL の
障害 ………………………………… 91

6 **消化器疾患** ……本郷道夫・遠藤由香…… 96
1．消化器症状と QOL ……………………… 96

2．全般的な消化器症状に関する
QOL 評価 ………………………… 97
a．GSRS ……………………………… 97
b．UESS（Ulcus Esophagitis
Symptom Scale）…………………… 97
3．上部消化器疾患…………………………… 98
a．胃食道逆流症（GERD）…………… 98
b．アカラシア ………………………… 99
c．機能性ディスペプシア/消化性潰瘍… 99
4．下部消化管疾患……………………………100
a．炎症性腸疾患/クローン病および
潰瘍性大腸炎………………………100
b．機能性腸障害/過敏性腸症候群……101
5．肝胆膵疾患…………………………………102
a．慢性肝炎/肝硬変…………………102
b．胆囊および胆道疾患 ……………102
c．慢性膵炎 …………………………102
6．おわりに……………………………………103

7 **精神科領域―うつ，睡眠を中心に**
………………吉村公雄・山内慶太……106
1．はじめに……………………………………106
2．精神症状尺度使用の意義と
包括的 QOL 尺度利用の問題点 ………106
a．一般科患者における
精神症状尺度使用の意義 …………106
b．精神科患者における
包括的 QOL 尺度の問題点 ………106
3．精神症状の評価手法を選択する際の
留意点………………………………………107
4．質問紙を用いた代表的な精神症状の
評価法と精神分裂病の QOL 評価法 …107
a．うつや不安の自己記入式質問紙 …107
b．睡眠状態の評価法 ………………108
c．陽性感情の評価法 ………………110
d．精神疾患固有の QOL 尺度
―精神分裂病の QOL：Quality of
Life Scale（QLS）…………………110
5．うつと不安の自己記入式質問紙を
使った最近の研究の一例…………………110
6．おわりに……………………………………111

8 **神経内科疾患** ………………大生定義……112
1．神経内科領域の疾患特異的尺度の
特徴…………………………………………112
2．神経内科領域の尺度………………………112
3．各神経疾患の疾患特異的 QOL 尺度 …113
a．てんかんの QOL …………………113
b．アルツハイマー型痴呆の QOL …113

c. 筋萎縮性側索硬化症(ALS)の
　　　　QOL ……………………………114
　　　d. パーキンソン病のQOL ………114
　　　e. 片頭痛のQOL …………………114
　　　f. その他の疾患 …………………116

9 リウマチ疾患 …橋本 明・佐藤 元……117
1. なぜリウマチのQOLか？ ……………117
　　　a. リウマチは命に別条のない予後良
　　　　好の疾患とされていたが，果たし
　　　　てそうか？ ……………………117
　　　b. RA患者の病苦…その1：
　　　　肢体不自由 ……………………117
　　　c. RA患者の病苦…その2：
　　　　経済的，社会的，精神的困苦 ……117
　　　d. RA患者の病苦…その3：
　　　　生存余命の短縮 ………………118
　　　e. リウマチ医療における
　　　　QOL測定の意義………………118
2. リウマチ特異的QOL質問紙の特徴 …118
　　　a. 自己記入式質問紙を用いた
　　　　健康関連QOL質問紙 …………118
　　　b. リウマチ特異的QOL質問紙の指標
　　　　……………………………………119
　　　c. QOL評価指標の信頼性，妥当性，
　　　　および指標得点の再現性 ………120
3. 代表的なリウマチ特異的QOL質問紙
　　　………………………………………120
　　　a. HAQ(Health Assessment
　　　　Questionnaire) ………………120
　　　b. AIMS(Arthritis Impact
　　　　Measurement Scales) …………121
4. わが国におけるリウマチ特異的QOL
　質問紙を用いた最近の臨床研究報告…121
　　　a. AIMS2日本語版の作成と
　　　　その信頼性および妥当性の検討 …121
　　　b. RA患者のQOL：

　　　　肢体不自由を中心とした解析 ……124
5. まとめ…………………………………124

10 骨粗鬆症 ……………………高橋榮明……129
1. 骨粗鬆症特異的尺度の特徴……………129
　　　a. 骨粗鬆症の定義と分類 …………129
　　　b. 原発性骨粗鬆症の診断基準 ………129
　　　c. 骨粗鬆症のQOLに関連する
　　　　重要な因子 ……………………129
2. 骨粗鬆症特異的尺度を選択する際の
　留意点…………………………………130
3. 代表的な骨粗鬆症特異的尺度…………131
　　　a. ヨーロッパ骨粗鬆症財団
　　　　QOL質問表(Questionnaire for
　　　　Quality of Life by European
　　　　Foundation for Osteoporosis) …131
　　　b. Osteoporosis Assessment
　　　　Questionnaire(OPAQ) …………131
　　　c. Osteoporosis Quality of Life
　　　　Questionnaire(OQLQ) …………131
　　　d. Osteoporosis-targeted Quality of
　　　　Life Questionnaire(OPTQoL) …131
　　　e. その他の脊椎圧迫骨折および
　　　　脊柱変形についての質問表 ………131
　　　f. 日本骨代謝学会骨粗鬆症患者
　　　　QOL評価質問表(1999年度版) …132
　　　g. QOL評価質問表2000年度版 ……132
4. 骨粗鬆症特異的尺度を使用した
　最近の臨床研究報告……………………134
　　　a. Qualeffoを使用した最近の報告 …134
　　　b. OPAQを使用した最近の報告 ……134
　　　c. Mini-OQLQを使用した
　　　　最近の報告 ……………………134
　　　d. OPTQoLを使用した最近の報告
　　　　……………………………………134
5. おわりに………………………………134

座談会：アウトカム評価におけるQOL研究 ………池上直己・福原俊一・下妻晃二郎・池田俊也

「QOL研究」について ……………………138
「包括的尺度」 ………………………………138
「選好に基づく尺度」と「効用理論」 ……140
「効用理論」とは？ …………………………140
「EBM」と「アウトカム研究」 ……………141

「自己評価」と「代理評価」 ………………141
「疾患特異的尺度」 …………………………142
「がん特異的尺度」 …………………………142
「標準化」について …………………………143
「国際QOL研究学会」について …………144

索引………………………………………………………………………………………………145

第1部
総論編

I いまなぜQOLか
患者立脚型アウトカムとしての位置づけ

1 はじめに

クオリティ・オブ・ライフ（Quality of Life；QOL）は，定義しようと思えばどのようにも定義できる，美しいけれども，曖昧な概念である。すなわち，住宅あるいは車の宣伝に使われているような快適性や居住性から，さらには人生の生きがいや満足度など，いわば何もかもQOLの概念に含めることが可能なのである。

QOLに関する医学研究においても，同様な傾向がみられる。Gillらは，QOLをkey wordとした医学研究論文の中で，概念的にQOLを明確に定義していたものは15％，測定する対象を明確に規定したのは47％にすぎないことを報告している[1]。わが国では，中山らがQOL研究についての文献的レビューによる動向調査を行っており，「測定するQOLの領域の規定，評価尺度の選択などが十分に選定されていない場合が多く，分析的な研究対象としてよりもスローガンやキャッチフレーズとして扱われやすい傾向がある」ことを指摘している[2]。その後，QOLに言及している論文はさらに増加傾向にあるが，多くの人がQOLという言葉を使うようになればなるほど，その曖昧さはますます拡充していると言えるかもしれない。

こうした曖昧さの原因の1つは，QOLに関する医学研究においては当初，末期がん患者を対象にした研究が多く行われたことにある。すなわち，末期がん患者の患者診療では，がん告知，告知情報の受容，死の受容，緩和医療などが重視されるため，研究面でも質的研究や記述的研究が中心であったこと，研究成果のコミュニケーションツールとしての有用性が重視されたこと，また構成概念では霊的側面（spirituality）や医療環境が重視されてきたことなどから，その特殊性ゆえに研究のモデルや手法を，日常生活を送ることのできる他の慢性疾患患者を対象とした研究に敷衍することが困難であった。

ところが，約20年前より北米を中心にして始まったアウトカム研究の動向は，QOL研究に新しい流れを作った。

2 アウトカム研究におけるQOL

a．アウトカム研究の起源

アウトカム研究の起源は，古くは1800年代後半のNightingaleによる系統的かつ定量的な病院医療の質の評価の試みにまでさかのぼる。その後，1960年代中盤に発表されたDonabedianによる医療評価のためのモデル[3]，1970年代中盤に行われたWennbergによるPractice variation studyによる診療行為のばらつきに関する観察研究などにその歴史的な発祥がみられる（表1）。Donabedianは，自身が提唱した医療評価モデルの中で，「構造」，「プロセス」，「アウトカム」が医療評価のための最も基本的な3つの要素であるとした。医療施設の規模，設備，人員の配置などを意味する「構造」は，最も評価の行いやすい対象ではあるが，これだけでは医療評価の目的には不十分であることは自明である。次に「プロセス」は最も重要な評価要素の1つであるが，理論的・手法的に様々な問題が

表1　アウトカム研究の動向

1800末	Nightingale：医療の質の系統的評価
1965〜	Donabedianの医療評価モデル
1975〜	Practice variation study
1985〜	患者立脚型アウトカム測定尺度の開発
1990〜	患者立脚型アウトカムを用いた研究の活発化

あり，研究はいまだ発展途上段階にある。一方これらに比較し，「アウトカム」は概念的にモデル化が容易で直感的に理解しやすい，定量化が可能，測定が容易，などの長所がある。医療におけるアウトカムとは，患者に提供された医療がもたらす最終産物(エンドポイントとも呼ばれる)を意味する。医療評価研究をはじめとする分析的研究の本質の1つは，「比較すること」(例えば，異なる要因を持った群間の比較や，異なる治療介入による効果の比較)である。比較のためには，共通の指標が必須である。これまで，多くの疫学研究や医療評価研究において罹患率，死亡率に代表されるアウトカム指標が重用されてきたのは，定義が明解であり，万人に共通の指標であるがゆえに，様々な比較に活用できたからである(もちろんアウトカムのみで，医療評価のすべてがことたりるわけではなく，今後プロセスの評価もあわせて行われていくことが期待される)。

このような背景のもと，アウトカム研究は医療評価をできるだけ体系的，定量的に行うこと，しかも医療のもたらす最終産物を評価指標として評価を行うことを目的として発展してきた。

b．患者立脚型アウトカム

前述したように，これまでの疫学研究では，罹患率，合併症発症率，死亡率などのいわゆる客観的なアウトカム指標が，その普遍性，定義の明確さ，個人・社会にとっての重大性などの理由から，盛んに活用されてきた。ところが1980年代に本格化したアウトカム研究では，これらの伝統的な評価指標・アウトカム指標から一歩踏み込んで，住民および患者の主観的な評価指標を重要視することを大きな特徴としてきていた。この主観的な指標の重要性がより明確に認識されるにつれ，種々のアウトカム研究に急速に取り上げられるようになり，患者立脚型アウトカム(Patient-based outcomes)と呼ばれるまでになった。アウトカム研究において，この患者立脚型アウトカムを最も代表するものが，健康関連QOLということになる(医療に対する患者満足度も患者立脚型アウトカムの1つであるが，健康関連QOLと区別して扱われることが多い)。

1980年代は，この患者立脚型アウトカムを測定するための指標・尺度の開発とその計量心理学的な検証のために，多くの研究者の時間とエネルギー，そして研究費が費やされたといってよく，このことをみても，近年の医療評価研究においてこの患者立脚型アウトカムの1つであるQOLがいかに重要視されるようになったかがみてとれる。例えば，アウトカム研究の先駆けとなったMedical Outcomes Studyは，全米の5大都市で診療を受けている主要な慢性疾患患者を対象とした縦断的な観察研究であるが[4]，この研究の中で，第2章で解説する代表的な包括的QOL尺度の1つであるSF-36が開発され，活用された。1990年代に入り，それまでに開発された種々の評価尺度を用いた様々なアウトカム研究が行われるようになった。その代表的なものが，PORT (Patients Outcomes Research Team)である。これは，米国における臨床研究のための研究費を助成する政府機関であるAHCPR[Agency for Health Care and Policy Research，現在AHRQ (Agency for Health Research and Quality)と改名]が，全米の主要な研究機関に委託して行わせたものである。例えば，ハーバード大学(急性心筋梗塞)，ワシントン大学(腰痛)，ジョンズホプキンス大学(白内障)などが，臨床疫学，医療経済学，心理学，統計学などの多分野の専門家で研究チームを構成し，アウトカム研究を行った。これらのほとんどのチームで，主観的な評価尺度が用いられた。

3 QOLの定義，基本的要素，測定

a．QOL研究の背景

アウトカム研究の新しい流れは，QOLを医療評価のための患者立脚型アウトカムとして明確に位置づけ，従来の客観的な評価指標にはない画期的な特徴をもつ指標として重要視するようになった。これにはいくつかの背景と意義が考えられよう。

(1) 疾患分布の変化：急速に進む高齢化と医学の進歩による急性疾患の減少と相まって，慢性疾患が大きな比重を占めるようになり，治癒や延命よりも患者の生活の質の向上が治療の目標とされるようになった。

(2) 患者中心の医療：医療の現場において，情報の開示や医療における自己決定権の尊重がいわれて久しい。医療の評価においても，医療の受け手である患者の視点に立ったアウトカムであるQOLこそが，重要であると考えられるようになった。

(3) 健康に関するパラダイム・シフト：疾病を治癒・克服することによって達成されるというこれまでの「疾患克服型健康パラダイム」から，健康を維持あ

るいは増進していくことが重要であるという新しいパラダイムが国民の側に生まれてきた。これは，医師が患者を「病気か」，「病気でないか」に分類することに代表される二元的な非連続なパラダイムと対照をなすものである。健康をより連続的な概念としてとらえるこの考え方はそれ自体新しいものではないが，近代医療が「疾患克服健康パラダイム」を確立し社会に定着させた後に，大衆の側で明確に再認識されたという意味で特記すべきものがある。

(4) 医療資源の有限性に対する認識：高齢化や慢性疾患の増加，加えて医療におけるテクノロジーの進歩などによる医療の高額化に伴い，医療資源は有限なものとしてとらえられるようになった。このことが，医療の体系的・科学的な評価を行う今日のアウトカム研究隆盛の原動力となったことは疑いない。

さらに，(1)～(3)の背景から，生命予後の改善などの伝統的なアウトカム指標のみでは医療評価には不十分であること，QOLのような患者立脚型のアウトカム指標が必要となってきたことが，明確に認識されるようになったのである。

b. 基本的な構成要素とその特徴

QOLの測定を以上のようなアウトカム研究の一環として明確に位置づける際には，測定の対象はあくまでもその人の健康状態に直接起因する要素に限定する必要がある。既存のQOL測定尺度の中には「家族や友人の支援が得られるか（ソシアルサポート）」，「ペットを飼っているか（住居および社会環境）」，「経済状態はどうか（社会環境）」といった項目を含んでいるものがあるが，これは健康状態に直接起因するものでもなく，医療行為が直接介入できるものでもない。こうした尺度を使って，例えば治療の評価を行うと，臨床的には明らかに効果があると思われるにもかかわらず，QOLは全く改善しないという逆説的な現象がみられることがある。考えてみるとこれは当然のことで，画期的な新薬も，必ずしも人生の生きがいまでを改善できるわけではない。健康関連QOLの測定にあたっては，以上のように目的に応じて測定すべき対象あるいは要素を限定することが必要条件となる[5]。このことを概念図にしたものを図1に示す。

QOLは，たとえ健康関連と限定したとしてもなお，その測定目的によって測るべき内容が異なってくる。また，使用する尺度によって測定されるQOLの要素が規定されるということも事実である。しかしながら，QOLを構成する最も基本的な構成要素に関しては，国際的なコンセンサスはできつつある。1つは「身体機能」で，階段を昇れるか，1人で服を着られるというような内容。2番目は「心の健康」，「メンタルヘルス」で，特に気分の落ち込みや不安が含まれる。3番目は「社会生活機能」で，これは一般的な社会関係というよりも，身体機能やメンタルヘルスの変化によってもたらされた友人関係や付き合いの変化を指すことが多い。これらの3つの要素は，いみじくもWHOの健康に関する定義ともほぼ同じである（最近はWHOの定義の4番目の要素として霊的な面を加えることが議論されているようであるが，本書では触れない）。加えて，健康状態に起因する日常役割機能（仕事や家事）の変化も最も基本的なQOLの要素として含まれることが多い。さらに，痛み，活力，睡眠，食事や性生活なども重要な要素として含まれることがある[6]。

これらの要素を測定するうえでQOLの最大の特徴は，患者の視点に立脚して行われることにある。ちなみにADLもQOLに近いようにみえるが，決定的な違いはADLが第三者の観察者を介して測定されるのに対して，QOLは患者の健康度やこれに起因する日常生活機能を患者の目を通して報告させているところにある。そのため，QOLを測定する尺度に含まれる項目は，できるだけ平易な表現であること，さらにそれだけでなく，徹底して「患者の日常生活活動の言葉」で表現されるところに特徴がある。

次に，QOLの多面性から，多次元尺度で測定されることが多い。ここでいう多次元とは，医療提供側が使用している臓器別の分類によったものではない。あくまでも日常生活機能（例えば役割機能，社会生活機能など）によって分類されたもので，それぞれの機能を構成する概念は，患者の言葉（階段の昇降，仕事・家事，普段の付き合いなど）によって表現されることになる（次元，構成概念などの用語に関しては第2部の健康プロファイル尺度を参照のこと）。

さらに以下のような特徴がある。

(1) 患者が，自分の健康度を直接報告する。医師の解釈を経ない。

(2) 病気をもつ人も健康人も区別せず，健康度を連続的な概念として測定する。患者だけでなく，症状を呈していない患者や健康人の健康度とそれに関連した生活の質を測定することによって，患者との比較も可能。さらに，QOLに影響を及ぼす様々な要因を分析することも可能である。

(3) 健康がどの程度阻害されているかというネガテ

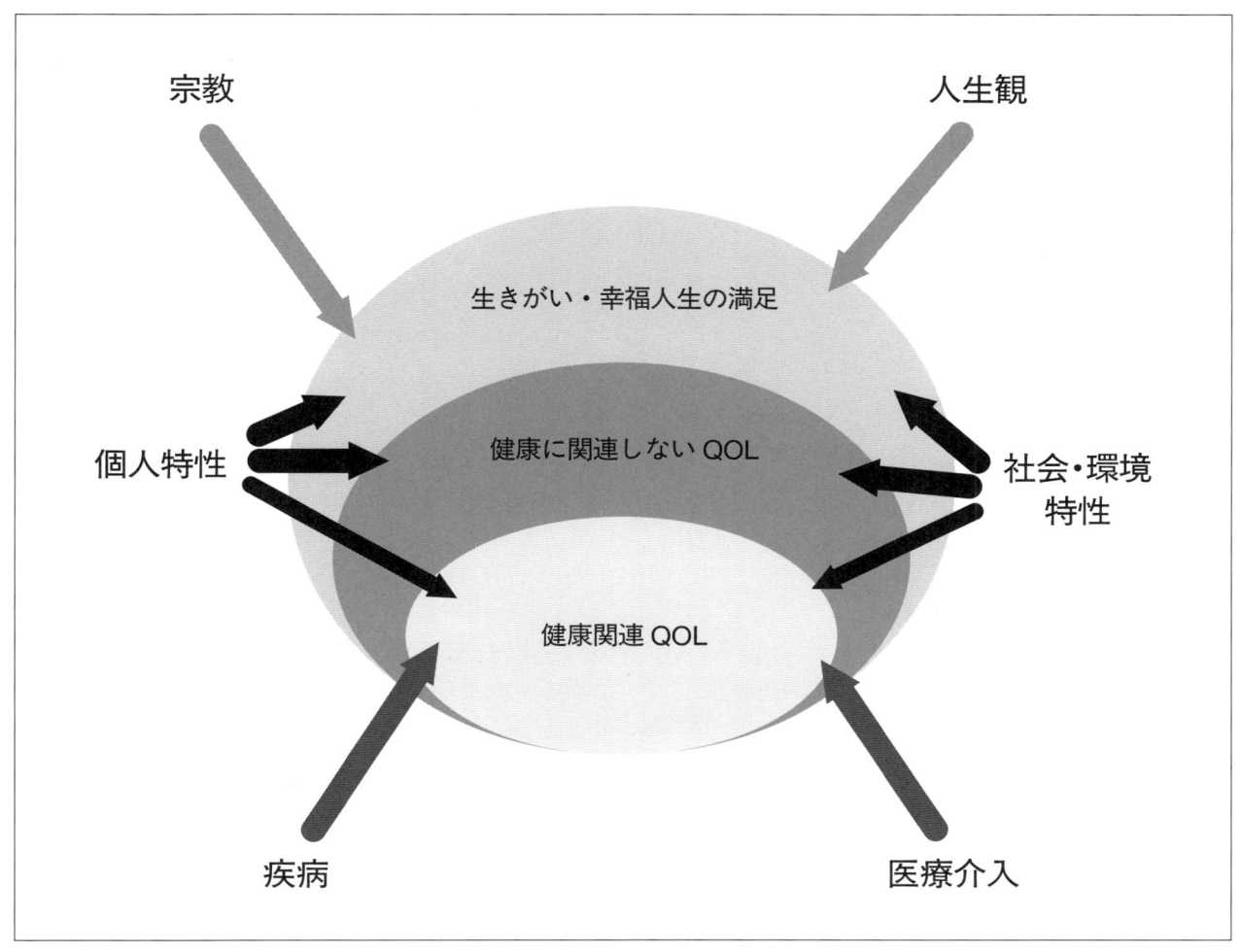

図1　健康関連QOLの概念図

イブな側(dysfunction)だけでなく，どの程度健康か(well-being)というポジティブな側面をも測定する。

c．QOLの測定

最も汎用されているデータ収集方法は，自己記入式の質問紙法である。視覚障害がある回答者などのための面接バージョンも作成されることが多い。また，マークシートに回答させて自動的に瞬時にスコア化し，データ入力やデータ整理の手間を省く方法を取り入れたソフトウエアが開発され利用されている。さらに，コンピュータ(インターネットを利用したものを含めて)の画面上に回答者が直接入力する方法も実用化の段階にある。これは，次章で述べる個人応用のための精度の高い測定方法を取り入れたものも含めて，今後の発展が期待される。

さて，QOLを評価指標としてアウトカム研究の中に取り入れるときに最も重要なことは，これをいかに測定するかということになる。これを測定する尺度・ものさしの開発は思いつきで簡単に作れそうではあるが，すでにこのようなことはアウトカム研究の中では受容されなくなっている。すなわちQOLを測定する尺度を開発する際に，一定の"お作法"ともいうべき科学的手順が要求される。その科学的"お作法"とは，計量心理学あるいは古典的テスト理論と呼ばれる学問体系に裏打ちされたものである[7]。端的にいえば，QOLを測定する尺度すなわち「ものさし」の信頼性，妥当性を検証する作業が必要となる(詳細は第2部-1，32頁を参照のこと)。また，欠測値の扱い方，繰り返しとられた時系列データの解析方法などQOLデータの統計的な解析方法に関しても方法論的な進歩が近年みられるようになっている(詳細は第1部II-3，19頁を参照)。

なお，こうした専門的な手法を理解する必要はあるが，最も肝要なことは，「何のために」という目的と，「何を測るか」という「中身」の問題である。これは言葉を変えて言えば，内容的妥当性の問題ともいえ

る。QOLを測定するものさし・尺度の信頼性，妥当性は，尺度の性能を示す重要な評価項目ではあるものの，これだけでは不十分であり，どのような概念要素を研究者は測定したいのかということを明確に意識し，質問項目のそれぞれを厳密にチェックすることから尺度開発や尺度の選択が行われなければならない。

さらに，医療評価の中核をなす「比較する」という作業のためには，共通の尺度が必要となる。したがって，できれば全国的，さらに国際的に使用可能で，比較可能な測定方法であることが望ましい[8]。

4 QOLの将来展望

a. より感度の高い尺度へ

QOLに関心があり，実際に使用した臨床家から，「せっかく患者さんから得たデータを患者に還元し，臨床に応用できないものか？」という質問と要望は少なからず聞かれる。これに対しては，「現在使用している尺度では，群間比較などのアウトカム研究には役立つが，個人へのフィードバックは無理です」とお答えしなければならない状況である。現存の項目QOL尺度（回答者への負担を考慮し，少数の項目数のものが多い）の限界の1つとして，個人レベルでの応用はまだ困難であることを認識しておかなければならない[9]。

しかし，このような問題点を克服するために，近年新しい手法を活用した測定方法の開発・研究が進んでいる。これは項目応答理論を活用して，コンピュータ上でadaptiveな測定を行うもので，すでに北米では資格試験などに応用され，実用化されている。この方法を使うことにより，あらかじめ特性を評価済みの項目をプールしておき，個々の患者にとって至適かつ最小限の数の質問項目をプログラムし，自動的に選択させ患者に答えてもらうことにより，高い精度の測定を，しかも患者に負担を強いずに行うことを可能にするものである。これらの研究の展開次第では，将来的にQOL測定が臨床現場における個人応用が可能になることも期待される[10]。

b. EBMの実践とQOL

EBM（Evidence-Based Medicine）の4段階といわれる実践のステップのうち，その最終段階にあたる「EBMを実際の患者に適用する」という最も重要な場面で，QOLのようなエンドポイントが今後ますます活用されることになる。すなわち，EBMに基づいた診療では，最終的な診断・治療方針の決断を医師と患者が協力して行うようになってきた（shared decision making）。そしてこれを有効に行うためには，患者の視点にとって重要性のある情報（evidence）を提供する必要がある（informed decision making）。すでに北米では，このような決定を補助するビデオやCD-ROMなどの媒体が開発され，実際の診療にも普及しつつあり（decision support system），これらの媒体の多くにはQOLのような患者立脚型アウトカムを用いたevidenceや情報が提供されている[11]。

上記のshared decision makingにあたっては，患者－医師間のよいコミュニケーションが必要であり，そのためにはQOLのような患者の生活に根ざし理解しやすい情報を共有することが役に立つ。そもそも慢性疾患の治療では，医師が主役となって病気を治すというよりは，患者自身の疾患への理解，受容，治療へのコンプライアンスが必須であり，この意味で治療は医師と患者との共同作業といえる。こうした観点から生活者としての患者の視点に立脚したQOLを，満足度のデータとともに，医療側にフィードバックすることにより，医師は患者の状態を単に医学的なモデルだけでなくbio-psycho-socialなモデルの中で理解することができる。その結果，これまで医師が気づかなかったような患者の側面に気づき，よりよいコミュニケーションを促し，患者－医師関係と患者の治療へのコンプライアンスを改善することによって，健康関連QOLが良好に保たれる，というフィードバックループが作られることが期待されている[12]。この意味でも，よりよい診療上の決定に役立つQOLをアウトカムとした，良質のアウトカム研究が活発に行われることが期待される。

◆文献

1) Gill T, et al: A critical appraisal of the quality of quality-of-life measurements. JAMA 272: 619-26, 1994
2) 中山健夫・他：わが国における「QOL研究」の動向—文献的レビュー，第2回日本行動医学会抄録集，p20-21，1995
3) Donabedian A: Explorations in Quality Assessment and Monitoring (Volume 1), The Definition of Quality and Approaches to Its Assessment. Health Administration Press, Ann Arbor, 1980
4) Tarlov AR, et al: The medical outcomes study, an application of methods for monitoring the results

of medical care. JAMA 262: 925-930, 1989
5) Guyatt GH, et al: Measuring health-related quality of life. Ann Intern Med 118: 622-629, 1993
6) Wilson IB, et al: Linking clinical variables with health-related quality of life: a conceptual model of patient outcomes. JAMA 273: 59-131, 1995
7) Nunnally JC: Psychometric theory, 2nd edition. McGraw-Hill, New York, 1978
8) Aaronson NK, et al: International Quality of Life Assessment (IQOLA) Project. Qual Life Res 1: 349-351, 1993
9) McHorney CA, et al: Individual-patient monitoring in clinical practice: Are available health stauts survey adequate?" Qual Life Res 4: 293-307, 1995
10) Ware JE, et al: Practical implication of IRT and computerized adaptive testing. Med Care 38, 9 (supple), 2000
11) Thomas S. Inui・他：EBMマインドを育てる．EBMジャーナル2：90-102，2001
12) 石井　均：望ましい行動の開始と維持．Practice 14：224-227，1997

II QOL測定理論

1 計量心理学

　何らかの目的でQOLを測定したいとき，最初に，どういった内容のものを測定しようとするのかを明確にする必要がある。QOLは構成概念，つまり物質的な形をもたない概念であり，直接に観察可能な変数を測定することによってのみ間接的に測定されるものである。したがって，測ろうとするものを定義し，そのQOLがどのような要素から成っているのかを想定しておく必要がある。測定対象が明確でなければ，既存の尺度から適切な尺度を選択するべきかあるいは新たに尺度を作成するべきかの判断も曖昧になり，また，新たに作成する尺度の項目の選択もできない。

　測定対象が明らかになったら，測定の目的にふさわしい尺度を選定しなければならない。すでに標準化された尺度の中に適切なものがみつかれば，それを使用するのが第1の選択肢である。計量心理学的に評価された新たな尺度を完成させるまでには時間と手間がかかるが，既存の尺度の使用はその作業を省けるだけでなく，その尺度を使用した先行研究との比較が可能となる。しかし，測定の目的にあった日本語尺度がない場合は，尺度を新たに作成する必要が生じる。QOL測定の場合，包括的健康関連QOLを測定する尺度はすでに標準化された日本語版がいくつかあるが，疾患特異的QOLを測定する場合の尺度はまだ少なく，作成の必要性が生じる場合が多いのが現状である。

　尺度の作成には，2通りの方法がある。1つは，既存の外国語尺度の日本語版を作成すること，もう1つは，全く新たに尺度を作成することである。前者は後者に比較して短い時間ででき，国際的な比較研究にも使用が可能であるが，その尺度が作成された文化圏と日本文化との違いを考慮する必要がある。

　作成された尺度は，その尺度が測定しようとする概念を適切に表しているか（妥当性），正確に測定しているか（信頼性）という観点で計量心理学的に評価されなければならない。すでに評価が終了している尺度であっても，もともとの対象者と異なる群に使用する場合は，その群において妥当性および信頼性を検討することが必要である。このほかにも，変化をとらえうるか（反応性）という観点があるが，尺度の反応性は縦断研究でのみ評価が可能なので，ここでは触れないこととする。

　本項では，QOLを測定する尺度の作成とその計量心理学的評価の手順について，外国語尺度の日本語版を作成する場合と，新たに尺度を作成する場合に分けて解説する。尺度作成とその評価については，作成者によって様々な方法がとられており，こうしなければならないという固定化した基準はないといってよい。しかし，後述する健康関連QOL尺度「SF-36」などは，開発当初から言語の異なる多国間での医療評価研究を比較できることが意図されており，翻訳の手順や計量心理学的評価の基準などを定めた尺度開発のためのマニュアルが用意されている[1]。ここでは，SF-36のマニュアルも含め，これまでに作成されたQOL尺度を概観して，一般的に広く行われている方法について紹介したい。

1 既存の外国語尺度の日本語版作成とその計量心理学的評価

a. 尺度の作成

　外国語尺度の日本語版作成の手順を図1に示す。

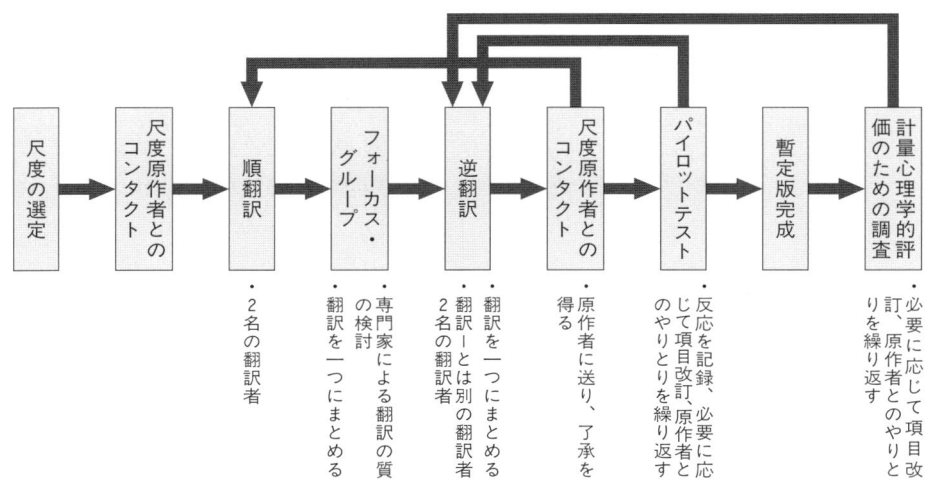

図1 外国語版尺度の日本語版作成の手順

1) 尺度の選定と原作者へのコンタクト

測定したい内容，対象（疾患群など）に関する文献を検索し，目的にあった尺度を選定する。その尺度の作成者にコンタクトをとり，原版を入手するとともに，日本語版作成の許可を得る。

2) 順翻訳（Forward Translation）

2名の翻訳者がそれぞれ別々に尺度を翻訳する。翻訳者は，オリジナル言語と日本語のバイリンガルの者が望ましい。順翻訳は，オリジナルの質問に表現されている内容が回答者に伝わり，また回答者がわかりやすい表現であることが重要である。そのためには，逆翻訳を意識して直訳することは避けるべきである。

3) 翻訳の統一と質の評価

それぞれに翻訳された2つの候補を持ち寄り，2名の翻訳者がその相違点について討議し，どの訳がよりよいかについて検討しながら1つにまとめる。また，対象疾患の専門家や行動科学の専門家とともに，フォーカスグループを通してよりふさわしい表現を検討していく。翻訳の質の評価は，次のような観点で行われる[2]。① 翻訳の明快さについて：単純で状況によって左右されないような言葉で書かれているかどうか，② 一般的な言葉の使用について：専門的な言葉や不自然な言葉が使われていないかどうか，③ 概念の等価性：翻訳が原版の言わんとしていることの内容を忠実に反映しているか。

4) 逆翻訳（Back Translation）

順翻訳を行った翻訳者とは別の翻訳者2名が，それぞれ別々にオリジナル言語に翻訳し，順翻訳と同様の手順で1つの訳にまとめる。逆翻訳された内容を原作者に送り，原作者から出された疑問点について回答する。原作者から了承が得られるまでその作業を繰り返す。

5) パイロットテスト（Pilot-testing）

完成した尺度を使用したい対象者，またはそれと似た属性をもつ人から数名（5～10名程度）を選んで，尺度への回答を求める。対象者は，様々な健康状態をもつ人が望ましい（食事療法をしている人が対象者であれば，食事制限が重い人や軽い人，食事療法経験が長い人や短い人など）。回答中の反応を記録するとともに，回答後にインタビューを行い，回答にとまどう部分，答えにくい部分，わかりにくい部分について意見を聞く。得られた内容から改善点を抽出し，その改善案について原作者に提案し，了承を得る。

このような手順を経ることによって，この尺度を使用してQOLの国際比較が可能となる質の高い翻訳が得られる。尺度を構成する項目だけでなく，尺度の説明や施行に際しての注意点などを記述した教示文も上記の手続と同様に翻訳しておく。

b. 尺度の計量心理学的評価

以上の作業によって完成した暫定版尺度を使用して，計量心理学的評価のための調査を行う。調査に先立って，評価する内容を決定し，必要な他の尺度や臨床データなどを併せて収集しなければならない。例えば，既存の他の尺度との関連を検討する「同時的妥当性」の検討のためには，適切な尺度を選定しておかなければならない。また，測定する内容のQOLに異な

る群間で有意差が認められるかどうかによって評価する「弁別的妥当性」の検討においては、あらかじめ評価するための仮説を設定しておくことが必要である。

1) 項目分析

各項目や、測定しようとするQOLに含まれるいくつかの領域を測定するための下位尺度に関して、不適切なものがないかどうかを検討する作業を行う。

● 欠損値の解析

各項目において、欠損値数を検討し、欠損値が極端に多い項目がないかどうかを評価する。さらに回答の選択肢の回答割合に極端な偏りのある項目がないかどうかを検討する。

● 記述統計量の算出

各領域得点（下位尺度得点：「妥当性の検討」の項の因子分析によって求められることが多い）の平均値、標準偏差、範囲、最大値、最小値、尖度、歪度を算出し、極端な偏りがないかどうかを評価する。

2) 信頼性の検討

信頼性とは、測定結果の安定性を意味する言葉である。同じ対象について、いつ測定しても、誰が測定しても同等な結果が出ることは、計量心理学的な観点から見た尺度の必要条件である。

● 再検査法（test-retest法）による再現性の検討

ある程度の間隔をおいて同じ対象者に同じ尺度に回答してもらい、1回目と2回目の測定値間の相関係数によって再現性を評価して、信頼性係数の推定値とする。1回目と2回目との間隔が近すぎると1回目の回答を覚えていてそれに影響されてしまう。また、期間が長すぎると、測定対象のQOL自体が他の要因によって変化してしまうので、再現性を検討することができない。QOL関連尺度の場合、1～2週間程度の間隔をおいて測定する場合が多いようである。

● 内的整合性（internal consistency）の検討

内的整合性とは、尺度に含まれる項目間の相関の高さを反映する指標で、各項目が同等な概念を表現している程度が評価されるが、信頼性係数の推定値になることが知られている。クロンバックのα係数によって評価し、項目数によっても異なるが、一般には0.7以上であれば、十分な内的整合性をもつと判断される。

3) 妥当性の検討

妥当性とは、測定しようとする内容を的確に測定できている程度を表す言葉である。測定対象を的外れでなく正確に測定できることも、計量心理学的な観点から見た尺度の必要条件である。

● 表面的妥当性（face validity）および内容的妥当性（content validity）の検討

尺度に含まれる項目の内容が、測定しようとする内容にふさわしいかどうかを検討する。これを表面的妥当性という。さらに、設問の内容が定義された構成概念と合致しているかどうかについて理論的に評価し、内容的妥当性を検討する。

● 基準関連妥当性（criterion based validity）の検討

何らかの基準を設けて、その基準と測定された値との関連性を検討する。外的基準の選び方によって、同時的妥当性（concurrent validity）、弁別的妥当性（discriminant validity）、予測的妥当性（predictive validity）などに区分される。

同時的妥当性は、類似の領域を測定する既存の尺度を基準とし、それとの相関の強弱によって評価される。基準となる尺度は、例えば一般的QOLを測定する尺度や、疾患特異的な症状を測定する尺度が使用される。作成する尺度のどの領域が、基準となる尺度のどの領域と相関するか、あるいは相関しないかについて仮説を立てておくことが必要である。

弁別的妥当性は、臨床的に明らかに差が出るとわかっている群（known groups）の測定値に有意な差がみられるかどうかによって評価する。すでに検証されている事柄や臨床的経験に基づいてあらかじめ仮説を立てておき、その仮説を検証していく。

予測的妥当性は、測定されたデータが将来の事象を適切に予測できるかどうかを検討する。

● 構成概念妥当性（construct validity）の検討

測定しようとしている構成概念が、その尺度によって測定できているかどうかを検討する。因子分析による方法が最も一般的であり、尺度が仮説通りの因子構造をもつかどうかを検討する。さらに各項目が仮定された因子にのみ一定量の負荷（一般的には因子負荷量0.4を基準とすることが多い）をもっているかどうかを検討する。回転方法には通常、直交回転（バリマックス回転など）が使用されるが、因子間に相関が仮定される場合は、斜交回転（プロマックス回転など）を使用したほうが、よい解が得られる場合が多い。尺度が1次元構造の場合は、回転前の第1因子を参照して因子負荷量を検討する。各項目が当該因子に0.4以上で負荷し、かつ他の因子には0.4未満の負荷量であれ

ば，その項目は該当因子のみとの強い関連，つまり，収束的妥当性および弁別的妥当性が高いと判断できる。

また，相関分析による収束的妥当性および弁別的妥当性の検討は，Multitrait scaling 解析と呼ばれる。各項目とその項目を除いた項目で計算された下位尺度得点の相関係数が0.4以上であれば，収束的妥当性の基準を満たすと判断する。また，各項目とその項目が属する下位尺度得点との相関係数が，それ以外の下位尺度得点との相関係数の2SEを超える場合は，弁別的妥当性の基準を満たすと判断する。

2 新たな尺度の作成とその計量心理学的評価

a. 尺度の作成

新たな尺度を作成する場合の手順を図2に示す。

1) 項目プールの作成と測定対象の明確化

まず，どういった内容のものを測定するのかその対象を明らかにすることは，外国語尺度の日本語版作成でも必要なことではあるが，新たに尺度を作成しようとする際は，特に重要である。前述のように，もともとQOLは構成概念，つまり物質的な形をもたない概念であり，直接に観察可能な変数を測定することによってのみ間接的に測定されるものである。したがって，測ろうとするものを定義し，そのQOLがどのような要素から成っているのかを想定しておく必要がある。あらかじめ定義できる場合もあるが，「項目プールの作成」を通してその概念を整理していくのが，現実的な方法であろう。

項目プールの作成にあたっては，まず，測定するQOLの要素となると思われる項目を，できるだけ多くあげてみる。この段階では内容が似通ったり重複しているように思われてもかまわない。あまりふさわしくないと思ったものでも，この段階で捨ててしまわず，どんどんカードに書き込むようにする。

さらに関連する文献を集め，そこから項目のヒントを探すことも有用である。また，既存のQOL尺度などで測定対象が近いと思われる尺度を参考にして，そのまま使用できるものは借用したり，表現を測定対象に合わせて訂正して使用することも1つの方策である。ただし，その場合は，著作権の問題があるので原著者に許可を得ること，結果を公表する際に参考にした尺度を明らかにすることが必要である。

また，測定対象と関連する分野の専門家，尺度の内容にふさわしい対象者(例えば食事療法のアウトカムとしてのQOLを測定したい場合は，食事療法を実施している患者)の意見を聞き，それに基づいて項目を加える。

次に，こうして集まった項目プールを整理する。項目カードを分類し，より適切な表現のものを選択していく。類似した項目でも，異なった内容を表していると思われる場合は，この時点で捨ててしまわず，予備調査で収集されたデータによる整理の段階までとっておくほうがよい。

項目表現を決定する際の注意点として古谷野らは，以下の8点をあげている[3]。

(1) 簡潔で明瞭な表現：代名詞など，質問の意味を曖昧にするものは避け，わかりやすい表現を検討する。

(2) 否定語と否定疑問文：否定語は文の意味をわかりにくくするのでできるだけ使わないようにする。また，「〜ではないですか？」のような否定疑問文は回答が逆になるおそれがあるので使用しない。

(3) 専門用語と略語：研究者が日常使っている言葉でも，一般にわかりにくい言葉は使用しない。

(4) ダブル・バーレル質問：2つのことを尋ねる質問(「頭痛や腹痛がありますか？」など)をしてはならない。

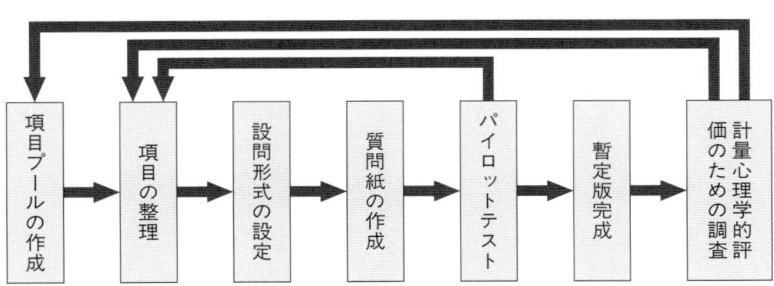

図2　尺度を新しく作成する場合の手順

(5) ステレオタイプ語：本来の意味とは別に強い価値的なニュアンスをもった語（「権力」「独占」「人権」「福祉」など）に対して，人々はある一定の反応を示す傾向があるので，使用しない。

(6) 社会的な望ましさ：一般に倫理的・価値的な観念に影響され，建前で回答してしまうような質問は避ける。

(7) パーソナルな質問・インパーソナルな質問：一般論として質問する場合と回答者自身のこととして質問する場合では回答が異なることがあるので，どちらの質問なのかを明確にする。

(8) 過去についての質問：過去の出来事についての質問からは正確な回答が得られないので，できるだけ避ける。

これらの作業を通して，まとめられた項目をキーワード化し，その関係を設定することによって，測定しようとする対象の概念構成を明らかにしておく。

2) 設問形式の設定

設問の回答方法にはいくつかの形式があるが，QOL を測定する場合は，いくつかの領域に分けて得点化し量的分析を行う場合が多いので，「評定法」が適している。

評定法は，5 段階，7 段階などの順序をもつ複数の選択肢を用意し，最もあてはまるものを 1 つ選んでもらう方法である。5 段階だと両端が選択されにくく中央のカテゴリーに集中する傾向が指摘されているが[4]，7 段階では選択肢が多く回答のしにくさが生じる。カテゴリーに使用される副詞は，可能性が高いカテゴリーでは「とても，非常に，かなり」などで，中程度のカテゴリーでは「ほぼ，やや，多少」，可能性が低いカテゴリーでは「ほとんど，ぜんぜん，全く」などである。他の QOL 尺度や類似尺度を応用した場合は，その回答カテゴリーにならって選択肢を決めるとよい。

3) 質問紙の作成

選択された項目をどのように配置するか決定する。古谷野らは項目配置の留意点について次の 5 点をあげている[5]。

(1) キャリー・オーバー・エフェクト：前の質問があとの質問に影響を与えること。

(2) 選択肢の並び方の一致：一連の質問において，「1　はい，2　いいえ」と「1　いいえ，2　はい」などが入り交じっていると記入ミスを生じやすい。

(3) モデルとの対応：測定対象に応じて焦点を絞って，必要な変数を過不足なく測定できるようにする。

(4) 測定尺度の使用：他の尺度が使用可能な部分についてはそのままの形で使用する。

(5) データ収集方法との適合性：データ収集の方法が面接法であるか，自己記述式であるかによって活字の大きさ，スペースなどに留意し，使われる場面に適したものにする。

項目のほかに，教示文とフェイスシートを加える。教示文は，質問紙の冒頭に配置し，調査への協力依頼と調査の趣旨説明を記述するとともに，調査票記入上の留意点について説明する。フェイスシート（性，年齢，職業など対象者の属性を尋ねる質問）は，キャリー・オーバー・エフェクトを防ぎ，回答者の抵抗感を減じるために，最後におかれることが多い。

妥当性の検討のために他の尺度を使用する場合は，それを加えて 1 つの冊子にまとめておいたほうがよい。また，妥当性の検討のために症状などの臨床的データが必要な場合，仮説に基づいて項目を設定し，対象者本人に尋ねる内容については質問紙に加え，担当医師などの回答を求める内容については別途データシートを作成する。

4) パイロットテスト

パイロットテストの手順は，外国語尺度の日本語版を作成する場合の手順と同様である。

b. 尺度の計量心理学的評価

基本的には外国語尺度の日本語版作成の場合と同様の手続きを行えばよいが，新たな尺度作成の場合には，項目の取捨選択のステップが加わる。ここでは，項目選択の手続きについて解説する。

1) 項目分析による項目選択

●欠損値の解析

欠損値が多い項目は，回答しにくい項目と判断して除外する。明確な基準はないが，全回答者の 10〜20% 以上が無回答であれば，その項目に何らかの問題点があると判断してよいだろう。

●項目ごとの回答パターンの解析

各項目の回答が 1 つのカテゴリーに極端に偏って回答された場合，その項目は個人間の差を弁別する能力がないので，除外する。これも明確な基準があるわけではないが，基本的には正規分布から大きく外れる場合には除外の対象とされる。

2) 因子分析による項目選択

●因子分析による構成概念妥当性の検討および項目選択

因子分析の手順は日本語版作成の場合と同様である。ただし，どの因子にも一定量（因子負荷量0.4基準）以上で負荷しない項目や，複数の因子にまたがって負荷する項目を1つずつ除外しながら因子分析を繰り返すという手順を踏み，収束的妥当性および弁別的妥当性の高い尺度を構成していく。分析の結果は，必ずしも最初に仮定した構造を示さないこともある。その場合は，項目の表現や収集の仕方に問題があったのか，または最初の理論的枠組みの設定が異なっていたのかを検討することが必要である。

●因子分析によって明らかになった構造に基づく得点化

因子分析によって，同じ領域に属する項目が明らかになったら，その項目を使って領域得点を算出する。逆転項目を計算し直したうえで単純に加算して得点化する方法のほか，取りうる最高点を100点，最低点を0点に変換して得点化することもある。領域内の項目に欠損値があった場合は，その領域得点を欠損値として扱うか，または，領域内の項目数の半数以上に回答されている場合はその平均値で置き換えるなどの方法がとられている。

3 尺度作成とその評価の際の注意点

以上の過程を通して作成された尺度を評価するが，その結果によっては項目の大幅な見直しをして尺度を改訂し，再度評価し直すことが必要となる場合がある。それを防ぐためには，作成初期段階で理論的枠組みを組み立て，それに基づいた項目選定，表現方法について十分に検討することが重要である。日本語版作成の場合でも，翻訳の質を十分に検討することが重要となる。何度も調査を行ってその都度改訂版を作成することも意味のないことではないが，その尺度が公表されるのを待ち望んでいるユーザーのためにも度々の改訂はできるだけ避けたいものである。

尺度の作成にあたっては，使いやすさの面も考慮しなければならない。わかりにくい文章や項目数の多さは，回答者に負担を強いるだけでなく，データの信頼性をも低下させてしまう。あれもこれもと項目数を増やさないためにも，何を測定するのかというターゲットを最初の段階で明らかにさせておくことが重要である。

なお，項目の作成や項目分析については，さらに詳細な内容や本章で述べなかった方法などが，引用文献3），4）に解説されているので参照されたい。

◆文献

1) Ware JE, et al: SF-36 Health Survey Manual & Interpretation Guide, The Health Institute, New England Medical Center, Boston, 1993
2) I.グッゲンムースーホルツマン・他：QOL その概念から応用まで，pp 39-40，シュプリンガー・フェアラーク，1996
3) 古谷野亘・他：実証研究の手引き 調査と実験の進め方・まとめ方，pp 64-66，ワールドプランニング，1995
4) 末長俊郎：社会心理学研究入門，pp 141，東京大学出版会，1994
5) 古谷野亘・他：実証研究の手引き 調査と実験の進め方・まとめ方，pp 68，ワールドプランニング，1995

2 効用理論

1 はじめに

健康関連QOLは多領域から構成されることは言うまでもないが，実際の臨床判断や政策決定にあたっては，それぞれの領域をいかに重みづけするかが課題となる。すなわち，身体面では優れるが心理面では劣る治療法をいかに価値づけるか，あるいは，短期的には障害をもたらすが長期的予後がよい治療法を選択すべきか否か，といった判断に際しては，一次元的なスコアでの評価のほうが望ましい。

そこで，健康関連QOLを，死亡を0，完全な健康を1とした間隔尺度で，一次元的にスコア化する試みとして，効用理論(von Neumann & Morgensternの効用)が開発されてきた。効用理論は，不確実性のもとでの意思決定に関するモデルであり，次のような前提に基づくものである[1,2]。

前提①：いかなる2つの選択肢が与えられた場合にも，どちらが好ましいか(あるいは等価値であるか)を示すことができる。

前提②：選択肢Aが選択肢Bよりも好まれ，なおかつ選択肢Bが選択肢Cよりも好まれるなら，選択肢Aは必ず選択肢Cよりも好まれる。

前提③：選択肢Aが選択肢Bよりも好まれ，なおかつ選択肢Bが選択肢Cよりも好まれるなら，確率pで選択肢Aが得られ確率1-pで選択肢Cが得られるような賭けと，必ず選択肢Bが得られるような状況とが，等価値になるような確率値pが存在する。

前提④：選択肢Aと選択肢Bについて，1段階での賭けであっても2段階での賭けであっても，結果として各選択肢が同じ確率値で得られるならば，2つの賭けは等価値である(例：図1)。

現実に行われる意思決定のプロセスは複雑であり，効用理論に従わない場合もみられる。しかしながら，

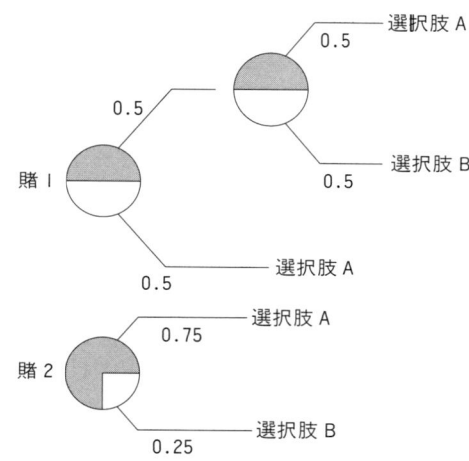

図1 効用理論の前提④：賭1と賭2は等価値である

効用理論は単純で理解しやすく，他により優れたモデルが存在しないことから，効用理論に基づいて算出された健康関連QOLスコアが広く用いられてきている。例えば，The Diabetes Control and Complication Trial Research Groupによる糖尿病治療に関する論文では，糖尿病の各合併症を有した場合の効用値として，失明には0.69，末期腎不全には0.61，下肢切断には0.80を割り当てている[3]。

なお，効用の理論的背景や効用測定の政治哲学的基盤については，橋本の総説[4]を参照されたい。

2 効用値と経済評価研究

効用値は，医療技術の「費用-効果分析」において用いることができる[5]。「費用-効果分析」は，複数の医療技術について，各々の費用と効果を算出し，費用対効果を比較する方法である。例えば，新規治療と既存治療の費用対効果を比較する場合には，

$$\text{増分費用/効果比} = \frac{\text{新規治療の費用} - \text{従来治療の費用}}{\text{新規治療の効果} - \text{従来治療の効果}}$$

を算出し，この値の大小により，従来治療に比べて新規治療が費用対効果に優れるか否かを判断する。

分子の費用については，当然のことながら金銭尺度で算出する。一方，分母の効果指標としては，様々な単位を用いることができる。例えば降圧剤に関する評価では，「血圧値の低下(mmHg)」「血圧の正常化率(%)」といった疾患特異的尺度や，「生存年の延長(年)」などの汎用的な尺度を用い得る。効果指標として疾患特異的尺度を用いた場合には，他領域の疾病や薬剤との値の比較が不可能であるという問題がある。その点，「生存年の延長」は汎用的な尺度であり様々な領域で利用可能はあるが，延命には影響を与えないが健康関連QOLを顕著に向上させるような医療技術の評価には不適である。

そこで，経済評価に用いるうえでより汎用性の高い効果指標として，健康関連QOLと延命効果とを合わせた総合指標を構築することが有用との考え方が生まれてきた。具体的には，効用値と，当該状態で生存した期間を乗じることによって，生活の質と延命の両面を考慮した「質調整生存年」(Quality-adjusted Life Year；QALY)という指標を用いる[6]。例えば下肢切断の効用値が0.80であるならば，当該状態で10年間生存した場合のQALYは，$0.80 \times 10 = 8$ となる。一般に健康状態は時間に伴い変化するので，図2のように，ある時点から死亡時点までの健康状態を効用値として測定し，時間で積分したもの，すなわち曲線下部の面積がQALYの大きさとなる。表1に，様々な医療技術に対して算出された増分費用/効果比(円/QALY)の値の例を示した[7]。

表1 様々な医療技術の費用-効果分析の結果

（円/質調整生存年：1990年8月時の英ポンドを日本円換算）

コレステロール検査および食餌療法(40〜69歳)	60,000
頭部外傷の脳外科的治療	65,000
一般医による禁煙指導	73,000
硬膜下出血の脳外科的治療	133,000
脳梗塞予防の高血圧治療(45〜64歳)	255,000
ペースメーカー埋め込み	299,000
大動脈弁狭窄の弁置換術	309,000
大腿骨頭置換術	320,000
コレステロール検査および治療	402,000
冠動脈バイパス術(左主幹動脈，重度狭心症)	567,000
腎移植	1,278,000
乳癌スクリーニング	1,569,000
心移植	2,128,000
コレステロール検査および治療(段階的，25〜39歳)	3,840,000
在宅透析	4,684,000
冠動脈バイパス術(1枝，中等度狭心症)	5,110,000
CAPD(継続的外来腹膜透析)	5,393,000
病院透析	5,963,000
透析患者の貧血に対するエリスロポイエチン治療(死亡率10%減少と仮定)	14,759,000
悪性頭蓋内腫瘍の脳外科的治療	29,251,000
透析患者の貧血に対するエリスロポイエチン治療(死亡率不変と仮定)	34,275,000

3 効用値の測定

効用値を直接的に測定する方法として，次の3つが知られている[8]。

a. 基準的賭け法(Standard Gamble；SG)

不確実性のもとでの選択について尋ねる効用値測定法である。「健康な生活」がx%，「死亡」が$(100-x)$%の確率で起こる，ロシアンルーレットのような賭けを想定する。ある健康状態iで過ごすことと，上記の賭けとが等価値になるようなxの値について質問する(図3)。例えば「声を失なった状態を想定して，この状態で生活を送るのと，手術により治る可能性を比べて，手術の成功率が何パーセント以上なら受けますか。ただし，もし手術が失敗した場合には死亡します」と質問して，90%以上と回答した場合には，声を失った健康状態の効用値は0.9である。

死亡よりも劣る健康状態の評価を行う場合には，一方は「健康な生活」がx%，「健康状態j」が$(100-x)$%の確率で起こる賭けと，「死亡」とが等価値になるようなxの値について質問すればよい(図4)。

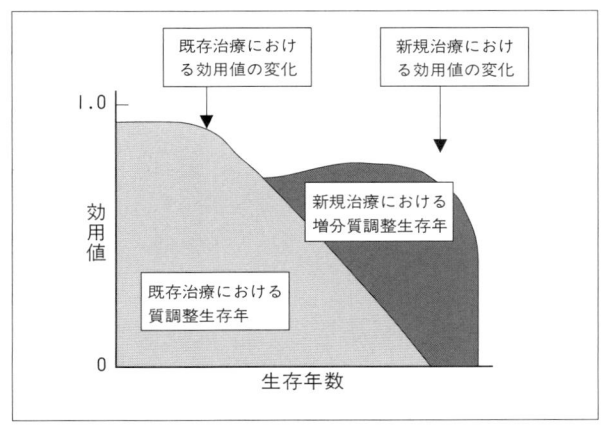

図2　質調整生存年の概念

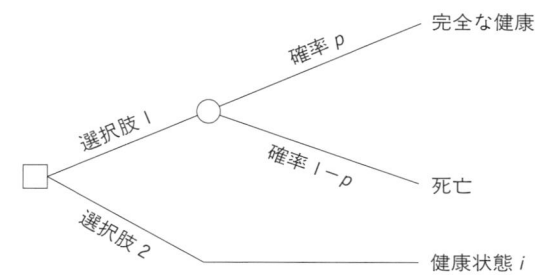

図3 死亡より優れる健康状態 i を評価する基準的賭け法の概念

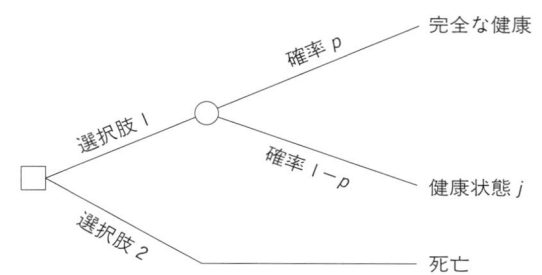

図4 死亡より劣る健康状態 j を評価する基準的賭け法の概念

b．時間得失法（Time Trade-Off；TTO）

確実性のもとでの選択について尋ねる効用値測定法である。ある健康状態 i で過ごす任意の年数 t 年（例えば10年）と等価値になるような，健康な年数 x 年を尋ねる方法である（図5）。例えば，「声を失った状態を想定して，この状態が今から10年続くとした場合に，それは今の健康な生活の何年分と同等ですか」と質問して，もし4年と回答した場合には，声を失った健康状態の効用値は0.4となる。

死亡よりも劣る健康状態 j の評価を行う場合には，健康状態 j で x 年過ごしその後に完全な健康で $t-x$ 年生活することと，死亡とが等価値になるような x の値について質問すればよい（図6）。

c．評点尺度法（Rating Scale；RS）

線分の一端を「健康な状態」あるいは「想像できる

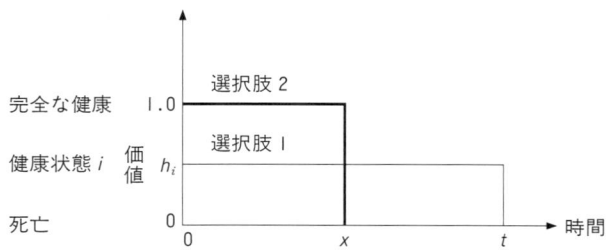

図5 死亡より優れる健康状態 i を評価する時間得失法の概念

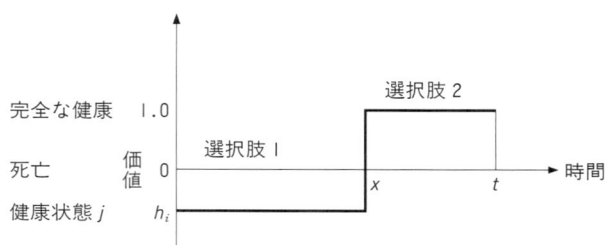

図6 死亡より劣る健康状態 j を評価する時間得失法の概念

最高の健康状態」，もう一端を「死亡」あるいは「想像できる最悪の健康状態」などとし，回答者は提示された健康状態の相対的な望ましさを考慮して印をつける。例えば，回答者が「健康な状態」と「死亡」の中間の所に印をつけた場合には，当該健康状態の効用値は0.5となる。視覚評価法（Visual analogue scale；VAS）では任意の場所に印をつけることができるが，カテゴリー尺度法（Category scale）では数値が離散的に与えられており，そのどれかを選択しなければならない。

評点尺度法は測定方法として最も容易であるが，例えば線分上の0.9～1.0における間隔と，0～0.1の間隔が同じ意味をもたない（間隔尺度ではない）可能性があるため，単独で用いることに対して反対意見がある。また，死亡よりも悪い健康状態の評点ができないことも問題である。

なお，Torranceらは，上記3つの方法のうち，基準的賭け法のみが効用値（utility）を測定するものであり，時間得失法と評点尺度法は価値付け値（value）が得られるとして区別している。また，回答者が危険中立的な場合は両者が一致するが，危険回避的な場合には効用値が上回り，危険志向的な場合には価値付け値が上回るとしている[9]。

なお，基準的賭け法や時間得失法は被験者に実施することが困難であることから，回答を得やすくするために様々な道具が開発され，利用されている。例として，日本語版 EuroQol 開発委員会[10]が面接調査において時間得失法を実施する際に使用した道具「タイムボード」を図7に，その利用手順を図8に示した。

4 効用値の測定例

筆者は，聖マリアンナ大学予防医学教室・吉田勝美

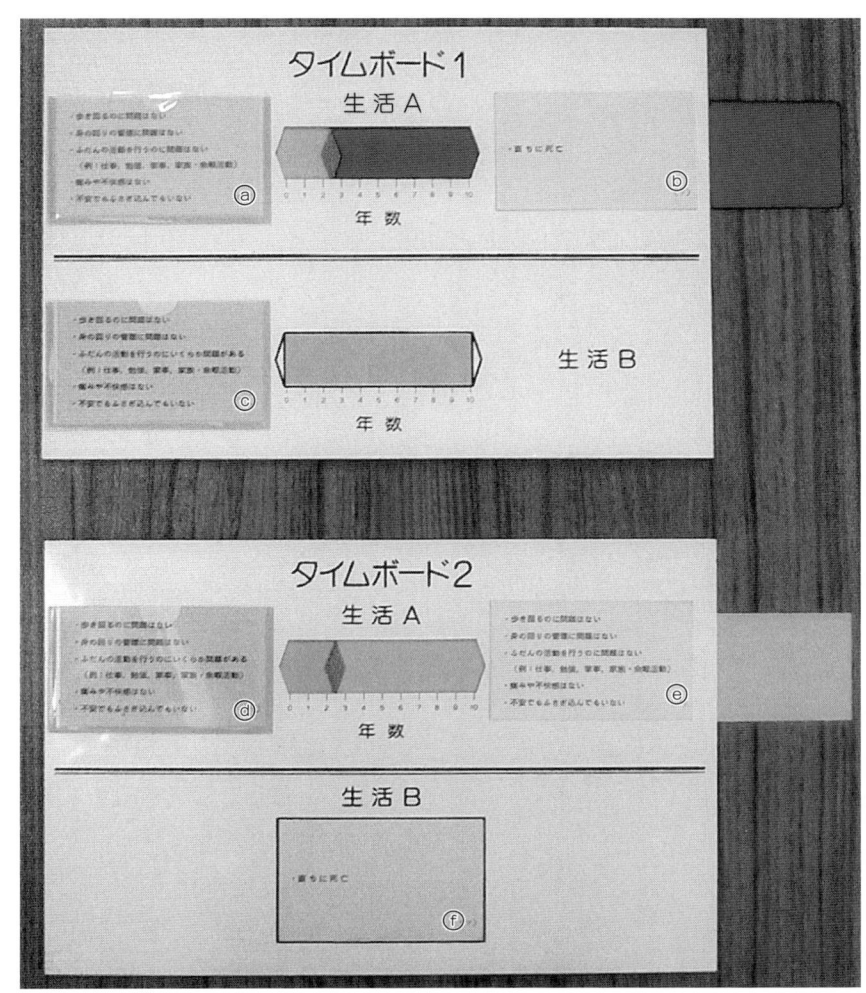

図7 （上） **タイムボード1** a：完全な健康，b：直ちに死亡，c：測定したい健康状態 i
　　（下） **タイムボード2** d：測定したい健康状態 j，e：完全な健康，f：直ちに死亡

教授の協力を得て，同大学医学生251名を対象に，上記の3つの評価法で仮想的な健康状態（喉頭全摘術後で発声不能）に対する効用値の測定を試みた。なお，時間得失法では障害をもつ健康状態は5年と想定した。

各評価法における評点の平均値は，基準的賭け法が最も高く0.79であり，時間得失法と評点尺度法では各々0.49，0.45と同水準であった（表2）。ただし，いずれの評価法においても評点は大きくばらついた（図9）。

各評価法間の相関係数は，時間得失法と評点尺度法は0.562（$p<0.01$）と比較的高い相関がみられたが，基準的賭け法と評点尺度法は0.260（$p<0.01$），基準的賭け法と時間得失法は0.223（$p<0.01$）と，弱い相関であった（図10～12）。

基準的賭け法よりも，時間得失法のほうが高い値となった回答者は有効回答のうち76%，基準的賭け法よりも評点尺度法のほうが高い値となった回答者は86%であり，危険回避的な回答傾向が認められた。

5 おわりに

QOLを一次元的に評価することに対しては抵抗もあるが，健康結果もスカラー量で表さない限り，費用対効果に関する定量的判断を行うことは実質的に不可能である。経済評価研究が進展している欧米諸国では，効用値の測定は相当の蓄積があり，Tengsらは

表2 3つの方法による効用値測定結果

	未記入	無効回答*	有効回答	平均値	標準偏差
基準的賭け法	1	0	250	0.79	0.23
時間得失法	4	56	191	0.49	0.31
視覚評価法	1	0	250	0.45	0.24

*効用値が1を越えたもの

18　第I部　総論編

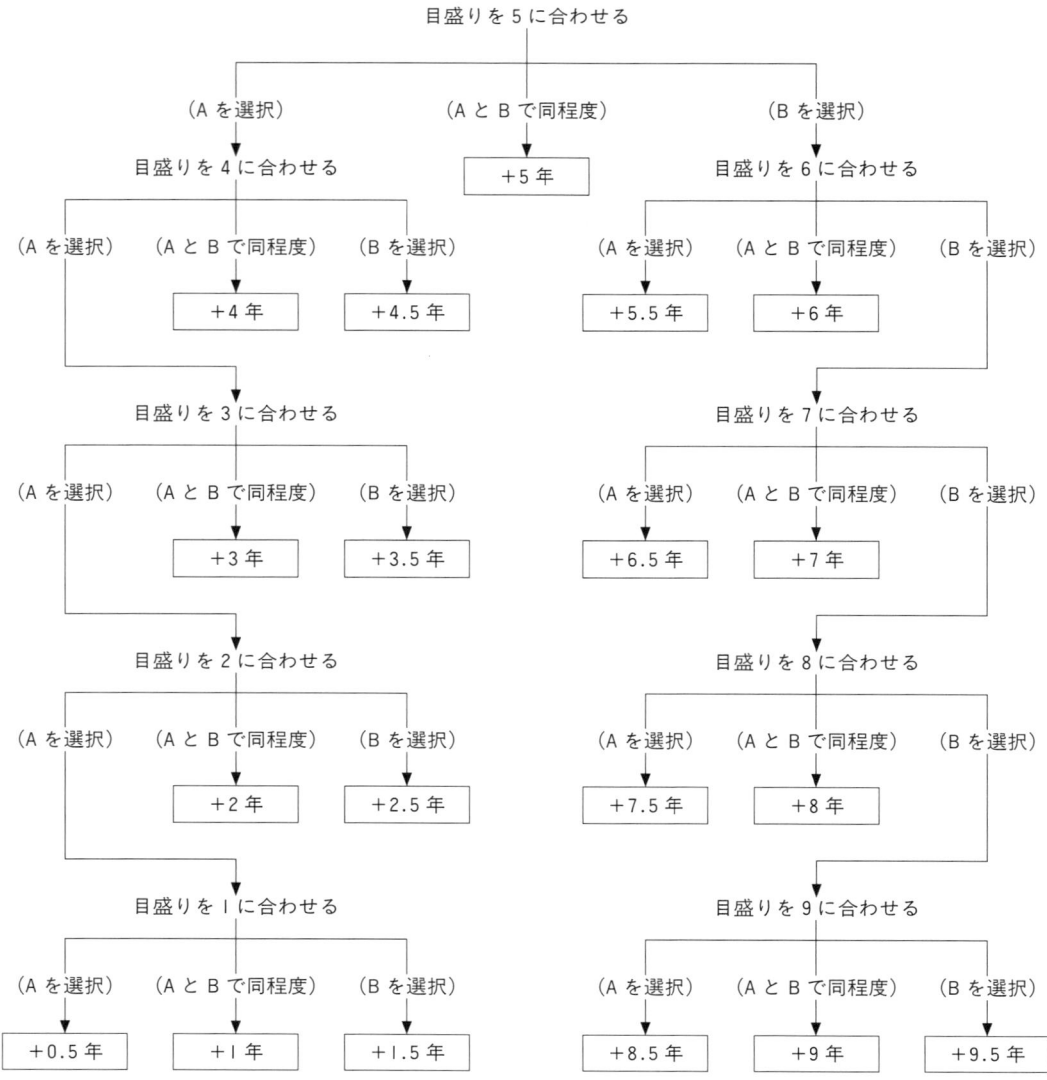

図8-1　死よりも優れる健康状態に対する時間得失法の測定手順の例（タイムボード1を使用）

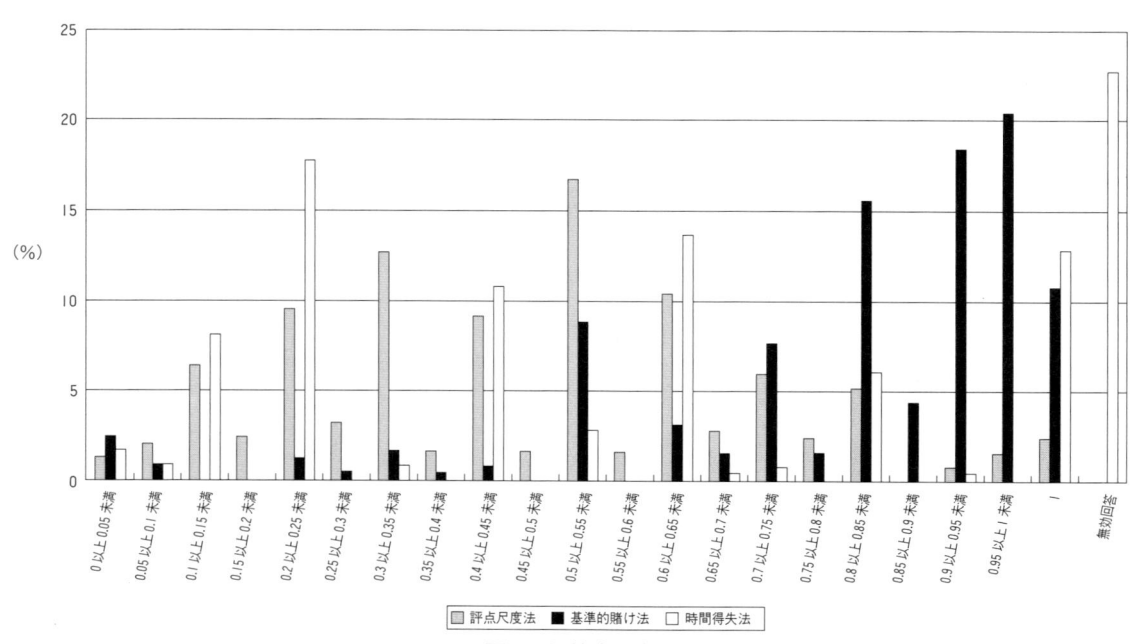

図9　回答者の割合

II．QOL測定理論／2．効果理論　19

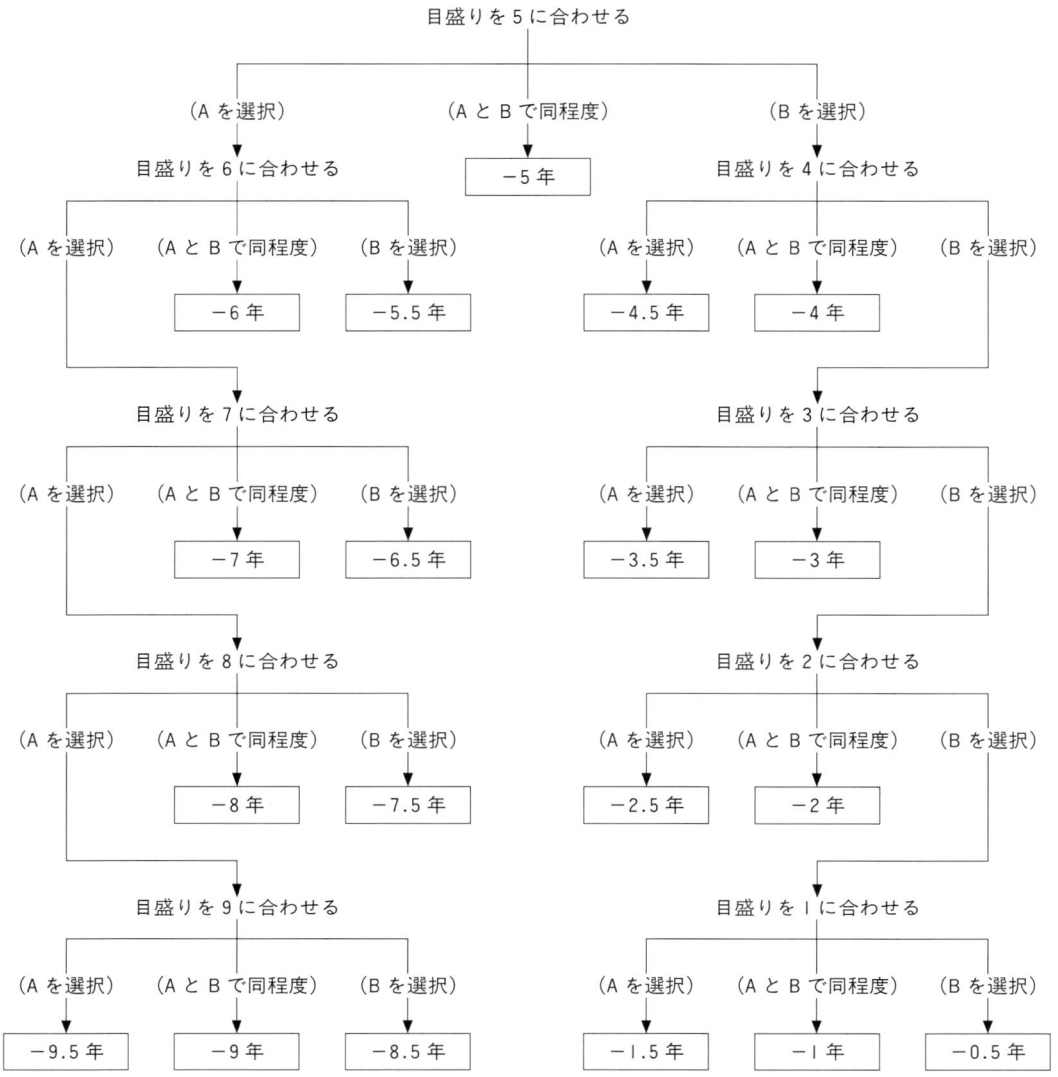

図8-2　死よりも劣る健康状態に対する時間得失法の測定手順の例（タイムボード2を使用）

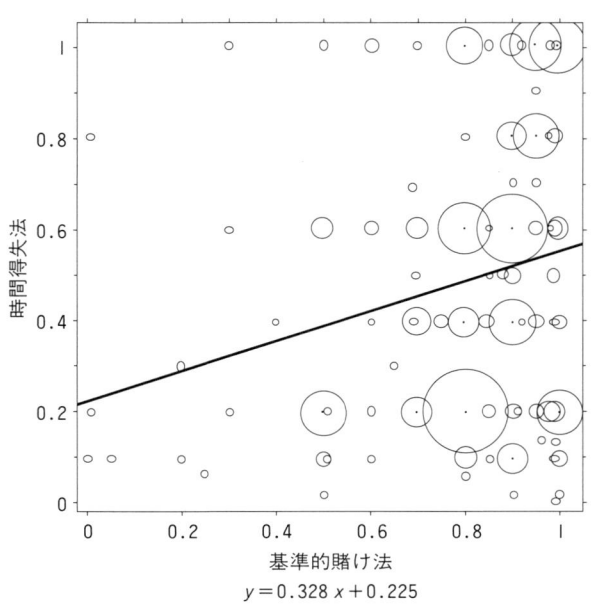

図10　基準的賭け法と時間得失法の関係

$y = 0.328x + 0.225$

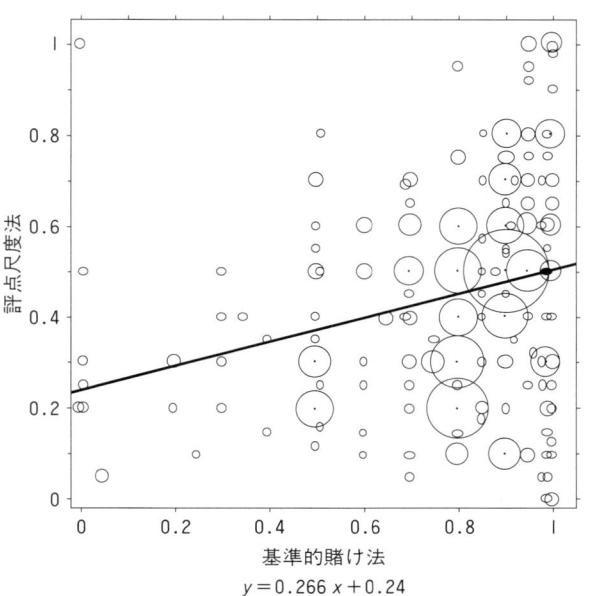

図11　基準的賭け法と評点尺度法の関係

$y = 0.266x + 0.24$

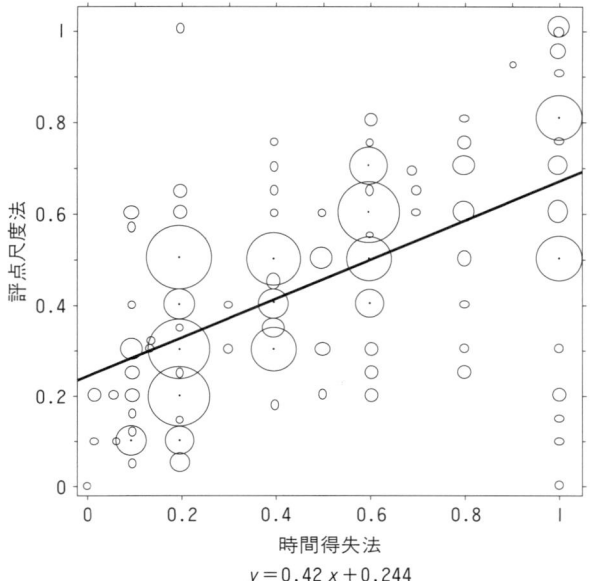

図12　時間得失法と評点尺度法の関係

154文献より1,000の健康状態に対する効用値測定結果をまとめている[11]。また，別項で述べるような質問紙形式の効用値測定尺度（選好に基づく尺度）の開発や，SF-36から効用値を算出する試みも進んでいる[12,13]。

わが国においても，今後，効用値を用いた健康関連QOLの研究が進展することが期待される。

◆文献

1) von Neumann J, et al: Theory of games and economic behaviour. Princeton (NJ): Princeton University Press, 1944
2) Bell D, et al: Perspectives on utility theory. Oper Rsch 34: 179-183, 1986
3) The Diabetes Control and Complication Trial Research Group: Lifetime benefit and costs of intensive therapy as practiced in the Diabetes Control and Complications Trial. JAMA 276: 1409-1415, 1996
4) 橋本英樹：医療技術・保健政策の経済的評価の論理的背景に関する文献的考察．医療と社会8：53-65，1998
5) 池田俊也：医療技術の経済評価手法．診断と治療86：1884-1890，1998
6) Gold MR, et al eds: Cost-effectiveness in Health and Medicine, Oxford University Press, New York, 1996（池上直己，池田俊也，土屋有紀監訳：医療の経済評価，医学書院，1999）
7) Maynard A: Developing the health care market. The Economic Journal 101: 1277-1286, 1991
8) Drummond MF, et al: Cost-utility analysis, Drummond MF, et al (eds): Methods for the Economic Evaluation of Health Care Programmes (2nd edition), pp139-204, Oxford University Press, Oxford, 1997
9) Torrance GW, et al: Multi-attribute preference functions. Health Utilities Index. Pharmacoeconomics 7: 503-520, 1995
10) 日本語版 EuroQol 開発委員会：日本語版 EuroQol の開発．医療と社会8：109-123，1998
11) Tengs TO, et al: One thousand health-related quality-of-life estimates. Med Care 38: 583-637, 2000
12) Brazier J, et al: Deriving a preference-based single index from the UK SF-36 health survey. J Clin Epidemiol 51: 1115-1128, 1998
13) Fryback DG, et al: Predicting quality of well-being scores from SF-36; Results from the Beaver Dam Health Outcomes Study. Med Decis Making 17: 1-9, 1997

3 QOLの統計学的評価

1 はじめに

本項では，患者自身の評価による，多くは複数領域からなる健康関連QOL評価の統計解析について論じる。医師あるいは他の医療者による(客観評価と呼ばれる)評価や診断基準・症状スコア評価については，評価者間信頼性の問題，すなわち同じ患者を同時に複数評価者が評価した場合の一致性の問題が新たに生ずる以外，質問紙開発・経時データ解析いずれにおいても問題は共通である。逆に，患者自身による評価の場合には，状態の悪化などによる「非ランダム」と分類される欠損が厄介な問題となる。

質問紙開発の過程では，質問紙の信頼性，妥当性，感度，実施可能性が評価されねばならないが，ここにおいても適切な統計手法を用いる必要がある。質問紙開発自体については本書第1部-II．QOL測定理論；①計量心理学(→8頁)を参照していただくことにして，第2節においては，このために用いられる代表的な統計手法を概観する。

QOL質問紙特に包括的な質問紙は複数の領域から構成され，経時的に繰り返し測定が行われる。その結果，第2段階の解析においても，厄介な問題が発生する。最大の問題が，多項目・多時点からなるデータ解析に伴う多重性である。すなわち，検証的な目的で検定を行おうとすると，複数の検定を同時に行うことより第一種の過誤(αエラー)が増加してしまう現象である。有意性の判定のみならず，臨床的な解釈も困難となる。多項目の問題に対しては，項目あるいは検証すべき仮説を絞ることが最も現実的で，かつ，新薬申請の場合なら認可当局，論文投稿ならレフリーに好まれる対処法である。もちろん，QOLはすべて補足的なエンドポイントであり解析は探索的である，とする態度もありうる。第3節で測定の頻度と時点を議論し，第4節で，多時点の問題に対するアプローチとして，経時データの統計解析について概観する。

QOLデータ解析においては，データ欠損(欠測あるいは欠落と呼ばれることもある)はほとんど避けられない問題である。単純な質問紙の配布漏れや回収漏れは，データ量の減少から解析感度を減らすことには通ずるものの，調査方法や調査支援体制を整えることにより対処可能であり，解析上は本質的には深刻な問題とはならない。問題は，患者の状態の悪化が原因で質問紙への記入が困難となることによってデータが測定されない欠損である。これを，上記のような「ランダム」な欠損として無視して通常の方法を適用すると，解析結果にバイアスが生ずることは明らかであろう。第5節では，欠損のメカニズムを整理し，その対処法について概観する。

2 QOL質問紙の計量心理学的検討に用いられる統計手法

QOLの項目評価は視覚評価法(VAS；visual analogue scale)か，1から5のようなリカート型の評価が標準である。統計解析の立場からは，前者は連続変数，後者は順序カテゴリカル変数に分類され，後者に対してはカテゴリカル変数に対する解析と連続変数に対する解析の双方が用いられる。一般に，取りうる値の種類が10～15程度あり，分布の極端な偏りが存在しなければ，順序カテゴリカル変数であっても連続変数に対する手法をそのまま適用しても問題はないと考えられる。通常は項目スコアの和で求められる領域スコアに対しては，極端な天井効果(評価が高いカテゴリーに集中)・床効果(低いカテゴリーに集中)がなければ，連続変数に対する手法をそのまま適用できる。なお，手法の紹介の中で「最尤法」をしばしば引用す

るが，断りのない限りは正規分布を想定した最尤法を指すものとする。

a．内容的妥当性（content validity）

本格的な開発にあたっては，調査対象となる疾患領域の専門医師・看護婦などの複数の医療スタッフ，さらには開発プロジェクトのコーディネータを加えたチームを構成し，患者の問題を網羅するよう，かつ過剰な重複がないように項目の候補を選定し，患者を対象とした小規模な調査，他の医療スタッフへの意見聴取による項目の重要度の判定と項目絞りこみが行われる。この過程はいわゆる「質的研究」の範疇であり，統計処理が表立って使われることはない。

b．収束的妥当性／弁別的妥当性 （convergent/discriminant validity）

（連続変数に対する）ピアソン相関係数によるMultitrait scaling 解析[1]を用いて，各項目の収束的および弁別的妥当性を検討するのが一般的である。各項目と帰属する領域との相関を計算する際に，それぞれの項目の得点が領域の得点に重複して含まれないよう，当該項目を除いたうえで相関係数行列を算出する。強い理論的根拠はないが，収束的妥当性は帰属する領域との相関が 0.4 以上であるかどうかによって判断し，弁別的妥当性は他の領域との相関係数と比較することによって評価する。相関係数をZ変換したとき，その差が標準誤差の2倍以内にあるときにスケーリングエラーとみなすことが提案されている。解析ソフトとして MAP-R（Health Assessment Lab, Boston, MA, USA）が利用可能であるが，既存のソフトウエア，例えば統計パッケージ SAS のマクロ機能などを活用することでも統計処理は可能である。

c．因子妥当性（factor validity）

項目間の相関関係を分析し，その背後に潜む潜在因子（ここでいう領域に相当する）を探索する探索的因子分析を用いるか，あらかじめ想定した潜在構造と実際のデータの相関関係が一致するかを検討する検証的因子分析が用いられる。前者のためには古典的な因子分析[2]を行うことが普通であるが，相関係数に基づく変数のクラスタリングを用いることも可能である。SAS では，因子分析は FACTOR プロシジャ，クラスタリングは VARCLUS プロシジャで実行できる。後者の検証的分析のためには，近年様々な分野で応用が盛んとなっている共分散構造解析[3～5]が利用可能であり，ソフトウエアとしては AMOS[6]などの手軽で強力なパッケージが複数製品化されている。SAS では CALIS[3] プロシジャが対応する。

因子分析においては，各項目のスコアは解析に際して想定した個数の潜在因子（共通因子と呼ばれる）と各項目固有の誤差にあたる特殊因子との重み付き和で表現できるというモデルのもとで，まず，これらの重みと特殊因子の分散とをデータから推定する。因子分析はコンピュータ出現以前から存在する古典的手法であるため，歴史的経緯もあり様々な推定法が存在するが，探索的因子分析においては通常は主因子法（主成分分析そのまま，あるいはその変形）あるいは最尤法が用いられる。次に，項目—共通因子の相関構造が解釈しやすい「単純構造」に近づくように，共通因子が「回転（rotation）」される。つまり，共通因子間で適当な線形変換を行っても同じ項目間相関係数行列が得られるという意味で，共通因子にはある種の不定性が存在する。そこで，解釈のしやすさに対応するある種の基準が最適化されるように共通因子の変換を行うのである。単純構造とは，ある特定の項目はどれか1つの共通因子の重みのみが大きく（絶対値1に近い）他の重みは0に近いという，まさに領域—項目間にわれわれが想定する構造である。これまた歴史的経緯もあり，様々な回転法が提唱され現実に利用されているが，代表となるのは，共通因子間に直交性を保つ直交回転の一種であるバリマックス回転と，共通因子間の相関を許す斜交回転に属するプロマックス回転である。領域間の相関がかなり高い QOL 研究においては，後者が適切であるというのが筆者らの意見であるが，文献ではバリマックス回転の利用も多い。なお，直交回転の場合には，共通因子の重みと共通因子—項目の相関係数（因子負荷量）とは一致するが，斜交回転の場合には一致せず，表現には注意が必要である。

表1に，非小細胞肺癌に対する化学療法の臨床試験において，厚生省栗原班の質問紙を用いて行ったQOL調査の結果を示す（治療開始前のデータ，ただし一部のデータであり最終結果ではない）。自由度の高いプロマックス回転のほうがより因子構造が強調されていること，重みと因子負荷量が大きく異なっていることが分かる。項目1-6が身体活動性，項目7-11が身体性，項目12-16が精神性，項目17-21が心理社会性の領域に想定されている。項目10の重みが小さいのは，化学療法前であり反応に床効果があるためである。想定された因子構造がほぼ成立していることが確認できるが，霊性（spiritual）の側面をもつ項目

表1 因子分析の調査の例

- バリマックス回転（因子構造）

項目	質問内容	Factor 1	Factor 2	Factor 3	Factor 4
1	日常の生活(活動)ができましたか。	0.647	0.238	0.387	0.049
2	ひとりで外出することはできましたか。	0.772	0.167	0.273	0.064
3	30分くらいの散歩はできましたか。	0.829	0.143	0.152	0.027
4	少し歩いてもつらいと思いましたか。	0.683	0.194	0.319	0.023
5	階段の昇り降りができましたか。	0.768	0.248	0.202	0.131
6	ひとりで風呂にはいることができましたか。	0.690	0.272	0.014	0.146
7	体の調子はいかがでしたか。	0.422	0.522	0.372	0.098
8	食欲はありましたか。	0.194	0.805	0.140	0.013
9	食事がおいしいと思いましたか。	0.148	0.791	0.166	−0.002
10	吐くことがありましたか。	0.269	0.347	0.064	0.027
11	やせましたか。	0.244	0.481	0.169	0.050
12	よく眠れましたか。	0.106	0.153	0.537	0.137
13	何かに没頭(熱中)することができましたか。	0.254	0.199	0.654	0.142
14	日々のストレス(いらいら)はうまく解消できましたか。	0.344	0.172	0.588	0.295
15	集中力が落ちたと感じましたか。	0.352	0.235	0.634	0.265
16	何か心の支えになるものによって勇気づけられていますか。	0.100	0.371	0.323	0.071
17	あなたの病状に不安を感じましたか。	0.066	0.046	0.270	0.602
18	家族以外の人と接するが苦痛でしたか。	0.271	0.183	0.333	0.438
19	あなたが治療をうけていることで家族に迷惑をかけていると思いますか。	0.023	−0.039	0.081	0.627
20	あなたの将来の社会生活について不安を感じますか。	0.005	0.114	0.060	0.776
21	病気による経済的な負担が気になりますか。	0.085	−0.023	0.082	0.697

- プロマックス回転（因子構造）

項目	質問内容	Factor 1	Factor 2	Factor 3	Factor 4
1	日常の生活(活動)ができましたか。	0.760	0.439	0.616	0.168
2	ひとりで外出することはできましたか。	0.834	0.377	0.540	0.172
3	30分くらいの散歩はできましたか。	0.849	0.343	0.437	0.121
4	少し歩いてもつらいと思いましたか。	0.764	0.391	0.550	0.133
5	階段の昇り降りができましたか。	0.839	0.444	0.512	0.232
6	ひとりで風呂にはいることができましたか。	0.727	0.416	0.329	0.214
7	体の調子はいかがでしたか。	0.616	0.662	0.611	0.213
8	食欲はありましたか。	0.404	0.840	0.380	0.092
9	食事がおいしいと思いましたか。	0.363	0.821	0.382	0.078
10	吐くことがありましたか。	0.351	0.403	0.231	0.076
11	やせましたか。	0.386	0.546	0.354	0.119
12	よく眠れましたか。	0.278	0.272	0.579	0.230
13	何かに没頭(熱中)することができましたか。	0.456	0.369	0.742	0.266
14	日々のストレス(いらいら)はうまく解消できましたか。	0.533	0.357	0.742	0.413
15	集中力が落ちたと感じましたか。	0.563	0.426	0.793	0.394
16	何か心の支えになるものによって勇気づけられていますか。	0.265	0.438	0.423	0.145
17	あなたの病状に不安を感じましたか。	0.195	0.130	0.415	0.640
18	家族以外の人と接するが苦痛でしたか。	0.419	0.310	0.529	0.511
19	あなたが治療をうけていることで家族に迷惑をかけていると思いますか。	0.092	0.006	0.220	0.629
20	あなたの将来の社会生活について不安を感じますか。	0.120	0.151	0.268	0.780
21	病気による経済的な負担が気になりますか。	0.160	0.037	0.261	0.704

- プロマックス回転（標準化回帰係数）

項目	質問内容	Factor 1	Factor 2	Factor 3	Factor 4
1	日常の生活(活動)ができましたか。	0.594	0.039	0.280	−0.078
2	ひとりで外出することはできましたか。	0.802	−0.044	0.104	−0.037
3	30分くらいの散歩はできましたか。	0.922	−0.057	−0.060	−0.046
4	少し歩いてもつらいと思いましたか。	0.672	−0.003	0.192	−0.089
5	階段の昇り降りができましたか。	0.804	0.063	−0.013	0.056
6	ひとりで風呂にはいることができましたか。	0.775	0.149	−0.247	0.127
7	体の調子はいかがでしたか。	0.267	0.414	0.263	−0.006
8	食欲はありましたか。	0.022	0.839	−0.017	−0.017
9	食事がおいしいと思いましたか。	−0.040	0.828	0.035	−0.038
10	吐くことがありましたか。	0.233	0.319	−0.057	0.007
11	やせましたか。	0.136	0.453	0.061	0.005
12	よく眠れましたか。	−0.105	0.029	0.629	−0.005
13	何かに没頭(熱中)することができましたか。	0.022	0.023	0.733	−0.037
14	日々のストレス(いらいら)はうまく解消できましたか。	0.157	−0.015	0.601	0.139
15	集中力が落ちたと感じましたか。	0.138	0.044	0.652	0.096
16	何か心の支えになるものによって勇気づけられていますか。	−0.075	0.326	0.320	−0.011
17	あなたの病状に不安を感じましたか。	−0.047	−0.030	0.230	0.561
18	家族以外の人と接するが苦痛でしたか。	0.157	0.067	0.258	0.364
19	あなたが治療をうけていることで家族に迷惑をかけていると思いますか。	−0.013	−0.075	0.005	0.640
20	あなたの将来の社会生活について不安を感じますか。	−0.062	0.105	−0.070	0.807
21	病気による経済的な負担が気になりますか。	0.056	−0.072	−0.026	0.711

16 については因子妥当性がくずれている。Multitrait scaling 解析を行うと，項目 10 の収束妥当性以外スケーリングエラーは起こっていない。

なお，検証的因子分析としては，想定する単純構造を 0-1 で表して，この構造に重みを近づけるプロクラステス回転が用いられることがある。しかし現在ではより柔軟な共分散構造が用いられることが多いようである。共分散構造解析にあたっては，あらかじめ想定した領域―項目の関連をパスダイアグラムで図示し，最尤法によりパスの重み（回帰係数），誤差分散，領域間の相関を推定する（図1）。複数の構造を想定し，AIC（Akaike Information Criterior）などモデル比較のための統計量を利用してモデル選択（よりデータに適合しかつ解釈しやすい構造を選ぶ）を行うことも容易である。図1は表1と同じデータに対して解析を行った事例である。なお，項目6（風呂にはいれるか）は，入院患者に対しては再現性が低いため解析から除外している。解釈はプロマックス回転の結果と同様である。共分散構造においては柔軟なモデル構築が可能であり，複雑な構造を有する QOL データ解析には強力な手法である。複数の質問紙間の関連分析，経時データ解析への応用も可能である。なお，カテゴリー変数に対する因子分析・共分散構造解析の拡張も存在するが，QOL 研究にはほとんど応用されていない。

d. 基準関連妥当性（criterion based validity）

外的基準との関連を相関係数の計算を通じて調べるのが普通である。予測妥当性の検討時に複数の領域と予後の関連を（さらに他の背景を調整して）調べる場合には，回帰分析型の手法を用いるのが一般的である。予後が反応あり・なしのような2値データの場合ならロジスティック回帰[7]，生存時間ならコックス（Cox）回帰[8] が標準的な手法である。

e. 内的整合性（internal consistency）

領域ごとにクロンバック（Cronbach）の α 係数[9]を計算することによって検討される。因子分析と同様に（ただし重みは1），各項目は領域に対応する共通の変数と項目固有の誤差の和で表現されると想定して，級内相関係数（項目変数の全分散のうち共通変数の分散の占める割合，誤差が0なら1となる）の近似を求めたものが α であり，もともとは連続変数に対する手法である。前述の共分散構造解析を利用することにより最尤解を求めることも現在では可能であるが，歴史的な経緯（本手法の提案は1951年）から，α を求めることが「伝統」となっている。各領域に帰属すると想定された複数の項目が1つの同じ特性を測定している，つまり各領域内の項目が互いに強く相関していることを検討するための指標である。伝統的に，0.6もしくは0.7以上の値が望ましいとされている。0.9を超えて1に近い場合は，すべての項目が全く同じものを測定していることになり，無駄に多くの項目を測定している可能性があると考える。なお，上記の誤差には繰り返しに伴うものも含まれるため，α を信頼性の尺度と解釈する立場もある。SAS では CORR プロシジャで計算できる。

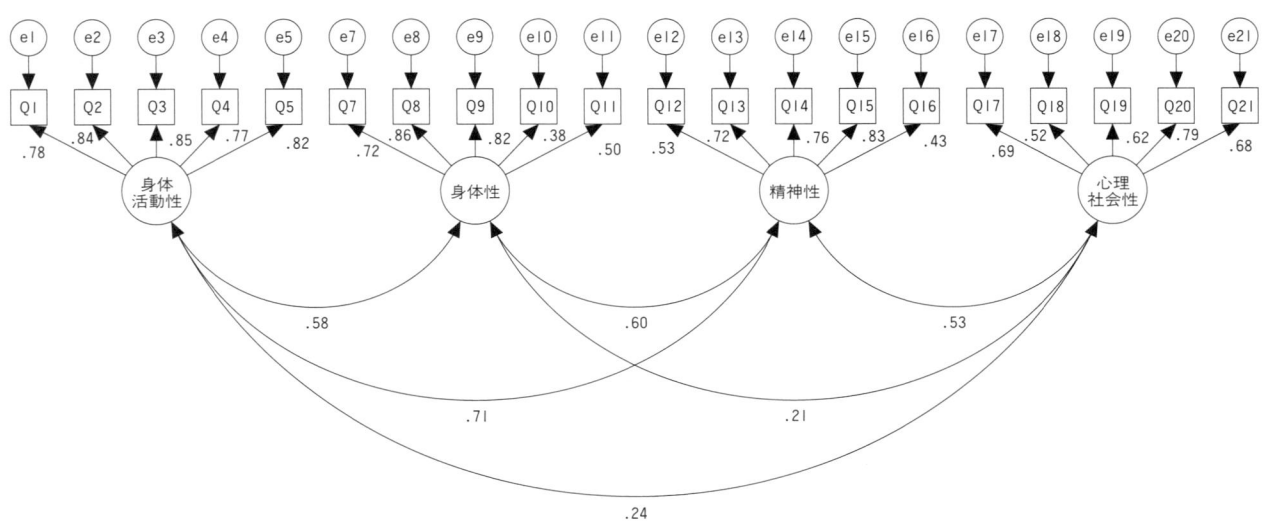

図1　共分散構造解析のパス図の例

f. test-retest 再現性(reproducibility)

対象者の状態が変化していないと想定される期間に(通常は)2回測定し,結果が一致するかどうか,つまり再現されるかどうかを,一致性の指標であるκ係数[10]や級内相関係数[11](intra-class correlation coefficient)を用いて検討する。κ係数は,順序尺度変数を含むカテゴリカル変数の一致の度合いを,偶然の一致の影響を調整したうえで示す係数であり,完全一致の場合に1,偶然一致と同程度の場合0となる。負の値もとりうる。カテゴリー間分布の偏りが大きな場合,すなわち天井効果や床効果があるときのように特定のカテゴリーに頻度が集中するような場合には,わずかな評価の食い違いでもκは小さな値をとりがちとなる。このように,κの値の大きさを評価する際には頻度分布も考慮に入れる必要があり,一律な基準を与える強固な理論的根拠があるわけではないが,0未満をpoor,0から0.20までをslight,0.21から0.40をfair,0.41から0.60をmoderate,0.61から0.80をsubstantial,0.81から1をalmost perfectとする文献[12]もある。なお,順序尺度の場合,近いカテゴリー内での食い違いは完全不一致とはせず,適当な重みを与えて部分一致とみなす場合(重みつきκ)もある。その他,繰り返す数が2以上でかつ不揃いな場合,複数の分類(複数診断名)の場合など,κには様々な拡張がある。重みつきも含めたκの計算はSASのFREQプロシジャで可能である。

連続変数の再現性評価に用いられる標準的な指標が級内相関係数であり,これは信頼性係数と呼ばれることもある。項目あるいは領域スコアが,無限の繰り返し測定の平均として求められる真値と誤差の和で与えられると想定して,モーメント法あるいは最尤法の適用により真値の分散成分(バラツキの大きさ)と誤差の分散成分とを計算する。前者を全体の分散(真値の分散成分と誤差の分散成分の和)で除したものが級内相関係数であり,誤差0の場合には最大値1をとる。クロンバックのαとは異なり,1に近ければ近いほど再現性(精度)の高い評価と考えられる。なお,級内相関係数は,複数の評価者・複数の評価時点の場面においても,真値の分散成分/全分散で定義可能であり,適切な混合効果モデルを想定することにより,最尤法による推定と信頼区間設定が可能である。SASではMIXEDプロシジャが対応する。

なお,繰り返し評価の適切な間隔は,対象疾患,特にその進行の速度と,治療変更などの外的要因の影響の程度に依存する。安定し治療も長期間一定で維持できる疾患であるなら,対象者(他者評価の場合には評価者)の記憶が薄れるように,ある程度長めにとることが推奨される。比較的進行が早いがんの場合には,2日から7日の間隔で測定されたデータを用いるのが普通であり,一方,安定した糖尿病や軽症の喘息などの疾患では,季節の影響や外来頻度も考慮し2週間~1カ月間隔といったところが標準となろう。

g. 感度/実施可能性

調査対象者に状態の変化があれば,これを感度高く検出できる質問紙であることが望ましい。前向きの研究によって,治療などの外的な要因が加わったり,疾病が悪化したりあるいは逆に客観評価による治療効果がみられた場合に,測定値が変化するか検討する。状態の変化に応じて患者を分類し,領域スコアの変化を反応変数として分散分析を行ったり,前値を共変量とした共分散分析[13]を行うのが普通であろう。実施可能性に関しては,対象者にとって質問紙記入があまり負担にならない程度に記入を完了することができるか,記入に要する時間を検討しておく必要がある。各項目の回答率を計算することも,項目の表現の難易度・答えにくさを調べるために有用である。開発の初期の段階では,対象者から意見を聴取することも必要である。

質問紙自体が定まった時期に収集されない欠損は,質問紙というよりは調査方法の問題であり,まず欠損の理由を同定することが重要である。最近のわが国の臨床試験においては,臨床試験コーディネータ(CRC)が医師の支援を行う機会が増えている。教育されたコーディネータが調査に参加することにより,調査忘れによる欠損や,項目が理解しがたいことによる項目欠損の問題は大きく改善することが期待される。

3 測定の時点および頻度

治療などの介入効果を評価する目的で行われる臨床試験のみならず,観察研究においてもQOLをどのくらいの期間にわたってどの時点で測定すればよいか計画段階で十分に検討しておく必要がある[14,15]。調査期間も対象とする疾患や治療法はもとより,研究の目的によっても異なってくる。例えばがん化学療法の制吐剤の評価なら,症状が発現する数日から1週間の評価

で十分であり，糖尿病や軽症の喘息などの比較的安定した疾患に対して長期のコントロール状態を調べる場合には，試験期間と同様に QOL 調査も長期にかけて行わなければならない．1 年を超えるような研究においては，3 カ月から 6 カ月ごとくらいの調査が現実的であろう．

やや特別な考慮を必要とするのが数コースからなるがん化学療法である．薬剤の投与直後 1〜2 週間は毒性発現により患者の QOL は大きく変化し，この変化はある程度客観的に測定できる毒性と高い相関をもつ．客観的な毒性評価では十分に把握できない QOL 変化，あるいは神経毒性が引き起こす QOL 劣化のように，評価グレードは低くても慢性的に生ずる QOL 変化を調べるためには前コースの影響を避けるべきであり，通常は次コース直前に測定がなされている．また，いつまで測定を継続するかについては，後治療の影響を考慮することが必要となる．

さらに，設定した調査スケジュールから外れて測定されたデータの取り扱いを決める必要がある．例えば，外来で 3 カ月に 1 回測定を行うとして，予定来院日の前後何週までを許容するかといったデータの採用幅 "評価ウィンドウ" を決めておく必要がある．どの程度の幅を許容するかは，設定された測定間隔や疾患の安定の程度に応じて，臨床試験における検査データの評価ウィンドと同様に定めればよいであろう．安定した疾患を対象とした 3 カ月に 1 回の例なら，2〜3 週程度が常識であろう．進行癌に対する化学療法において各コース直前に測定することが既定されているなら，3 日程度長くとも 1 週が限度であろう．従来の臨床試験では集められたデータに基づき遵守状況をみてウィンドを決定することも行われていたが，CRC が研究の質管理に関与するようになった現状では，CRC の業務達成度を測る意味でも，また完璧なスケジュール遵守を患者に要求する無理を避ける意味でも，プロトコル策定時にこれを定めておく必要がある．

4 経時的に繰り返し測定されたデータの解析

a．測定データの記述

測定されたデータをグラフなどによって図示することは解析の第一ステップとして重要である．比較試験においては，図 2 のように各測定時点の QOL スコアの平均値をその 95％ 信頼区間（標準誤差の約 2 倍）とともに群ごとに表示するのが有用であろう．各時点で質問紙が回収された対象者数を表示することにより，データの回収状況を併せて示すことができる．

データの分布自体を知るためには，標準誤差より標準偏差のほうが適切である，あるいは箱ひげ図のような外れ値も表示するグラフが有用であるという意見があるかもしれない．しかし QOL データはある一定の範囲に含まれるので，外れ値を考慮する必要はほとんどない．対数変換などの変数変換も一般には不要である．なお，（偶然の）欠損が多い場合には，時点ごとに平均計算対象となる症例の集合が大きく異なり，前値

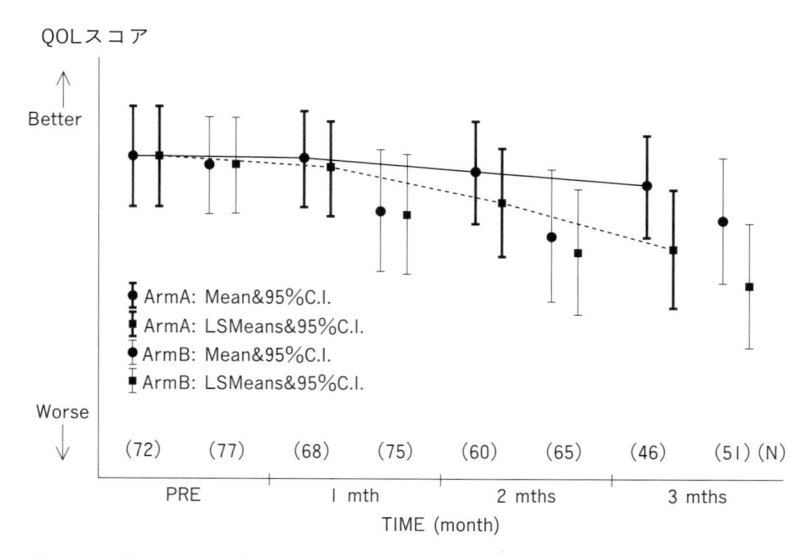

図 2　欠損の解析に与える影響（Mean：単純平均，LSMean：最小 2 乗平均）

の個人差により時点間の比較が困難となることがある。この場合には群と時点そしてこれらの交互作用を含めた線形モデルをあてはめ，最小2乗平均LSMeans[13]を示す方法も考えられる。図2は，前述の肺癌データに対し前値が低く予後不良な患者ほど死亡による欠損が多くなるようにデータ加工を行った場合の単純平均と最小2乗平均との比較である。単純平均(Mean)は過大評価となっていることがわかる。

なお，スコアの絶対値より前値からの差に関心がある場合には（さらにランダム化試験で前値に群間差がなければ），この差を上記のように記述することもある。

b．単変量解析の繰り返し

t検定やウィルコクソン検定などの単変量解析を測定時点ごとに繰り返し行うことがしばしばある。最も簡単な解析方法であり，検定結果（p値）をデータの記述のためのみに用いるうえでは有用かもしれない。しかしながら，検定を繰り返すことによる多重性の問題と多くの検定結果が出力されるために結果の解釈が困難になるといった問題がある。さらに複数項目（領域）の問題がある。例えば5つの時点で測定された14の領域すべてに対して検定を行った場合，合計で70回検定を繰り返すことになる。このように繰り返し検定を行うことによって第一種の過誤が大幅に増大し，本当は群間に差がないときにも差ありとしてしまう言い過ぎの過ちを犯してしまう確率が高くなる。（実際には項目間あるいは時点間の相関は高いが）すべての検定が独立とすると，この例での第一種の過誤は97%〔$1-(1-0.05)^{70}$〕となってしまう。検定を繰り返すことによる多重性問題の解決方法としてよく用いられるのが多重比較法[16]である。最も簡単な方法が，得られたp値に実施した検定の数を掛けて調整するボンフェローニ(Bonferroni)法であるが，検出力の低下は否めず，項目数・時点数が大きい場合には実用的ではない。多項目（領域）の問題については，すでに述べたように研究の計画段階で絞り込むことが最も実用的である。時点については，主たる解析時点を設定するか，（時点数が少ない場合には）時点のみボンフェローニ法で調整するか，次の経時データ解析の手法を用いるのが普通であろう。

c．経時測定データ解析（多変量解析）

経時的に繰返し測定されたデータを測定時点ごとに別々に解析せずに，1つの多変量データとして解析する方法がQOLデータの解析に適用可能である。単変量解析に比べて技術的には高度な手法であるが，治療法間の経時的変化のプロフィルの違いを検討できるなど，解析の目的にそった結果を得ることができる。具体的な手法には，「経時測定データに対する分散分析」[13,17]，「線形混合効果モデル」[18]，「一般化推定方程式(GEE；Generalized Estimating Equations)」[19,20]などがあり，最近はこれらの手法を総合的に解説したわかりやすい教科書も出版されるようになっている[21]。

分散分析には，各患者ごとの測定値を時点数のベクトルとして解析する多変量分散分析と，時点ごとに別のデータとして（ただし時点間の相関を考慮して）分散分析を行う2つのアプローチがある。欠損時点が1つでもあると解析から除外される前者は，欠損が多いQOLデータ解析には不向きでありほとんど使われない。後者については，以前は平方和の自由度を調整することによって時点間の相関構造に対する補正を行う方法(Greenhouse-Geisserの補正，Hugnh-Feldtの補正)が用いられていた。計算手法の発達とSASのMIXEDプロシジャーなどそれらの統計パッケージへの採用によって，最近は，個々のデータに適切と思われる時点間相関を解析者が指定して最尤法を用いるか後者の（別の手法である）GEEを用いるのが普通となっている。臨床試験データの解析であったら，前値を共変量として，時点，群そして時点と群の交互作用を含んだ線形モデルを最尤法によってあてはめ，交互作用の検討を行い，これが有意でなければ時点を通じた群間差を検討する。交互作用が有意であれば，時点ごとの群別LSMeansの図示とその差の計算により，時間パターンの違いを検討する。前値を共変量とした解析は臨床家に理解されにくいため，差を反応変数として同様の手法を用いることもある。

GEEは，元来は0-1データなど連続変数以外にも拡張可能な経時データ（一般には相関をもつ多変量データ）解析手法である。連続変数に対するGEEの場合には，想定する解析（線形）モデルと解析手順は上記の分散分析とほぼ同様であり，想定した相関構造に誤りがあった場合でも第一種の過誤が保たれるような補正を行う点が違いである。この補正は，各効果（群，時点そして交互作用）に対するパラメータの推定値に対し「ロバスト分散」と呼ばれる分散から計算される標準誤差を用いることによってなされる（前述の最尤法を適用する場合でもロバスト分散を併せて用いることも可能である）。米国の医薬品認可当局FDAでは，

この手法の利用が1995年くらいから標準的となっており，わが国の医薬統計でもQOLデータに限らない一般の経時データに対する標準的手法となっている。ただし，GEEの結果にバイアスが生じないためには，後述するように欠損発生が完全にランダムであることが必要であり，実際にはこれが完全には満足されないことが多い[22]。

分散分析あるいはGEEでは，個人差は時点間に生ずる相関としていわば間接的に考慮される。線形混合効果モデルではより積極的に，個人差を示すパラメータを変量効果としてモデルに含め，この変量効果によって時点間の相関が生ずると仮定する。個人差に関する推測が可能という利点はあるものの，この必要性があまり大きくないことからQOLの評価においてはあまり用いられていない。

d. 要約統計量

繰り返し測定された複数のデータを1つの指標にまとめることによって，適用すべき解析方法が単純になり，結果の解釈が容易になることが期待される[23~25]。この指標のことを要約統計量と呼ぶ。どのように要約するかは対象疾患や治療法ごとに検討すべきであり，医学的/臨床的観点から適切に行うべきである。例えば，QOLデータにはほとんどあてはまらないであろうが，時間経過に対して直線的に反応が変化（改善または悪化）する場合には，傾き（時間に対する変化率）を求めるのが勧められる。一時的に変化（改善または悪化）するもののしばらくするとすぐにほぼもとの状態に戻ってしまう場合には，AUC（曲線下面積：Area Under the Curve）や最悪値/最良値を用いるのがよいだろう。また，治療開始後ほとんどの対象者で疾病が治癒し，それとともにQOLが完全な健康状態まで回復する，もしくは病態が最悪の状態まで進行しその状態がしばらく持続するあるいはそのまま死亡するような場合には，QOLがある一定の基準に改善もしくは悪化するまでの時間を用いて評価することができるだろう。いずれの指標も臨床家に馴染みやすく，多重性の問題も生じず，さらに解釈もしやすいという利点がある。しかしながら，対象者の健康状態が急激に悪化したことによってQOL調査が行えないような場合には，QOLの変化（悪化）の程度を小さめに推定することになり，結果にバイアスが生じる原因となってしまうだろう。また，（欠損によって）観測時間が対象者によって異なる場合には，AUCを用いた評価は妥当とはいえない。ここでも，データ欠損は重要な問題となる。

5 欠損の問題

どのような臨床研究においても，データ欠損を完全になくすことは不可能であろう。特にQOLデータにおいては，解析上大きく2つの問題が生ずる[26]。1つは，解析結果にバイアスが生じることである。進行癌やエイズといった致死的な疾患や，時間経過とともに次第に健康状態が悪化していくパーキンソン病などの神経難病のQOL評価においては，死亡や質問紙への記入ができないほど状態が悪くなった場合に生じる欠損が極めて厄介な問題となる。2つ目は，単純にデータ数が減少することによって群間比較を行うための検出力が低下する，もしくは推定精度が悪くなる問題である。

高齢者の非小細胞肺癌患者を対象として，化学療法が患者のQOLに与える影響を評価した臨床試験（ELVIS Study）[27]を事例として取り上げる。最終時点のデータ数（N＝60）は治療前（N＝141）に比べ57％減少していた。このとき，QOLの調査を最後まで完遂できた患者のみのデータに基づいた解析結果は対象者全体のQOLの結果を反映したものでなく，状態のよい対象者だけの偏った結果となった。このような事例は，進行癌においては例外というより典型である。

a. 欠損メカニズム

QOL評価，特に予後不良の疾患を対象とした評価では，対象者の死亡などによってQOLデータの欠損を避けることはできない。生じた欠損が対象者のQOLに関係なく質問紙の回収漏れのようにランダムに起こったものか，それとも対象者のQOLに関連して生じたもの，つまり非ランダムに生じたものかに分類することは，欠損データへの対処法を検討するうえで重要である[28]。次のような3つのパターンに分類する[29]。

1) MCAR（Missing Completely At Random）：完全ランダム欠損

欠損の生じた理由が対象者のQOLと全く関係しない場合，その欠損は完全にランダムに生じた欠損（Missing Completely At Random）という。"全く関係しない"とは，欠損以降のQOLばかりでなく，こ

れまでに観察されたQOLにも関係しないという意味である。例えば，対象者に質問紙を渡し忘れた場合や，質問紙の回収ミスがあった場合などがこれにあたる。GEEの結果がバイアスを含まないためには，この状態であることが必要である。

2) MAR（Missing At Random）：ランダム欠損

生じた欠損が観察されたQOLもしくは他の臨床的なデータには関係するが，欠損以降のQOLとは関係しないとき，その欠損はランダムに生じた欠損（Missing At Random）という。例えば，治療の副作用によって一時的に質問紙の記入が困難になったが，副作用からの回復と同時に質問紙の記入が再開された場合などである。

3) MNAR（Missing Not At Random）：非ランダム欠損

欠損の生じやすさが欠損以降のQOLに依存する場合，その欠損を非ランダム欠損（Missing Not At Random）という。例えば，欠損が生じたときに対象者の健康状態が悪化傾向にあり，その後QOLが評価されないまま死亡となった場合などは非ランダム欠損であると分類される。

b. 欠損データへの対応

QOL質問紙の回収に最善の努力を払ったとしても，進行癌などの致死的な疾患を対象とした場合には，対象者の死亡などによってデータ欠損を完全に避けることは難しい。一般に，調査時点が後ろになるほど欠損が増え，例に示したように回収率が50%を下回る場合さえ珍しくない。また，QOL研究においては，欠損がすべてランダムに起こっていると仮定するのは非現実的であり，非ランダム欠損への現実的な対応策を検討しなければならない。

1) 完全測定例のみに基づいた解析

たとえ1時点のデータでも欠損したならばその対象者を解析から除外し，全測定時点において観測が完了した対象者のデータのみに基づいて解析するというアプローチである。1時点の欠損も許されないため，解析から除外される対象者数が多くなり検出力が大幅に低下する。また，すべての欠損にMCARを想定できる場合を除いて，QOLを過大評価する危険性が高まる。データ欠損が極めて少ない場合を除いて，一般には推薦できる方法ではない。

2) 全測定データに基づいた解析

測定されたデータをすべて利用して解析するというアプローチである。欠損がランダムに生じていることを想定できる場合には，混合効果モデルやGEEを適用することにより妥当な解析結果を得ることができる（GEEについては，MCARの仮定を必要とする）。しかしながら，非ランダム欠損が存在する場合には観測されたデータのみに基づく解析から妥当な結果を得ることはできない。

3) データ補完に基づく解析

欠損値にデータを補完し完全なデータを作成したうえで解析するというアプローチである。データ補完に基づく解析の最も大きな利点は，標準的な経時測定データ解析法をすべて利用できるところにある。また，データ補完過程で欠損の理由を考慮できることも大きな魅力の1つである。データ補完法には，各対象者内の最終観測値をその後の欠損すべてに補完するLOCF（Last Observation Carried Forward），最悪スコアの補完，平均値の補完（Mean imputation method）や回帰分析による予測値を補完する方法（Regression imputation method）がある。さらに，背景の似ている対象者を選び出し，対応する値を補完する方法（Hot deck imputation）や選び出す際に外部のデータを利用する方法（Cold deck imputation）がある。患者背景と経時的な臨床症状・検査値などのデータから各測定時点における欠損の生じやすさを予測する予測式を求め，この予測値（propensity scoreという）が近い値をとりQOLが測定されている患者データで補完を行うことも提案されている。すべて，補完されたデータをあたかも実際に観測されたデータのように扱うため，各群における平均スコアのバラツキ（標準誤差）を一般に過小評価することになってしまう。そこで，データ補完を複数回行うことにより，この過小評価の問題を解決する方法としてMultiple imputation method[30〜33]がある。Multiple imputation methodはこれまで標本調査の欠損問題に適用されてきたが，最近になって医学分野への適用が試みられている。1つの欠損に対して"類似した対象者"の観測データをランダムに複数回（通常3〜10回）補完し，3〜10個の完全なデータを作成したうえで，それぞれのデータから得られた解析結果を併合することにより最終的に1つの結果を得ようとするものである。しかしながら，この方法もまだ試行段階であり，現在のところ非ランダム欠損が生じている場合の標準的方

法は確立しておらず，妥当な結論を完全に得ることは難しいと考えるべきである。

4) 感度分析

生じた欠損がすべてランダムであるという前提のもとでは，検出力が多少落ちるものの妥当な解析結果を得ることは可能である。しかしながら，QOL研究においてそのような仮定をおくことは難しい。非ランダム欠損の問題を完全に解決できる統計的な方法が確立されていないという現状のもとでは，「感度分析」が最も有効な方法であると思われる[25,34]。ここでいう感度分析とは，非ランダム欠損に対して様々な方法を適用し，それらの結果に大きな違いがないかどうかを検討する解析方針のことである。例えば，観測されたデータのみに基づいた場合，すべての欠損に最悪値を補完した場合，またはLOCFを適用した場合に得られた解析結果を比較するといった方法が考えられる。さらに，対象者から得た欠損理由や他の臨床的情報から補完するデータを選択するというアプローチも有効であろう。Multiple imputation methodを用いて，類似した対象者を選択する際にいくつかの方法を適用することで感度分析を実施することも可能である。また，欠損パターンで部分集団を作り，この集団ごとに比較をする方法（pattern-mixture）も提案されている。解釈のためには有益かもしれない[26,35]。

c. 欠損問題に対する研究実施上の留意点

最も有効な欠損値対策はできるだけ欠損を起こさないようにすることであるのは言うまでもない。記入する対象者のインセンティブを高める方策や，すでに述べたようなCRCの活用など質問紙の回収率を高める努力をするべきである。さらに，「患者の状態が悪くなったため記入不可能であった」などの質問紙未記入の理由を同時に収集することができれば，それぞれのデータ欠損を非ランダムとみなすか，またはランダムでみなせるか分類することが可能となり，解析時に大いに有用な情報となる。米国のSWOG（South West Oncology Group）のQOL調査ではこのような欠損理由調査が標準であり，わが国の臨床試験でも採用される例がみられるようになった。

6 おわりに

臨床試験を中心として，QOL質問紙開発から実際の評価に用いられる統計手法について概括した。開発の計量心理学的評価に用いられる統計手法についてはほぼ定番の手法が定まっており，ソフトウエアも整備されている。複数の質問紙間の関連分析や，質問紙間のスコア較正の検討，集団による領域構造の違いの探索，それらのための統計手法の検討が課題であろう。教育学の分野で用いられている項目反応理論を応用し，対象者ごとに質問項目を変える適応的方法も興味深い課題である。

実際のデータ解析のうえでは，欠損とその対処が最大の問題である。現時点では標準的な手法は存在せず複数手法の活用による感度解析が勧められるが，解析以前の調査システムを整備すること，欠損理由の収集が現実的な対応である。

◆文献

1) Ware J, et al: MAP-R for Windows; Multirait/Multi-item Analysis Program-Revised User's Guide, Boston, MA, Health Assessment Lab, 1997
2) 芝 祐順：因子分析法 第2版，東京大学出版会，1979
3) 豊田秀樹：SASによる共分散構造分析，東大出版会，1992
4) 豊田秀樹：共分散構造分析 入門編 応用編，朝倉書店，1998
5) 狩野 裕：グラフィカル多変量解析，現代数学社，1997
6) SmallWaters Corporation. Amos User's Guide, Version 3.6, SmallWaters Corporation, Chicago, 1997
7) 丹後俊郎・他：ロジスティック回帰分析，朝倉書店，1996
8) 大橋靖雄・他：生存時間解析，東大出版会，1995
9) Cronbach L: Coefficient alpha and the internal structure of tests. Phychometrika 16: 297-334, 1951
10) Fless J: Statistical Methods for Rates and Proportions, 2nd ed, Wiley, New York, 1980
11) Fleiss J: The Design and Analysis of Clinical Experiments, Wiley, New York, 1985
12) Landis JR, et al: The measurement of observer agreement for categorical data. Biometrics 33: 159-174, 1977
13) 高橋行雄・他：SASによる実験データの解析，東大出版会，1989

14) Nayfield SG, et al: Report from a National Cancer Institute (USA) Workshop on quality of life assessment in cancer clinical trials. Qual Life Res 1: 203-210, 1992
15) Mandelblatt J, et al: Historical and methodological perspectives on cancer outcomes research. Oncology 9: 23-32, 1995
16) 永田 靖・他：統計的多重比較法の基礎，サイエンティスト社，pp 81-87, 1997
17) Diggle P, et al: Analysis of Longitudinal Data, Chap. 5-7, Oxford Science Publications, Clarendon Press, Oxford, 1994
18) Laird NM, et al: Random-Effects models for longitudinal data. Biometrics 38: 963-974, 1982
19) Liang KY, et al: Longitudinal data analysis using generalized linear models. Biometrika 73: 13-22, 1986
20) 松山 裕・他：Generalized Estimating Equations の理論と応用．薬理と治療 24(12)：17-28, 1996
21) Verbeke G, et al: Linear Mixed Models for Longitudinal Data, Springer, 2000（邦訳：松山 裕・山口拓洋（編訳）：医学統計のための線型混合モデル―SAS によるアプローチ，サイエンティスト社，2001）
22) 竹内正弘・他：経時観察データの統計解析法．薬理と治療 24(9)：15-29, 1996
23) Machin D: Assessment of Quality of Life in Clinical Trials of the British Medical Council. J Natl Cancer Inst (Mono) 20: 97-102, 1996
24) Fairclough LD, et al: Quality of Life; Statistical Issues and Analysis, Spilker B (ed): Quality of Life and Pharmacoeconomics in Clinical Trials, 2nd ed, pp427-435, Lippincott-Raven, Philadelphia, 1996
25) Fairclough D: Methods of analysis for longitudinal studies of health-related quality of life, Quality of Life Assessment in Clinical Trials, pp227-247, Oxford University Press, Oxford, 1998
26) Fairclough D, et al: Why are missing quality of life data a problem in clinical trials of cancer therapy?. Stat Med 17: 667-677, 1998
27) The Elderly Lung Cancer Vinorelbine Italian Study Group: Effect of Vinorelbine on Quality of Life and Survival of Elderly Patients With Advanced Non-Small-Cell Lung Cancer. J Natl Cancer Inst 91: 66-72, 1999
28) Curran D, et al: Incomplete Quality of Life Data in Randomized Trials; Missing Forms. Stat Med 17: 697-709, 1998
29) Little RJA, et al: Statistical Analysis with missing data, Wiley, New York, 1987
30) Rubin DB: Multiple Imputation for Nonresponse in Surveys, Wiley, New York, 1987
31) Rubin DB, et al: Multiple Imputation for Interval Estimation from Simple Random Samples with Ignorable Nonresponse. J Amer Stat Assoc 81: 366-374, 1986
32) Lavori PW, et al: A Multiple Imputation Strategy for Clinical Trials with Truncation of Patient Data. Stat Med 14: 1913-1925, 1995
33) Rubin DB: Multiple Imputation after 18+ Years (with discussion). J Amer Stat Assoc 91: 473-489, 1986
34) Hopwood P, et al: Approaches to the analysis of quality of life data; Experiences gained from a MRC Lung Cancer Working Party palliative chemotherapy trial. Qual Life Res 3: 339-352, 1994
35) Little RJA: Modeling the drop-out mechanism in repeated-measures studies. J Am Stat Assoc 90: 1112-1121, 1995

第 2 部
包括的尺度

1 健康プロファイル型尺度(SF-36を中心に)

1 健康関連QOL尺度の分類

　健康関連QOL尺度は,効用値などを測定する選好に基づく尺度と,健康を多次元的に測定するプロファイル型尺度に大きく分類される。選好に基づく尺度は,効用値を測定するという目的のためにQOLを一次元で表すのに対し,プロファイル型はQOLに含まれる様々な領域(domain)を1つにはまとめず,多次元(multi-dimension)のままに表現しようとするものである。プロファイル型尺度は,さらに,症状インデックス尺度,包括的尺度,疾患特異的尺度に分類することができる。それぞれの尺度の例,使用に適した研究,特徴を表1にまとめた。選好に基づく尺度と疾患特的異尺度については,次節および第3部にて詳しく述べられている。本節では,包括的尺度について以下に述べる。

　健康関連QOLを測定する包括的尺度とは,患者の視点に立脚した健康度およびこれに伴う日常・社会生活機能の変化を,計量心理学的手法によって量的に測定することを目的として作成された尺度である。疾患特異的尺度がその疾患に特有の症状やその影響をより詳細に測定することを目的としているのに対して,包括的尺度は,様々な疾患をもつ人や一般に健康といわれる人々に共通する要素によって構成される。その構成要素は,尺度によって微妙に異なるが,基本的には,身体機能(Physical Functioning),メンタル・ヘルス(Mental Health),日常役割機能(Role Functioning),社会生活機能(Social Functioning)などによって構成されることが多い。

　それゆえ,包括的尺度は,病気にかかっている人の健康関連QOLから一般的に健康といわれる人の健康関連QOLまでを連続的に測定することができ,また,疾病が異なっていても健康状態の比較が可能である。例えば,後述する健康関連QOL尺度・SF-36(MOS-Short Form 36)は国民標準値が算出されており,疾患群の健康関連QOLを国民標準値と比較して検討することが可能である。

　一方,包括的尺度は,ある疾患に特有の症状を測定する際には疾患特異的尺度に比較して情報量が少なくなる。また,包括的尺度は,経時的な健康状態の変化に対する感度(反応性)が疾患特異的尺度に比較して低いことが多い。したがって,特定の疾患群に対する治療などの医療介入効果の測定には,研究目的によって,包括的尺度に加えて疾患特異的尺度を用いる場合が少なくない。

　本稿では代表的な包括的尺度の1つであるSF-36を取り上げ,その開発過程や応用された研究結果などを概観することによって,包括的尺度の特徴を明らかにしていきたい。

表1 健康関連QOLを測定する尺度の分類

分類	尺度例	適した応用	特徴
選好に基づく尺度	EQ-5D, HUI	臨床試験 医療経済研究	単一指標
プロファイル型 症状インデックス	AUA*	臨床試験 診療	臨床的意義
包括的尺度	SIP, SF-36	臨床試験 疫学研究	標準値を得られる
疾患特異的尺度	KDQOL Asthma-QOL	臨床試験	反応性 臨床的意義

＊AUA(米国泌尿器学会が開発した前立腺の症状スケール)

2 SF-36について

a. SF-36オリジナル版の開発

　SF-36は,米国で行われた主要慢性疾患患者を対象とした医療評価研究であるMedical Outcome

Study(MOS)に伴って作成された。MOSとは，医療保険システムの種類や医師の専門的ケア，供給者側の特徴が患者のアウトカムに及ぼす影響などを評価するために，1986年に開始された，大規模なアウトカム研究である[1]。MOSではこれらの評価のために，主観的な健康度およびこれらの変化に伴う日常生活機能・社会生活機能の制限の限度を定量的に測定するための健康関連QOL指標を用いた。それ以前には，医療の結果をモニターするための自己報告式による健康度調査票が広く使用されることはほとんどなく，また，様々な疾患や健常者にまで適用できる指標もなかった。したがって，患者といわゆる健康人との差異をとらえることはできなかった。

MOSに先立って，RAND Health Insurance Experiment(HIE)が行われた[2〜4]。HIEは1970年後半から5年間かけて米国で行われた，医療保険制度に関する実験研究である。重篤な機能障害のない3,958名の地域住民(14歳から61歳)に対して2つの異なる医療保険のシステム(すべて無料の保険，自己負担のある保険)を無作為に割り付けて，医療資源の利用度，臨床的指標の変化，健康関連QOLの測定値などを比較した。これはロサンゼルスのシンクタンクであるランドコーポレーションおよびカリフォルニア大学教授のBrookらによって実施された。このHIEでは，14歳以上の子供から大人までの各年齢層に使用でき，多次元にわたる機能状態や健康状態を測定する自己報告式尺度が作成され，一般の人々の健康状態を調査する方法として，信頼性・妥当性があることが証明された。

MOSでは，HIEが残した2つの課題：① 健康関連QOL測定のための多項目の尺度を代用できるより効率的な測定方法の開発は可能か？ ② 重症な慢性疾患患者や高齢者も適用できるQOL尺度が使用可能かどうか？ が試みられた。HIEでは，項目が多いことにより質問紙への回答を断る人がいたので，回答者に負担をかけないより簡便な短縮版質問紙の開発が必要であった[5]。2万人以上を対象とした横断的観察研究ではSF-36の前身であるSF-20が用いられ，また2,349人を対象とした縦断的な観察研究では約100項目以上からなるMOS-Long Formが用いられた。この結果をもとに36項目まで項目数を削減したSF-36が作成されることにつながった。最終的に採択されたのは，① 身体機能，② 日常役割機能(身体)，③ 日常役割機能(精神)，④ 全体的健康感，⑤ 社会生活機能，⑥ 体の痛み，⑦ 活力，⑧ 心の健康であった。各概念についての詳細は，後述する。当初，健康についての悩み・性機能・家族に関する機能・睡眠といった要素についても検討されたが，最終的には採用されなかった。また，回答者の負担とデータ収集にかかるコストを考慮し，SF-36はより効果的な項目のみを使用して尺度を作ることによって，調査精度を基準以下に落とすことなく，回答者の負担を軽減することを目指した。例えば，Long formでは身体機能を7レベルに分類するのに25項目が必要だったが，SF-36身体機能(Physical Functioning)尺度では，10項目で21レベルの分類が可能となった。

SF-36の妥当性については，以下のように検証された[6]。MOSによって得られたデータによって因子分析が行われ，「身体的健康」と「精神的健康」の2因子が抽出された。加えて，これら2因子と8尺度との相関から，8尺度の相対的妥当性(relative validity)について検討が行われた結果，一方の因子とのみ相関が高い尺度，および両因子との間に相関を示す尺度が見いだされ，SF-36の2因子構造が示された(図1)。

信頼性の検討においては，8尺度すべてにおいて高

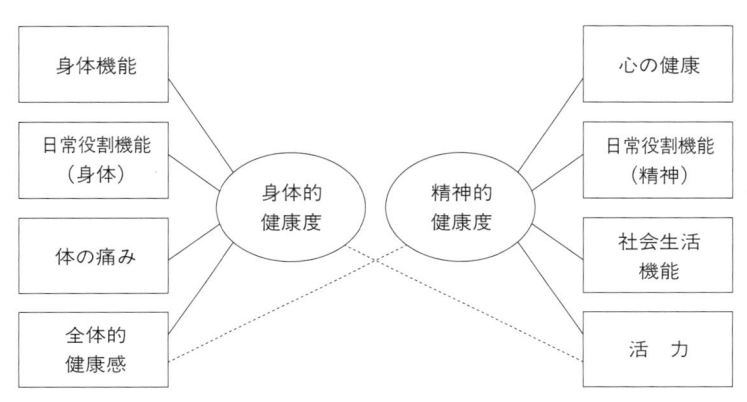

図1 SF-36の因子構造

い内的整合性が確認された($\alpha = .78\sim.93$)[7]。ただし，高齢者や精神症状と身体疾患を併発している者などにおいては完全回答率が低く，また，若者や比較的健康な者においてはやや天井効果がみられるため，実施にあたって対象者や測定目的を十分に考慮する必要性が指摘された。

因子分析によって抽出された2因子に基づき，PCS(physical component summary)，MCS(mental component summary)という2つの要約指標が作成された[8]。これによって，SF-36は，8領域得点によって多面的に健康状態を評価でき，また，身体的健康と精神的健康の要約得点を算出することでわかりやすく簡便な評価が可能となった。

1991年，SF-36の国際的な開発のためのプロジェクト(IQOLA: International Quality of Life Assessment Project)が開始された。現在，15カ国語(オーストラリア，ベルギー，カナダ，デンマーク，フランス，ドイツ，イタリア，日本，オランダ，ノルウェー，スペイン，スウェーデン，イギリス，米国；スペイン語版と英語版)に翻訳され，アジア，アフリカ，東欧などの諸国25カ国以上で研究が進められている[9]。

b．SF-36の実際
1）SF-36の下位尺度と項目

SF-36は，36項目8下位尺度から構成される。それぞれの下位尺度と質問項目の内容を**表2**に示した。

すでに述べたように，この8領域は多くの調査を通した検討によって健康関連QOLの構成概念として採択された概念であり，身体・心理・社会的な側面における健康状態を含んだ多次元的な指標となっている。8下位尺度は，それぞれ独立した1つの尺度として利用することも可能である。また，8下位尺度には含まれない，1年前と比較しての健康変化を表す項目が1つ含まれている。

2）SF-36の記入方法

SF-36の対象とする年齢範囲は16歳以上で，自己記入式，電話聞き取り式，面接式のいずれかの方法で実施可能とされている。最も基本となるのは自己記入方式による調査であるが，対象によっては面接調査が必要な場合があるので，面接調査用のバージョンも用意されている。面接調査を実施する際は，一般に自己記入式よりも得点が高くなる傾向があるので，その点を考慮することが必要である。

臨床現場で，調査担当者が対象者一人ひとりに手渡して，自己記入式SF-36を実施する場合を例に挙げて，そのガイドラインを以下に示す(**図2**)。

自己記入式を実施するためには，大前提として回答者が日本語を理解でき，質問紙を読む力があることが求められる。調査の目的によっては，上記に該当しない人(例えば，外国語を話す人，視覚障害のある人)は，最初から調査対象に入れないほうがよい。視覚障害がある人を対象にする場合は，面接版や拡大文字版

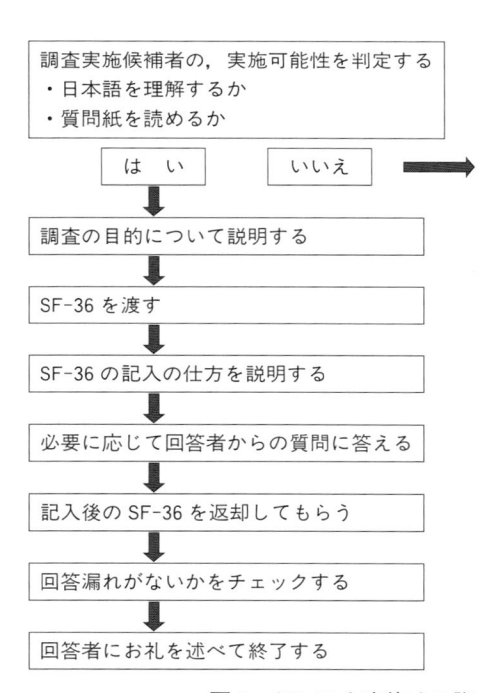

```
調査実施候補者の，実施可能性を判定する
・日本語を理解するか
・質問紙を読めるか
    │
  はい／いいえ ──→  ・研究の目的によっては，対象に含めない
    ↓                ・外国語を使用する対象については，母国語翻訳版によって実施する
調査の目的について説明する    ・視覚障害がある場合は，拡大文字版を使用するか，面接版を使用した面接形式にて実施する
    ↓
SF-36を渡す
    ↓
SF-36の記入の仕方を説明する
    ↓
必要に応じて回答者からの質問に答える
    ↓
記入後のSF-36を返却してもらう
    ↓
回答漏れがないかをチェックする
    ↓
回答者にお礼を述べて終了する
```

図2　SF-36を実施する際の調査担当者の手順

表2 SF-36 8つの下位尺度と各質問項目

下位尺度名(項目数) (原版名：略号)	質問項目の内容	回答選択肢(version 1.2)
身体機能(10) (physical functioning: PF)	問3ア：激しい活動をする 問3イ：適度の活動をする 問3ウ：少し重いものを持ち上げる，運ぶ 問3エ：階段を数階上までのぼる 問3オ：階段を1階上までのぼる 問3カ：ひざまずく，かがむ 問3キ：1キロメートル以上歩く 問3ク：数百メートルくらい歩く 問3ケ：百メートルくらい歩く 問3コ：自分で入浴・着替えをする	1 とてもむずかしい 2 すこしむずかしい 3 ぜんぜんむずかしくない
心の健康(5) (mental health: MH)	問9イ：かなり神経質であった 問9ウ：どうにもならないくらい，気分が落ち込んでいた 問9エ：落ち着いていておだやかな気分だった 問9カ：落ち込んで，ゆううつな気分だった 問9ク：楽しい気分だった	1 いつも　　　2 ほとんどいつも 3 たびたび　　4 ときどき 5 まれに　　　6 ぜんぜんない
日常役割機能(身体)(4) (role-physical: RP)	問4ア：仕事・ふだんの活動時間を減らした 問4イ：仕事・ふだんの活動ができなかった 問4ウ：仕事・ふだんの活動の内容によってはできないものがあった 問4エ：仕事やふだんの活動をすることが難しかった	1 はい 2 いいえ
日常役割機能(精神)(3) (role-emotional: RE)	問5ア：仕事・ふだんの活動時間を減らした 問5イ：仕事・ふだんの活動が思ったほどできなかった 問5ウ：仕事・ふだんの活動が集中してできなかった	1 はい 2 いいえ
体の痛み(2) (bodily pain: BP)	問7：体の痛みの程度	1 ぜんぜんなかった　2 かすかな痛み 3 軽い痛み　4 中くらいの痛み 5 強い痛み　6 非常に激しい痛み
	問8：痛みによっていつもの仕事がさまたげられた	1 ぜんぜん，さまたげられなかった 2 わずかに，さまたげられた 3 すこし，さまたげられた 4 かなり，さまたげられた 5 非常に，さまたげられた
全体的健康感(5) (general health perception: GH)	問1：現在の健康状態の評価	1 最高に良い　2 とても良い　3 良い 4 あまり良くない　5 良くない
	問11ア：病気になりやすい 問11イ：人並みに健康である 問11ウ：私の健康は悪くなるような気がする 問11エ：私の健康状態は非常に良い	1 まったくそのとおり 2 ほぼあてはまる 3 何とも言えない 4 ほとんどあてはまらない 5 ぜんぜんあてはまらない
活力(4) (vitality: VT)	問9ア：元気いっぱいだった 問9オ：活力にあふれていた 問9キ：疲れはてていた 問9ケ：疲れを感じた	1 いつも　　　2 ほとんどいつも 3 たびたび　　4 ときどき 5 まれに　　　6 ぜんぜんない
社会生活機能(2) (social functioning: SF)	問6：家族・友人などとのつきあいが身体的あるいは心理的な理由でさまたげられた	1 ぜんぜん，さまたげられなかった 2 わずかに，さまたげられた 3 すこし，さまたげられた 4 かなり，さまたげられた 5 非常に，さまたげられた
	問10：人とのつきあいをする時間が身体的あるいは心理的な理由でさまたげられた	1 いつも　　　2 ほとんどいつも 3 ときどき　　4 まれに 5 ぜんぜんない

などの使用を考慮する。また，他国語を使用する人の調査が必要な場合は，英語のオリジナル版やその母国語翻訳版があればそれを使用することになる。

まず，調査担当者が，対象者に対して研究の目的や

SF-36の記入方法について説明する。

回答者が記入している間，調査員は近くで待機し，必要に応じて，回答者からの質問に回答する。回答者からある質問項目に対して説明を求められた場合に，調査員は，設問をそのまま読み上げてもよいが，その質問に対する自分の解釈を述べてはいけない。その場合は，回答者に，自分で解釈したことに基づいて答えるように促すことが必要となる。

記入後の用紙を受け取ったら，回答漏れがないかどうかをチェックする。もし，記入漏れがあった場合，その理由が見逃しによるものであれば再度記入をお願いし，何か記入できない理由があったのであれば，その理由を尋ねて記録しておく。

最後に，協力いただいたお礼を述べて終了する。個人情報の秘密保持のため，記入後の質問紙は安全な場所に保管しておく。

3) 8下位尺度得点の求め方

①項目の再コード化

a．回答範囲外の数値（選択肢の数値よりも小さい数字や大きい数字）を欠損値とする。

b．10個の項目を再コード化する。

1) 次の7項目は，スコアを逆転化する。（問6，問9ア，問9エ，問9オ，問9ク，問11イ，問11エ）

2) 問7の再コード化
   - 1 → 6.0
   - 2 → 5.4
   - 3 → 4.2
   - 4 → 3.1
   - 5 → 2.2
   - 6 → 1.0

3) 問8の再コード化
   - 問7，問8とも回答されている場合
     - 1 → 問7が1なら6
       → 問7が2〜6なら5
     - 2 → 4
     - 3 → 3
     - 4 → 2
     - 5 → 1
   - 問7が無回答の場合
     - 1 → 6.0
     - 2 → 4.75
     - 3 → 3.5
     - 4 → 2.25
     - 5 → 1.0

4) 問1の再コード化
   - 1 → 5.0
   - 2 → 4.4
   - 3 → 3.4
   - 4 → 2.0
   - 5 → 1.0

②欠損値の処理

a．回答者が，ある下位尺度に含まれる項目数の50％以上の項目に回答している場合は，回答している項目の平均値を推定値として欠損値を補う。

b．回答者が，ある下位尺度に含まれる項目数の50％未満しか回答していない場合は，欠損値はそのまま欠損値とする。したがってその下位尺度得点は算出できない。

③素点の算出

ある下位尺度に含まれる項目の得点（上記の処理後）を合計する。

下位尺度	項目数	含まれる項目
身体機能	10	問3ア〜コ
日常役割機能（身体）	4	問4ア〜エ
体の痛み	2	問7，問8
全体的健康感	5	問1，問11ア〜エ
活力	4	問9ア，問9オ，問9キ，問9ケ
社会生活機能	2	問6，問10
日常役割機能（精神）	3	問5ア〜ウ
心の健康	5	問9イ，問9ウ，問9エ，問9カ，問9ク

④下位尺度得点の算出（素点の変換）

素点を0−100点の範囲の下位尺度に変換する。

下位尺度得点＝
$$\frac{(そのサンプルの素点-その下位尺度がとりうる最小の素点)}{想定される素点の範囲}\times 100$$

例：身体機能の素点21点の場合の変換

$$\frac{(21-10)}{(30-10)}\times 100 = 55$$

c．日本語版の開発

日本はIQOLAプロジェクトに第7カ国目として参加した。IQOLAでは，翻訳版尺度の作成にあたって，翻訳の手順や尺度の妥当性，信頼性の検討などに関するガイドラインを設けている[10]。ガイドラインに沿って，多段階にわたる翻訳，逆翻訳，種々の専門家による翻訳の質の検討，個々の回答選択肢間の等距離

性の検討，健常者や患者を対象としたフォーカス・グループ面接やパイロットテストなどの作業が行われ，日本語版 SF-36 version 1.2 が作成された[11]．

この日本語版をいくつかの異なる対象群に配布し，その回答結果を用いて尺度の計量心理学的評価を行った[12]．信頼性については，再検査法による尺度の安定性，再現性の検討および内的整合性の検討を行った．再検査法の信頼性係数は .78 から .86 であり，すべての下位尺度において十分な安定性が示された．内的整合性の検討では，Cronbach の α 値は .71～.91 で，事前に設定した基準値 $\alpha > .70$ をすべて満たした．

収束的妥当性および弁別的妥当性の検討は，項目と下位尺度間の相関を New MAP (multiple trait analysis program)[13] を用いて行った．ある下位尺度に属する項目それぞれとその下位尺度の得点（ただしその項目を入れないで得点化する）との相関が，他の下位尺度に属する項目との相関より高いことが想定される．相関係数の許容基準は .40 以上と設定して収束的妥当性の検討を行った．また，弁別的妥当性は，ある項目と該当する尺度の相関が該当しない下位尺度との相関よりも高いことを基準として設定し，検討を行った．各下位尺度において仮説の成功率は 90～100% と良好であった．

構成概念妥当性については，オリジナル版の 2 因子からなる概念モデルが日本語版でも確認されるかどうかを検討した．8 下位尺度得点を因子分析した結果，諸外国と同様に身体的健康および精神的健康の 2 因子が抽出された．しかし，各下位尺度の 2 因子への負荷パターンは，欧米のそれとは異なり，日常役割制限〔精神〕(RE) が両方の因子にまたがっていた．ただし，高学歴の若い女性の群では欧米と同様のパターンがみられた．また，体の痛み (BP)，活力 (VT) が欧米よりも精神的な因子により強く寄与していたりした．この日本独特のパターンは，日本の文化的背景を反映している可能性があり，今後さらに検討を重ねる必要がある．

d. 日本における全国調査

筆者らは，1995 年，SF-36 日本語版 version 1.2 を使用して全国調査を行った．日本人の国民標準値を得ることが目的の 1 つであったため，厳格な標本抽出とデータ回収プロセスを実施した．対象となる母集団は，日本に在住する 16 歳以上の住民すべてとした．層別 2 段階無作為抽出を行い，4,500 人の標本が抽出された．配布と回収は訪問留め置き法によって行われ，最終的に 3,395 サンプルが分析可能な標本として集められた（抽出標本の 75%）．男性 1,704 名，女性 1,691 名，年齢は 16～93 歳（平均 46.2，SD 16.4）であった．

e. 国民標準値との比較

SF-36 日本語版は，上記の調査によって日本の国民標準値が示された．年齢や性によって得点に差があることから，標準値は性別，年代別に算出されている．ある対象群の健康関連 QOL の状態を検討する際，この国民標準値と比較することによって明らかにすることが可能である．性別，年代別の標準値の詳細は，現在出版準備中の日本語版マニュアルに掲載される．

f. SF-36 日本語版の使用にあたって

SF-36 の版権は米国の NPO である Health Assessment Lab にあり，使用前に使用許可願いを出して使用契約を結ばなければならない．日本語版の使用にあたっては，版権を管理代行している筆者（福原俊一：京都大学医学研究科 FAX. 075-753-4644）に連絡を取り，使用許可書を取り寄せることができる．

また，SF-36 として用いるときは，項目，回答選択肢の表現に関する一切の変更は認められていない．ただし，8 つの下位尺度 (subscale) ごとに単独で用いることは認められており，計量心理学的にも問題ない．

g. SF-36 を用いた研究例

幅広い分野に応用が可能と思われる SF-36 が，実際にどのような分野のどのような疾患を対象にした研究に適用されているかを概観する．医学文献データベース Medline を利用して，SF-36（キーワードとして「SF-36」と「SF 36」を使用）を検索すると，1991 年以降，SF-36 を引用，使用している論文は増加の一途をたどっている（図 3）．使用されている分野は，骨・関節疾患や，循環器疾患，精神疾患，呼吸器疾患などが多く，そのほかにも，脳神経障害，内分泌・代謝疾患，悪性新生物，感染症，腎疾患，血液・造血器疾患，感覚器疾患，消化器疾患，免疫系疾患など様々な疾患分野に及ぶ．さらに，医学判断学や臨床試験，難病患者の QOL 研究，介護者の QOL など，幅広い分野に拡がっている．

以下，SF-36 を使用して行われた研究について，いくつかを紹介する．

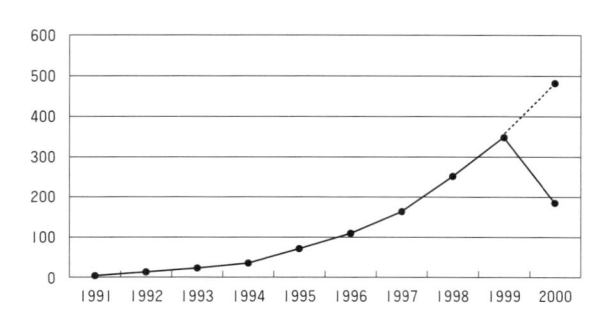

図3 SF-36引用・使用論文数の推移（2000年8月現在）
（破線は2000年推定）

1) 心臓ペースメーカー使用者の健康関連QOL評価

LamasとGoldmanらは，心臓ペースメーカーの治療効果のエンドポイントをSF-36で測定したQOLとした研究結果を，雑誌New England Journal of Medicineに発表した。異なるモード（VVIとDDI）のペースメーカー治療の効果を，QOL（SF-36で測定）をプライマリーエンドポイントにおいた，無作為割付比較試験（RCT）で検討したものである（図4）[14]。この結果，ペースメーカー治療の前後で有意なQOLの改善がいくつかのSF-36の下位尺度で認められているが，異なるモード（VVIとDDI）間では差がなかった。生理学的には差があっても，患者本人の主観的健康度やその変化による日常生活への影響という点では差はない，という一種の乖離を示した研究と言えよう。

2) 透析患者の健康関連QOL評価

Levin[15]は，324名の透析患者を対象に，rHuEPO投与前と投与12カ月後にSF-36による健康関連QOLを測定し，投与後に特に「活力」が改善し，「身体機能」や要約尺度「精神的健康度」も改善したことを報告している。また，Beusterien[16]らは，rHuEPOを使用していない透析患者484名と使用している透析患者520名を対象に，登録時と約99日後にSF-36によって健康関連QOLを測定した。RHuEPOを新規に投与した群では，投与前に比較して「活力」「身体機能」「社会生活機能」「心の健康」において有意な改善がみられたことが報告されている。

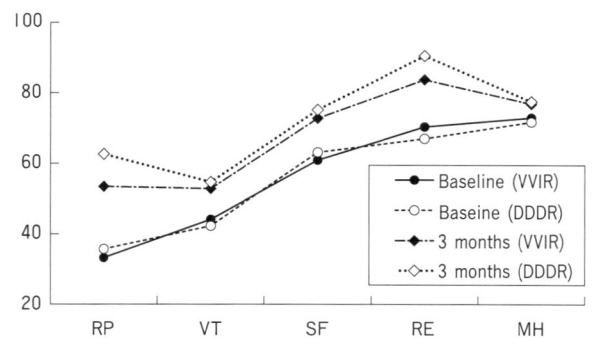

高井らは，愛知県の115の透析施設で透析治療中の患者6,234名を対象に，SF-36による健康関連QOL調査を行った[17]。8下位尺度得点は，国民標準値と比較してすべて低下しており，この疾患や透析治療のために，身体的，心理的，社会的な多様な側面において健康関連QOLが障害されていると，患者自身が認識していることが示された（図5）。

透析患者のSF-36による健康関連QOLについては，DOPPS（Dialysis Outcomes & Practice Patterns Study）によって国際比較がなされている（図6）[18]。

3) 保存期慢性腎不全患者の健康関連QOL評価

平成7年度，8年度に，保存期腎不全研究会による全国333施設によるプロジェクトが実施され，その中の1研究班において健康関連QOLの検討が行われた。約600名の保存期慢性腎不全患者を対象に，8週

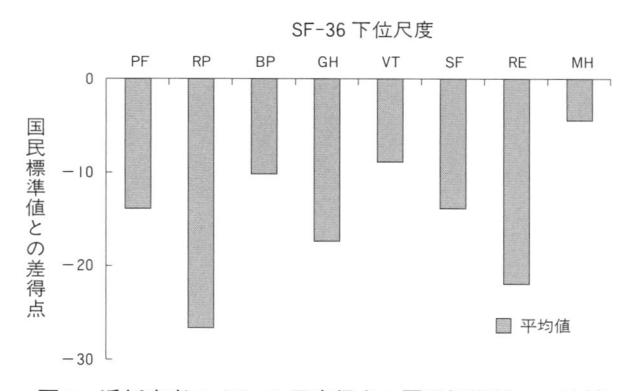

図4 SF-36スコアによる心臓ペースメーカーの治療効果（Lamas, et al, 1998）

図5 透析患者のSF-36尺度得点：国民標準値との比較（年齢，性によって調整済み）

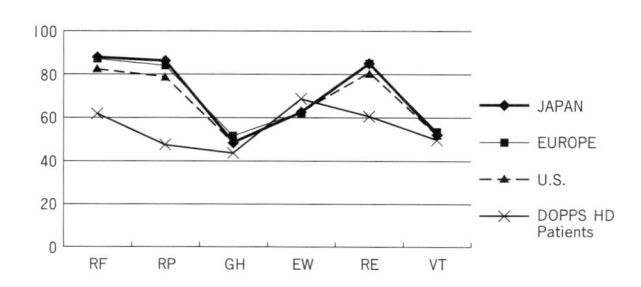

図6 透析患者のQOLの国際比較〔DOPPS (Dialysis Outcomes & Practice Patterns Study)より〕

間ごとに48週間，SF-36の測定が行われた。その結果として，「体の痛み」を除く7下位尺度において，患者群は国民標準値より有意に低い値を示したこと，貧血の程度，腎機能，経過時間などを説明変数とし，SF-36下位尺度を目的変数とした重回帰分析によって，貧血の程度が健康関連QOLに影響を与えていることが報告された[19]。

4）C型慢性肝疾患患者の健康関連QOL評価

筆者らは，1995年，4施設に通院または入院中であったC型肝炎ウイルスによるC型慢性肝炎（CHC）とC型肝硬変（LC）の患者491例を対象に，SF-36を使用した横断的観察研究を行った[20]。また，健康関連QOLに影響を与える因子を重回帰分析によって同定し，同定された因子内の各カテゴリー間の調整済み平均値の差が多重比較によって比較された。その結果として，病理学的分類間では健康関連QOLに有意な差はみられなかったが，肝硬変患者をChild AおよびBに分類すると，「身体機能」「日常役割制限（身体）」「日常役割制限（精神）」「活力」「社会的機能」「全体的健康感」の6尺度において有意に異なることが報告された。

5）腎臓移植患者の健康関連QOL評価

林ら[21]は，腎移植後1年以上の患者570名を対象に，SF-36を施行した。腎移植患者は，国民標準値に比べて特に全体的健康感の落ち込みが大きいことが報告された（図7）。また，腎移植後に社会的機能や身体機能は改善されるものの，全体的健康感は低いままであった。

6）クローン病患者の健康関連QOL評価

橋本らは，クローン病外来患者222名を対象に，SF-36による健康関連QOLに対して疾患特異的症状，心理的適応状態，社会的サポートなどが与える影響を重回帰分析を通してモデル化した[22]。自覚的排便頻度が低く心理的適応がとれており社会的サポートが得られているほど心の健康が高く，客観的臨床指標や治療内容の影響はみられなかった。また，社会的機能は，疾患活動性が低く，排便頻度が低く，経腸栄養療法の投与量が少ないもので有意に良好な値を示した。さらに全体的健康感は，年齢の若い者，疾患活動性が低いもの，自覚的排便頻度が少ないもの，血清アルブミン値が高いもの，心理的適応がとれているもので良好な値を示した。このことにより，QOLの向上には，臨床状態の改善に加えて，心理・社会的要素をターゲットにした活動が必要であることが示唆された。

h．SF-36の今後の展開

1）Version 2.0とSF-12

SF-36は，現在version 2.0が作成されている。version 1.2からの主な改正点は以下の3点である。

(1)「日常役割機能」（身体，精神とも）が，ver. 1.2では「はい」「いいえ」の2選択肢であったが，ver. 2.0では5段階の選択肢に変更された。このことにより，日常役割機能をより詳細に測定することができるようになった。

(2)「心の健康」と「活力」は，ver. 1.2では6選択肢であったが，選択肢の多さから回答のしにくさが指摘されていた。ver. 2.0では5選択肢に変更された。

(3) 数カ所について日本語の表現が修正された。

日本語版ver. 2.0は，計量心理学的評価や国民標準値が未発表の段階ではあるが，先んじて使用することは可能である。

また，36項目であっても回答が困難な対象でも回答しやすい，さらなる短縮版SF-12が開発されている。SF-12は，8下位尺度をもたず，「身体的健康度」と「精神的健康度」の2つの要約尺度を算出するように構成されている。日本語版SF-12は，現在計量心理学的評価が検討されている段階である。

2）SF-36よりpreference-basedな単一指標を推定する試み

多次元尺度であるSF-36は，もともとの概念モデルが2因子構造であること，回答選択肢間が等間隔であるという前提，それぞれの下位尺度にウエイトがかけられていないなどの理由で，価値づけをしたデータを推定できないと考えられていた。

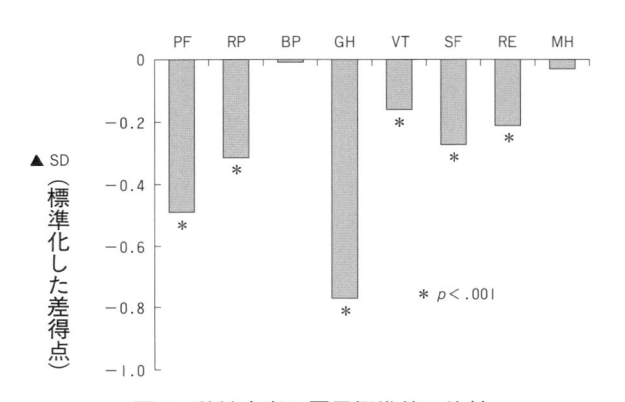

図7 移植患者と国民標準値の比較

近年，英国のBrazierらは，SF-36を基準にした6項目からなるSF-6Dを考案した。これはSF-36から得られた計量心理学的結果に基づいて作成したものである(version 2.0)。次に，このSF-6Dを一般住民に回答してもらい，同様に基準的賭け法(standard gambling)を行って，SF-6Dの各項目の組み合わせが反映する健康状態に対して価値づけした値を推定する研究結果を報告した[23]。

筆者は，日本のこれまでのSF-36に関する知見をもとに，日本語版SF-6D(version 2.0)をBrazierらと協同して作成した。現在，日本人一般住民を対象に，SF-6Dを用いた健康状態に価値づけした値を推定する研究を開始したところである。なおこの研究結果により，既存のSF-36を用いたデータから，健康状態に価値づけした値を推定することも可能になることが期待される。

3 その他の代表的な包括的尺度

SF-36以外に広く使用されている包括的尺度としては，以下の尺度があげられる。

a. SIP(Sickness Impact Profile)[24]

SIPはその名が示すように，疾病の影響による日常生活上の機能障害を行動レベルで測定しようとする指標である。身体的健康因子〔① 移動(Mobility)，② 歩行(Ambulation)，③ 整容・動作(Body care & Movement)，④ 睡眠・休息(Sleep & Rest)，⑤ 食事(Eating)〕，精神的健康因子〔⑥ 情緒的行動(Emotional Behavior)，⑦ 社会とのかかわり(Social Interaction)，⑧ 注意集中行動(Alertness Behavior)，⑨ コミュニケーション(Communication)〕，その他〔⑩ 仕事(Work)，⑪ 家事(Home Management)，⑫ レクリエーション・娯楽(Recreation & Pastimes)〕の3領域12カテゴリーからなる。「はい」か「いいえ」で回答し，各カテゴリーごとの得点のほかに，総合的得点もしくはSIPパーセンテージを算出することができる。高得点ほど，健康状態の悪化または疾病の重症度を反映する。項目数は136項目と多いため，回答に時間がかかる(その後68項目からなるSIP 68が作成された)。日本語公式版の開発は行われたようだが，文献としては検索されなかった。

b. NHP(Nottingham Health Profile)[25]

NHPは，疫学的調査に使用する目的で開発された。38項目6領域〔① 移動(Physical Mobility)，② 痛み(Pain)，③ 睡眠(Sleep)，④ 情緒的反応(Emotional Reactions)，⑤ 社会的孤立(Social Isolation)，⑥ 活力(Energy)〕からなる。各領域ごとに含まれる項目に重み付けをし，0〜100点の範囲を取るように得点が算出される。「はい」か「いいえ」で回答し，項目数が比較的少ないことから回答しやすく欠損値が少ないことが指摘されている[26]。また，SF-36と比較すると，NHPには床(Floor)効果がみられること，SF-36よりも内的整合性がやや低いこと(SF-36の平均 α 係数＝.82，NHPの平均 α 係数＝.72)，偏頭痛の有無により分けられた2群の判別力ではSF-36よりもやや低かったことが指摘された[26]。日本語公式版の開発が行われたかは不明である。文献としては検索されなかった。

c. WHOQOL

世界保健機構(World Health Organization；WHO)は，QOLを「個人が生活する文化や価値観の中で，目標や期待，基準および関心にかかわる自分自身の人生の状況についての認識」と定義し，1994年に100項目からなるWHOQOL調査票を発表した[27]。それをもとに，世界20カ国でフィールド調査を行い，その結果から各国に共通する核となる部分について26項目にまとめ，短縮版WHOQOL-BREFが作成された。日本語版は1998年に出版され，信頼性・妥当性などが検証されている[28]。

d. SF-36を含めた包括的尺度の計量心理学的手法による比較

McHorneyら[29]は，MOSのLong-Form版とその短縮版であるSF-36，MOS 36項目版，Dartmouth COOP Chartsの4指標の弁別的妥当性と弁別の精度について比較検討した。その結果，Long-Form版は精神疾患群においても身体疾患群においても最も高い判別能力をもつが，SF-36はLong-Formより精度は低下するものの，比較的高い判別能力をもつことが報告された。

Essink-Botら[26]は，NHP(後述：Nottingham Health Profile)，SF-36，COOP/WONCA，EuroQOLの4つの尺度について，オランダの一般人846名を対象とした調査によって比較した。検討されたのは，尺度の内容および欠損値の割合，内的整合性，構

成概念妥当性，偏頭痛の有無により分けられた2群間の判別能力である。EuroQOLでは天井効果（約70%）が，NHPでは床効果（約80%）がみられた。同一の被験者集団における内的整合性は，NHPに比較してSF-36のほうが高かった（すべての下位尺度のα係数平均：SF-36：mean α=0.84，NHP：mean α=0.72）。また判別能力では，SF-36が，8下位尺度すべてにおいて危険率0.01以下の高い判別能力を示し，NHPがそれに続いた。

Wrightら[30]は，人工股関節全置換術を受ける患者を対象として，包括的尺度であるSF-36を，疾患特異的尺度（The Harris Hip Scale, WOMAC）と比較している。「身体機能」と「痛み」は，疾患特異的尺度と高い相関を示した（r=0.30〜0.62）が，他の6つの下位尺度は疾患特異的尺度との相関はあまり高くなかった（r=0.01〜0.53）。また，術前と術後の変化を検出する感度についての検討では，「身体機能」と「身体的原因による役割制限」は，疾患特異的尺度と比較して中程度の感度を示した。

4 まとめ

以上，SF-36を中心に，包括的健康プロファイル型尺度の特性やその応用について述べた。

包括的尺度は，健康人から疾病をもつ様々な対象に共通する尺度として，疾患の有無や種類を超えた比較が可能なことが最大の特徴である。比較のためには，記入方法，スコアリング方法，国民の標準値など，標準化が必須の条件である。本書が，その一助になれば幸いである。

しかし，すべての目的に適した尺度は存在しないといってよく，個々の調査や研究の目的に応じて，尺度を選定し，活用することが重要である。

◆文献

1) Hays RD, et al: RAND 36-item health survey 1.0. Health Econ 2: 217-227, 1993
2) Brook RH, et al: Does free care improve adults' health? Results from a randomized controlled trial. N Engl J Med 309: 1426-1434, 1983
3) Valdez RB, et al: Related articles prepaid group practice effects on the utilization of medical services and health outcomes for children; results from a controlled trial. Pediatrics 83: 168-180, 1989
4) Ware JE Jr, et al: Comparison of health outcomes at a health maintenance organization with those of fee-for-service care. Lancet 1: 1017-1022, 1986
5) Ware JE, et al: The MOS 36-Item Short-Form Health Survey (SF-36) I. Conceptual framework and item selection. Med Care 30: 473-483, 1992
6) Mchorney CA, et al: The MOS 36-item Short-Form Health Survey (SF-36) II. Psychometric and clinical tests of validity in measuring physical and mental health constructs. Med Care 31: 247-263, 1993
7) Mchorney CA, et al: The MOS 36-item Short-Form Health Survey (SF-36) III. Tests of data quality, scaling assumptions, and reliability across diverse patient groups. Med Care 32: 40-66, 1994
8) Ware JE, et al: Comparison of methods for the scoring and statistical analysis of SF-36 health profile and summary measures; Summary of results from the medical outcomes study. Med Care 33: A264-A279, 1995
9) Aaronson NK, et al: International quality of life assessment (IQOLA) project. Qual Life Res 1: 349-351, 1992
10) Ware JE, et al: SF-36 Health survey manual & interpretation guide, The Health Institute. N Engl Med Center, Boston, 1993
11) Fukuhara S, et al: Translation, adaptation, and validation of the SF-36 Health Surver for use in Japan. J Clin Epidemiol 51: 1037-1044, 1998
12) Fukuhara S, et al: Psychometric and clinical tests of validity of the Japanese SF-36 Health Survey. J Clin Epidemiol 51: 1045-1053, 1998
13) Ware JE, et al: MAP-R for Windows; Multitrait/Multiitem analysis program-revised user's guide, Health Assessment Lab, Boston, 1997
14) Lamas GA, et al: Quality of life and clinical outcomes in elderly patients treated with ventricular pacing as compared with dual-chamber pacing. N Engl J Med 338: 1097-1104, 1998
15) Levin NW, et al: Maximizing patient benefits with epoetin alfa therapy. Am J Kidney Dis 22: (Suppl. 1) 3-12, 1993
16) Beusterien KM, et al: The effects of recombinant human erythropoietin on functional health and well-being in chronic dialysis patients. J Am Soc Nephrol 7: 763-773, 1996
17) 高井一郎・他：透析患者のQOL—SF-36を用いた試み．臨床透析 13：1107-1113, 1997
18) DOPPS News letter vol.1, No.1, 2000
19) Fukuhara S, et al: Health-related quality of life of pre-dialysis patients with chronic renal failure.

Nephrology 507: 1742, 1997
20) 福原俊一・他：C 型肝炎ウイルスによる慢性肝疾患の Health Related QOL の測定．肝臓 38：587-595，1997
21) Tsuji-Hayashi Y, et al: Health-related quality of life among renal-transplant recipients in Japan. Transplantation 68: 1331-1335, 1999
22) 橋本英樹・他：慢性期クローン病患者 QOL モデル化の試み―臨床・心理・社会的特性の複合的影響について．日消会誌 96：1258-1265，1999
23) Brazier JE, et al: Deriving a preference baced single index measure from the SF-36. J Clin Epidemiol 51: 1115-1129, 1998
24) Bergner M, et al: The sickness impact profile; Development and final revision a health status measure. Med Care 19: 787-805, 1981
25) Hunt SM, et al: The Nottingham Health Profile; Subjective health status and medical consultations. Soc Sci Med 15: 221-229, 1981
26) Essink-Bot, et al: An empirical comparison of four generic health status measures. Med Care 35: 552-537, 1997
27) WHOQOL Group: "Development of WHOQOL: Rational and Current Status", International Journal of Mental Health 23: 24-56, 1994
28) 田崎美弥子・他：WHOQOL 短縮版―使用手引き，金子書房，1997
29) Mchorney CA, et al: The validity and relative precision of MOS short-, and long-form health status scales and dartmouth COOP charts. Med Care 30: 253-265, 1992
30) Wright JG, et al: A Comparison of Different Indices of Responsiveness. J Clin Epidemiol 50: 239-246, 1997

2 選好に基づく尺度（EQ-5D を中心に）

1 はじめに

QOL 尺度のうち，各健康状態に対する効用値を算出することのできるものを，「選好に基づく尺度」（preference-based measure）と呼ぶ。選好に基づく尺度は，欧米では様々な尺度が開発されてきており，EuroQol(EQ-5D)，Health Utilities Index，15D-Measure，Disability/Distress Index，The Quality of Life and Health Questionnaire，Quality of Well-Being Scale，Years of Healthy Life Measure などが知られている。これらの尺度における設問は，**表1**に示すような領域から構成されている[1]。

選好に基づく尺度では，設問に対する回答を効用値に換算する換算表（Tariff，Value set，Scoring function などと称される）が用意されている。換算表は一般に次の手順で作成されている。まず一般人口を代表する被験者に対して，質問紙の各設問に対する回答の組み合わせによって表されるいくつか想定上の健康状態を示し，それが完全な健康状態と比べてどの程度の価値があるかを基準的賭け法，時間得失法，または評点尺度法によって測定する。次に，得られた値を統計的に回帰することによって，質問紙で回答可能なあらゆる健康状態に対応した効用値の換算表が作成される。

日本語で利用可能な尺度として，EuroQol Group が開発した EQ-5D[2]，および Torrance らが開発した Health Utilities Index (HUI)[3] がある。以下，筆者らが日本語版を開発した EQ-5D について簡単に紹介する。

表1　選好に基づく尺度に含まれる領域

領域	尺度								
	Disability Distress Index	EuroQol (EQ-5D)	15D	Health Utilities Index			Years of Healthy Life HP2K	Quality of Well-being Scale	Quality of Life and Health
				Mark I	Mark II	Mark III			
健康			**				**		**
社会的機能									
社会的関係		**		**				**	
通常の社会的役割		**		**					**
親密さ/性機能									
コミュニケーション/発話			**		**	**			
精神的機能									
認知機能			**		**	**			
感情機能		**		**	**	**			**
気分/感情									**
身体的機能									
移動の程度	**	**	**	**	**	**		**	
身体活動	**			**		**	**	**	**
身の回りの管理		**	**	**	**				**
障害									
感覚機能/喪失			**		**	**			
症状/障害	**	**		**	**	**		**	**

Patrick ら，1996 より

2 EuroQol(EQ-5D)

　EuroQolは，健康水準の変化を基数的(cardinal)に評価するための包括的なシステムの1つで，英語版を含む5カ国語版が同時並行的に開発された後，多くの言語に翻訳され国際的に利用されてきている。現在のバージョン(EQ-5D)は5項目法(5 Dimensions；5D)と視覚評価法(Visual Analogue Scale；VAS)の2部から構成されるが，効用値の算出に用いることができるのは5項目法である。EQ-5Dの視覚評価法では，下端が「死亡」ではなく「想像できる最も悪い健康状態」と記されているため，効用値の算出には直接用いることができないことに注意を要する。

　日本語版EuroQol開発委員会では，財団法人医療科学研究所の委託研究として，オリジナルの英語版を日本語に翻訳する作業を進めてきた。そして1997年11月には，日本語版のEQ-5DがEuroQol Groupの認定を受けた[4]。

　EQ-5Dの5項目法では，あらゆる健康状態を上記の5つの次元に分解し，それぞれについて3段階に基づいて記述する(表2)。例えば，歩き回るのにいくらか問題があり(レベル2)，洗面や着替えは自分ででき(レベル1)，仕事や家事活動にいくらか問題があり(レベル2)，ひどい痛みや不快感(レベル3)と中程度の不安(レベル2)がある人の健康状態は，「21232」と記述される。5項目法では，全部で3の5乗，つまり243の健康状態を弁別することができる。これに「意識不明」と「死」を加え，EQ-5Dで扱われる健康状態の数は245である。

　5項目法は記述法であるが，これだけでもある程度までは健康状態の優劣をつけることができる。例えば健康状態「21232」よりは「21222」のほうが好ましいというように，一方の健康状態が他方と比べてより悪い項目が1つもなく，少なくとも1つでは勝っている場合である。しかし，5項目法による評価には2つの意味で限界がある。第一に，「21232」よりは「21222」のほうが好ましいにしても，どのくらい好ましいのかは判定できない。また第二に，「21232」と「23212」とではどちらが好ましいのか判断できない。

　EQ-5Dの効用値換算表を用いることにより，5項目法の243の組み合わせに「死」と「意識不明」を加えた245の健康状態のそれぞれについて，死亡を0，完全な健康を1とした間隔尺度上で表された効用値に換算することができる。効用値換算表作成のために行われたこれまでに最も大がかりな調査は，1993年に英国で全国(北部アイルランドを除く)の16歳以上の一般市民からランダム抽出された3,000人を対象としたものである。この換算表は，(回答者自身の健康状態についてではなく)5項目法で記述された仮想的な健康状態に対する評価に基づいて作成された。ただし，245すべての健康状態に関して十分な調査を行うことは現実的に不可能であるため，面接ではいくつかの基点となる一連の健康状態に関する効用値が求められ，これらに基づいてそれ以外の健康状態の効用値が推定されている。Basic Tariff A1と呼ばれている最も基本的な効用値換算表は，持続期間10年の時間得失法(Time Trade-Off；TTO)の設問に対する回答の平均値をもとに作成されている。

　筆者らはこのほど，英国で実施した方法に従って，日本の一般人口を対象に調査し，日本語版EQ-5Dにおける質問紙の回答から日本固有の効用値に換算する換算表を作成した(表3)。

表2　日本語版EuroQol(EQ-5D)における5項目法の設問

移動の程度
　私は歩き回るのに問題はない
　私は歩き回るのにいくらか問題がある
　私はベッド(床)に寝たきりである
身の回りの管理
　私は身の回りの管理に問題はない
　私は洗面や着替えを自分でするのにいくらか問題がある
　私は洗面や着替えを自分でできない
ふだんの活動(例：仕事，勉強，家事，家族・余暇活動)
　私はふだんの活動を行うのに問題はない
　私はふだんの活動を行うのにいくらか問題がある
　私はふだんの活動を行うことができない
痛み/不快感
　私は痛みや不快感はない
　私は中程度の痛みや不快感がある
　私はひどい痛みや不快感がある
不安/ふさぎ込み
　私は不安でもふさぎ込んでもいない
　私は中程度に不安あるいはふさぎ込んでいる
　私はひどく不安あるいはふさぎ込んでいる

3 EQ-5Dの利用例

　EQ-5Dは一般集団を対象とした健康状態の調査に用いられている[5〜7]ほかに臨床研究においても，糖尿病[8]，脳卒中[9〜13]，リウマチ疾患[14〜17]，AIDS[18]，肝移植[19]など，様々な疾病領域を対象として用いられて

表3　日本語版 EQ-5D の効用値換算表

5項目法	効用値	5項目法	効用値	5項目法	効用値	5項目法	効用値	5項目法	効用値	5項目法	効用値
11111	1.000	12223	0.558	21112	0.711	22231	0.482	31113	0.318	32232	0.076
11112	0.786	12231	0.557	21113	0.661	22232	0.419	31121	0.350	32233	0.026
11113	0.736	12232	0.494	21121	0.693	22233	0.370	31122	0.287	32311	0.243
11121	0.768	12233	0.444	21122	0.631	22311	0.587	31123	0.237	32312	0.180
11122	0.705	12311	0.661	21123	0.581	22312	0.524	31131	0.236	32313	0.131
11123	0.656	12312	0.599	21131	0.580	22313	0.474	31132	0.173	33122	0.185
11131	0.654	12313	0.549	21132	0.517	22321	0.506	31133	0.124	33123	0.136
11132	0.592	12321	0.581	21133	0.467	22322	0.444	31211	0.386	33131	0.134
11133	0.542	12322	0.518	21211	0.730	22323	0.394	31212	0.323	32321	0.163
11211	0.804	12323	0.469	21212	0.667	22331	0.393	31213	0.274	32322	0.100
11212	0.742	12331	0.467	21213	0.617	22332	0.330	31221	0.306	32323	0.050
11213	0.692	12332	0.405	21221	0.649	22333	0.280	31222	0.243	32331	0.049
11221	0.724	12333	0.355	21222	0.587	23111	0.672	31223	0.193	32332	−0.014
11222	0.661	13111	0.747	21223	0.537	23112	0.609	31231	0.192	32333	−0.063
11223	0.612	13112	0.684	21231	0.536	23113	0.560	31232	0.129	33111	0.328
11231	0.610	13113	0.634	21232	0.473	23121	0.592	31233	0.080	33112	0.266
11232	0.548	13121	0.666	21233	0.423	23122	0.529	31311	0.297	33113	0.216
11233	0.498	13122	0.604	21311	0.640	23123	0.479	31312	0.234	33121	0.248
11311	0.715	13123	0.554	21312	0.578	23131	0.478	31313	0.184	33132	0.072
11312	0.652	13131	0.553	21313	0.528	23132	0.415	31321	0.216	33133	0.022
11313	0.603	13132	0.490	21321	0.560	23133	0.366	31322	0.154	33211	0.284
11321	0.635	13133	0.440	21322	0.497	23211	0.628	31323	0.104	33212	0.222
11322	0.572	13211	0.703	21323	0.448	23212	0.565	31331	0.103	33213	0.172
11323	0.522	13212	0.640	21331	0.446	23213	0.516	31332	0.040	33221	0.204
11331	0.521	13213	0.590	21332	0.384	23221	0.548	31333	−0.010	33222	0.141
11332	0.458	13221	0.622	21333	0.334	23222	0.485	32111	0.376	33223	0.092
11333	0.409	13222	0.560	22111	0.720	23223	0.435	32112	0.314	33231	0.090
12111	0.795	13223	0.510	22112	0.657	23231	0.434	32113	0.264	33232	0.028
12112	0.732	13231	0.509	22113	0.608	23232	0.371	32121	0.296	33233	−0.022
12113	0.682	13232	0.446	22121	0.640	23233	0.322	32122	0.233	33311	0.195
12121	0.714	13233	0.396	22122	0.577	23311	0.539	32123	0.184	33312	0.132
12122	0.652	13311	0.614	22123	0.527	23312	0.476	32131	0.182	33313	0.083
12123	0.602	13312	0.551	22131	0.526	23313	0.426	32132	0.120	33321	0.115
12131	0.601	13313	0.501	22132	0.463	23321	0.459	32133	0.070	33322	0.052
12132	0.538	13321	0.533	22133	0.414	23322	0.396	32211	0.332	33323	0.002
12133	0.488	13322	0.470	22211	0.676	23323	0.346	32212	0.270	33331	0.001
12211	0.751	13323	0.421	22212	0.613	23331	0.345	32213	0.220	33332	−0.062
12212	0.688	13331	0.419	22213	0.564	23332	0.282	32221	0.252	33333	−0.111
12213	0.638	13332	0.357	22221	0.596	23333	0.232	32222	0.189		
12221	0.670	13333	0.307	22222	0.533	31111	0.430	32223	0.140		
12222	0.608	21111	0.774	22223	0.483	31112	0.367	32231	0.138		

注）持続期間10年の時間得失法に基づいて作成

きている．

a．糖尿病における日本語版 EQ-5D の利用例

坂巻らは，日本語版 EQ-5D を用いて軽症から中等症の糖尿病患者の健康状態を計測し，糖尿病患者の病態と健康状態との関係について検討している[8]。外来通院中の2型糖尿病患者220名を対象に来院日の健康状態の記録および患者背景の調査を行い，糖尿病性合併症（神経障害43.2％，網膜症24.8％，腎症5.4％）の有無と EQ-5D 各項目における何らかの「問題あり」との関係では，「移動の程度」において合併症「あり」27.0％，合併症「なし」14.4％と有意に「問題あり」の比率が高く（$p=0.017$），「不安/ふさぎ込み」において合併症「あり」25.2％，合併症「なし」13.5％と有意に「問題あり」の比率が高かった。合併症「あり」の効用値の平均は0.8486（95％ CI：0.8179～0.8794）で，合併症「なし」の0.8840（95％ CI：0.8554～0.9127）に比べ，効用値が低い傾向が認められた（$p=0.097$）。

b．脳卒中における EQ-5D の利用例

Dorman らは，152名の脳卒中患者に対して EQ-5D のほかに，Frenchay Activities Index, Visual

Analogue Pain Score, Hospital Anxiety and Depression Scale の調査を行うとともに，看護婦が障害度の評価を行い，相互の関係を分析した。その結果，EQ-5D の各項目で区別された患者群ごとに，関連する他尺度の中央値には有意差が認められ，同時的妥当性(concurrent validity)が認められた。また，患者の重症度ごとに EQ-5D の回答結果は異なっており，弁別的妥当性(discriminant validity)も認められた[9]。

また，上記患者について EQ-5D 自記入またはインタビューにより本人の意見を収集した場合と，近親者が本人に聞かずに記入した場合とを比較すると，「身の回りの管理」については一致率が高かった($\kappa=0.62$)が，「不安/ふさぎ込み」については一致率が低かった($\kappa=0.38$)[10]。

さらに Dorman らは，2,253 名の脳卒中患者を対象に，ランダム割付により EQ-5D または SF-36 の郵送調査を行い，回答の得られた者のうち 2/3 には同一の質問紙を，1/3 には別の質問紙を再送した。初回の郵送調査においては，EQ-5D と SF-36 とで回収率に大きな差はなかった(回収率 80% vs 75%)が，EQ-5D のほうが無効回答が有意に少なかったこと(有効回答率 66% vs 55%)，同一の質問紙を再送した回答者については，両質問紙の再現性(test-retest reliability, reproducibility)は同等であったことなどが報告されている[11,12]。

4 その他の選好に基づく尺度

a. Health Utilities Index(HUI)

HUI には Mark I, Mark II, Mark III の 3 バージョンがある。Mark III は 8 領域(視覚，聴覚，発話，意欲，痛み，移動，手先の使用，認知)，12 設問からなる。HUI の効用値換算表はカナダの一般住民における調査をもとに作成されている。

池田らは，アルツハイマー型痴呆患者に対し日本語版 HUI Mark III を用いて効用値を測定した。そして，抗痴呆薬(ドネペジル)を投与することにより患者の効用値の推移がどのように変化するかについて，臨床試験の結果などと組み合わせてシミュレーション分析を行った(図 1)[20]。

5 おわりに

医療技術の経済評価において QOL の要素を評価に加味する場合には，プロファイル型の包括的尺度や疾患特異的尺度は適切ではなく，EuroQol や Health Utilities Index などの選好に基づく尺度を用いる必要がある。もちろん，選好に基づく尺度は，包括的尺度(健康プロファイル)や疾患特異的尺度に取って代わるものではなく，補完的に用いるべきものである。カナ

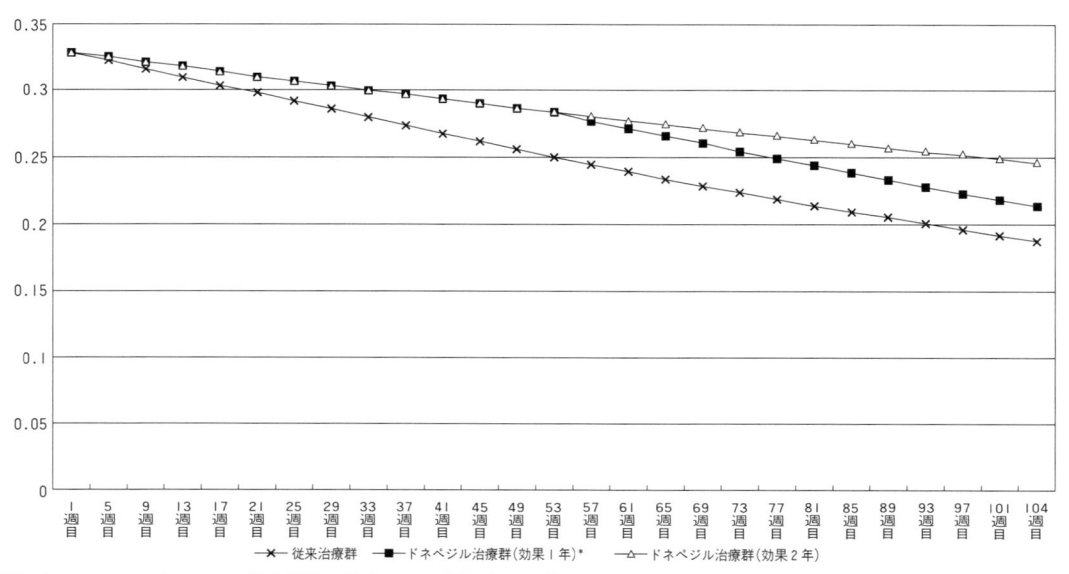

* 「効果 1 年」とは，ドネペジルの臨床試験で観察された効果が 52 週持続し，その後は従来治療群と同等の推移確率になると想定した場合

図 1 軽度アルツハイマー型痴呆患者における期待効用値の推移(池田ら，2000)

ダ医療技術評価局(CCOHTA)の薬剤経済学研究ガイドラインにおいても,「健康関連QOLが成果として含まれる場合には,可能なら,特異的尺度,包括的プロファイル,選好に基づく尺度をそれぞれ1つずつ含めることが通常推奨される」と記されている[21]。

わが国においても選好に基づく尺度が利用可能になったことから,経済評価を視野に入れた臨床試験や疫学研究の実施が活発化するものと期待される。

◆ 連絡先

日本語版 EuroQol(EQ-5D):
〒160-8582　東京都新宿区信濃町35
慶應義塾大学医学部医療政策・管理学教室
池上直己,池田俊也
E-mail shunya@post.harvard.edu
(研究者による利用は無償だが,開発委員会への利用登録をお願いしている。企業などによる利用の場合には,直接お問い合せいただきたい)

日本語版 Health Utilities Index:
〒181-8611　東京都三鷹市新川6丁目20-2
杏林大学医学部衛生学公衆衛生学教室
上村隆元
E-mail takauem@ks.kyorin-u.ac.jp

◆ 文献

1) Patrick DL, et al: Applications of health status assessment to health policy, Spilker (ed): Quality of Life and Pharmacoeconomics (2nd edition), Lippincott-Raven, Philadelphia, 1996
2) EuroQol Group: EuroQol; A new facility for the measurement of health-related quality of life. Health Policy 16: 199-208, 1990
3) Torrance GW, et al: Multi-attribute preference functions; Health utilities index. Pharmacoeconomics 9: 503-520, 1995
4) 日本語版EuroQol開発委員会:日本語版EuroQolの開発.医療と社会8(1):109-123,1998
5) Kind P, et al: Variations in population health status: results from a United Kingdom national questionnaire survey. BMJ 316: 736-741, 1998
6) Ikeda S, Ikegami N on behalf of the Japanese EuroQol Tariff Project: Health status in Japanese population; Results from Japanese EuroQol Study. 医療と社会9(3):83-92,1999
7) 縄田成毅・他:高齢者におけるEuroQolの研究 IADL等の要因との関連についての検討.医療と社会10(2):75-86,2000
8) Sakamaki H, et al: Measurement of HRQL Using EuroQol (EQ-5D) in Patients with Type 2 Diabetes Mellitus in Japan. 7th Annual Conference of the International Society for Quality of Life Research 抄録集
9) Dorman PJ, et al: Is the EuroQol a valid measure of health-related quality of life after stroke? Stroke 28: 1876-1882, 1997
10) Dorman PJ, et al: Are proxy assessments of health status after stroke with the EuroQol questionnaire feasible, accurate, and unbiased? Stroke 28: 1883-1887, 1997
11) Dorman PJ, et al; for the United Kingdom Collaborators in the International Stroke Trial: A randomised comparison of the EuroQol and Short Form-36 after stroke; United Kingdom collaborators in the International Stroke Trial. BMJ 315: 461, 1997
12) Dorman P, et al; for the United Kingdom Collaborators in the International Stroke Trial: Qualitative comparison of the reliability of health status assessments with the EuroQol and SF-36 questionnaires after stroke. Stroke 29: 63-68, 1998
13) Dorman PJ, et al: How do scores on the EuroQol relate to scores on the SF-36 after stroke? Stroke 30: 2146-2151, 1999
14) Fransen M, et al: Reliability and validity of the EuroQol in patients with osteoarthritis of the knee. Rheumatology (Oxford) 38: 807-813, 1999
15) Wolfe F, et al: Measurement of the quality of life in rheumatic disorders using the EuroQol. Br J Rheumatol 36: 786-793, 1997
16) Hurst NP, et al: A Measuring health-related quality of life in rheumatoid arthritis; validity, responsiveness and reliability of EuroQol (EQ-5D). Br J Rheumatol 36: 551-559, 1997
17) Hurst NP, et al: Validity of Euroqol—a generic health status instrument—in patients with rheumatoid arthritis. Br J Rheumatol 33: 655-662, 1994
18) Wu AW, et al: The effect of mode of administration on medical outcomes study health ratings and EuroQol scores in AIDS. Qual Life Res 6: 3-10, 1997
19) Bryan S, et al: Health-related quality of life following liver transplantation. Qual Life Res 7: 115-120, 1998
20) 池田俊也・他:抗痴呆薬ドネペジルの経済評価.医療と社会10(3):27-38,2000
21) 池田俊也:薬剤経済学とQOL評価.月刊ミクス25(13):85-90,1997

第3部
疾患特異的尺度

1 がん

1 がん特異的尺度の特徴

がんに罹患することは，良性疾患とは根本的に異なり，生命を脅かされるという極めて衝撃的な体験の一つである。症状の自覚，検査，病名や転移病巣の告知から予後の説明，治療に関するインフォームド・コンセントの各段階で否認，怒り，取引，抑うつ，受容といった心理的な反応が繰り返される[1]。そして，これらの各段階でうまく対処や適応（コーピング）ができるかどうかが，良好なQOLの維持にとって重要となる。がん患者の適応やQOLに関連する重要な因子としては，①社会的要因として，がんに対する社会の先入観，がん告知の状況，②個人的要因として，年齢，人格，精神障害の既往，身近な人のがん罹患の経験，教育水準，経済状態，信念，配偶者・家族・友人からのサポート，③医学的要因として，がんの病期や予後，症状，治療の種類，病院スタッフや医師からの心理的サポート，などが知られている[2,3]。

診断後は，手術，薬物療法（化学療法や内分泌療法），放射線治療などの，いわゆる集学的治療が行われることが通常である。治療は必ずしも患者に恩恵のみをもたらすのではなく，一定の割合で身体的・機能的障害（合併症や副作用）をもたらすことが避けられない。例えば，乳癌術後の上肢の挙上困難や浮腫，直腸癌術後の排尿障害，性機能障害，化学療法に起因する嘔気・嘔吐，脱毛，末梢神経障害などである。これらは結果として，心理状態や社会面，家族関係にも悪影響を及ぼすことがある。

また，終末期になると，医療者や家族・友人が無関心を示したりすることにより孤独感や疎外感にさいなまれたり，自分の人生の意義について繰り返し考えるようになる。

これらがんの特徴を考えて，がん特異的QOL尺度には通常，次にあげるQOLの領域（domain）が最低含まれている。すなわち，①身体面（身体症状，副作用，身体の痛みなど），②機能面（日常活動など），③心理面（不安，うつ，認知能力，心の痛みなど），④社会面（家族や社会との調和，社会的役割，経済環境など）である（図1）。これらの領域群は一般に健康関連QOLと呼ばれ，がん特異的尺度のうちで健康関連QOLを測定する尺度は，"general scale（包括的尺度）"あるいは"core questionnaire"と呼ばれている。これらに加えて，霊性・実存面（Spiritual well-being；平穏な気持ち，生きる意味，信念，宗教など）や性機能，医療に対する満足度（医療者・患者関係，医療へのアクセスの容易性など）を追加すべき重要な領域と考える研究者もいる[4]。通常は，健康関連QOLを測定する包括的尺度に加えて，がん種，治療法や症状別に，モジュール（module）あるいは追加関心事に関する下位尺度（subscales for additional concerns）と呼ばれる下位尺度をオプションとして付ける，いわゆる"モジュラーアプローチ（modular approach）"[5]を採用している尺度が多い。がん特異的尺度は，主に第II相二重盲検試験や第III相ランダム割付比較試験におけるアウトカム指標として用いられることが多いため，患者のQOLを包括的にとらえることに加えて，より臨床に有用な情報を豊富に得ることが要求される。

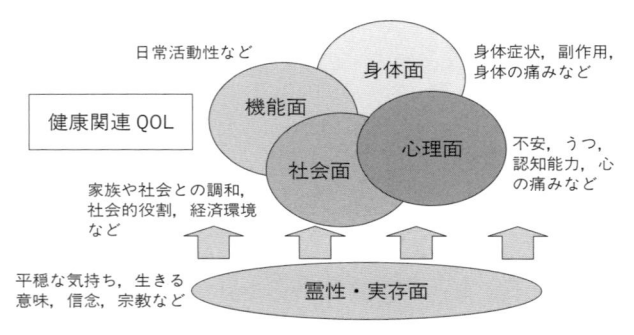

図1　がん患者のQOL評価に必要な領域

2 がん特異的尺度を選択する際の留意点

がん臨床研究において尺度を選択する際には，次にあげる事柄に関して明らかにしておく必要がある。すなわち，①対象が状態（Performance status [PS]）の比較的良好な患者か，進行あるいは終末期患者か，②QOLのうちどの領域に中心をおいて検討するのか，などである。

まず，対象の状態が良好であれば，質問数がたとえ多くても詳細な情報が得られるような尺度（通常100問くらいまでは可能）や，複数の尺度の同時使用を選択することができ，しかも経時的な複数回の調査に耐えうるであろう。しかし，状態が悪い場合は，できるだけ平易かつ質問数が少ない尺度（できれば30問前後以下）を選択し，調査回数も最小限にすることがすすめられる。がん患者用の尺度としては15分以内に記入できるものが適切とされている。

また，一般にがん特異的尺度は，比較的病状が進行した患者を想定（しかし終末期で質問が理解できない患者は想定していない）して開発されたものが多いため，例えば，乳癌術後無再発で5年以上も経過しているような対象については，健康人や良性疾患患者用の尺度のほうが適切な場合もある。その場合は，健康関連QOLの領域の測定には包括的尺度である健康プロファイル（MOS 36-Item Short Form Health Survey [MOS SF-36][6]，EuroQol-5D [EQ-5D][7] など）や効用値を測定し，さらに目的別に，心理尺度や疼痛の尺度（McGill Pain Questionnaire [MPQ][8] など），性機能障害の尺度などを組み合わせて用いるような選択も可能である。

次に，予定している研究において真に重視すべきQOLの領域は何か，またどの部分（例えば，治療群間の差，あるいは経時的変化など）に統計学的に有意な差が得られることが予想されるかについて，事前に十分議論を行い仮説を立てておくことが大切である。実際に質問項目を眺めて，特にその領域に関する質問が目的と合致しているかどうかを吟味する。さらに可能であれば，重視する領域については，がん特異的尺度に加えてその内容を主に調査する目的で開発された尺度を併用することがすすめられる。例えば心理面を重視するのであれば，既存の心理的苦痛や不安・うつの尺度（Profile of Mood States [POMS][9] やHospital Anxiety and Depression Scale [HADS][10] など）を併用することなどが考えられる。このような併用調査によって，より詳細な情報が得られるとともに，対象症例について選択した尺度の基準関連妥当性，あるいは収束妥当性が確認でき，研究の質が高まる。

その他，がんの臨床研究では，治療など何らかの介入の前と途中，後などの複数回のQOL測定を行う縦断研究のデザインをとることが多いが，このような場合は横断研究とは異なり，介入の前後でスコアが変動しやすい尺度（すなわち経時的応答性がよい）を選択する必要がある。いずれにせよ，本格的な研究開始の前にまず対象母集団の10～15例ほどにパイロット的に調査を行い，実施可能性や問題点を抽出する作業を行うことがすすめられる。

3 代表的ながん特異的尺度

前節に示した選択条件にほぼ合致して，わが国におけるがん臨床研究での使用がすすめられる代表的な3つのがん特異的尺度を紹介し，特徴を述べる（表1）。

なお，ここで紹介するがん特異的尺度以外に，正式な日本語版はないものの欧米で臨床試験に比較的よく使用されてきたQOL尺度が複数あることを断っておかなければならない。代表的なものは，FLIC（Functional Living Index-Cancer）[11]，CARES（CAncer Rehabilitation Evaluation System）[12,13] などである。FLICは米国のがん臨床試験で従来数多く使用されてきたが，領域別の平均点や合計点が算出できないこともあり，最近では使用頻度が低くなってきた。またCARESは項目数が100を超え，健康関連QOL以外の数多くの領域を含むために，比較的小規模の詳細な研究に用いるには適しているが，大規模臨床試験にはあまり適していない。

a. がん薬物療法におけるQOL調査票（Quality of Life Questionnaire for Cancer Patients Treated with Anticancer Drugs [QOL-ACD]）（図2）

本調査票は，日本の独自の文化や習慣に合致したがん特異的尺度を開発することを目的とし，1989年から4年間かけて，厚生省の班研究において栗原らによって開発された[14]。わが国のがん患者を対象とした臨床研究や臨床試験用に開発された，初めての本格的

表1 代表的ながん特異的尺度

質問紙	領域	項目数	がん種，症状，治療別追加下位尺度	登録の必要性	長所	短所
厚生省「がん薬物療法におけるQOL調査票」(QOL-ACD)	Phy, Fnc, Emo, Soc, Glo	22	なし	なし	国内の臨床研究に適す	国際比較が困難，疼痛の項目がない
European Organization for Research and Treatment of Cancer (EORTC) QLQ	Phy, Fnc, Emo, Soc, Glo, symptoms	30	B, L, Br, C, HN	あり	国際比較が可能，追加下位尺度の充実	(使用に登録が必要) 追加下位尺度の項目数がやや多い
Functional Assessment of Cancer Therapy (FACT)	Phy, Fnc, Emo, Soc, Glo	27	B, Bl, Br, C, CNS, Cx, E, HN, Hep, L, O, P, BMT, BRM, Ntx, Taxane, ACT, F, An, ES, Sp	あり	国際比較が可能，追加下位尺度の充実	(使用に登録が必要)

Phy：身体面，Fnc：機能面，Emo：心理面，Soc：社会面，Glo：総合QOL
B：乳癌，L：肺癌，Br：脳腫瘍，C：結腸癌，HN：頭頸部癌：Bl：膀胱癌，CNS：中枢神経系，Cx：子宮頸癌，E：食道癌，Hep：肝胆膵，O：卵巣癌，P：前立腺癌，BMT：骨髄移植，BRM：免疫療法，Ntx：神経毒性，Taxane:Taxane毒性，ACT：食思不振・悪液質，F：疲労，An：貧血，ES：内分泌関連症状，Sp：霊性・実存

なQOL調査票である。わが国のがん患者における信頼性と妥当性は確認されている[15,16]。本調査票は患者自記式で，健康関連QOLの4つの主な領域(活動性，身体状況，精神・心理状態，社会性)を測定する21項目のリッカートスケール形式の質問(ある質問に対して，[非常にあてはまる]から，[全くあてはまらない]，などの5～7段階ぐらいで答えさせるもの)と，総合QOLの測定を目的とした1つのface尺度の合計22項目から構成されている。すべての項目の合計点による総合QOL*と，各領域を代表する下位尺度ごとの合計点による評価が可能である。わが国の複数の臨床試験や臨床研究[16～21]において用いられている。乳癌用の追加質問票は，日本乳癌学会研究班のサポートで筆者らにより開発が試みられているが，まだ他のがん種や症状別の追加質問票は開発されていない。

本尺度の開発時には，患者と医療者からQOLに大切な事柄を数多く集めてきてプールし，信頼性・妥当性検証を行うことにより，22項目に集約された。わが国の患者を対象とした薬物療法の第II，III相の臨床試験の評価に適している。英語版は作成されている[15]が，欧米人におけるパイロットテストは終了していない。欠点をあげるとすれば，疼痛についての項目が含まれていない(開発時には，face尺度で代表できると考えられた)ことであるが，これはバージョンアップの際に改善される可能性が高い。

＊ すべての項目の合計点によって総合QOLの算出が可能とされている[14]が，下位尺度ごとの点数の合計点が総合QOLを代表するという根拠はないという研究者の意見もあり，基本的には下位尺度別に評価することがすすめられる。

本尺度の使用にあたっては，開発元への登録や許可は特に必要としない。

b. European Organization for Research and Treatment of Cancer Quality of Life Questionnaire (EORTC QLQ) (図3)

EORTC QLQは，国際的ながん臨床試験に参加する患者のQOLを測定する目的で，1986年に開発が始まった。30項目の核となる質問票(Core questionnaire 30 [C 30])とがん種別のモジュールが開発されている，患者自己記入式QOL調査票である。C 30は次の9つの領域を代表する下位尺度から構成されている。すなわち，5つの機能スケール(身体面，役割面，認知面，心理面，社会面)と数個の症状スケール(疲労，疼痛，嘔気・嘔吐など)，そして1つの健康一般・総合QOLスケールからなっており，信頼性，妥当性が確認されている[22]。すべての項目の合計点で評価せず，下位尺度別の合計点を100点満点に換算している。数多くのモジュールを開発中であるが，そのうち現在信頼性，妥当性が確認されているものは，LC 13(肺癌)，BR 23(乳癌)とH & N 35(頭頸部癌)である。これらは厳密な翻訳過程を経て，英語以外の7つのヨーロッパ言語と日本語に翻訳され，欧米を中心とした臨床試験や研究に広く用いられている。わが国でも大規模臨床試験にC 30[16]，BR 23，LC 13などが使用されている。

わが国の進行肺癌患者と乳癌術後患者において，C 30の信頼性と妥当性が良好であることが確認されている(version 2)[16,23]。国際共同研究や，わが国のが

氏名：_____
年齢：_____歳　性別：1．男　2．女　平成___年___月___日　体重：_____kg

> この調査票は，あなたの現在の状態を正しく理解するために用いるものです。ここ数日間のあなたの状態にあてはまると思われる番号に○をつけてください。（個人のプライバシーが外部にもれたり，治療のうえで不利益になることは決してありませんので，感じたありのままをお答え下さい。）

（この数日の間）

1. 日常の生活（活動）ができましたか。
   1　2　3　4　5
   全くできなかった　　　　　十分できた

2. ひとりで外出することができましたか。
   1　2　3　4　5
   全くできなかった　　　　　十分できた

3. 30分くらいの散歩はできましたか。
   1　2　3　4　5
   全くできなかった　　　　　十分できた

4. 少し歩いてもつらいと思いましたか。
   5　4　3　2　1
   全く問題なかった　　　　　非常につらかった

5. 階段の昇り降りができましたか。
   1　2　3　4　5
   全くできなかった　　　　　十分できた

6. ひとりで風呂にはいることができましたか。
   1　2　3　4　5
   全くできなかった　　　　　十分できた

7. 体の調子はいかがでしたか。
   1　2　3　4　5
   非常に悪かった　　　　　非常に良かった

8. 食欲はありましたか。
   1　2　3　4　5
   全くなかった　　　　　非常にあった

9. 食事がおいしいと思いましたか。
   1　2　3　4　5
   非常にまずかった　　　　　非常においしかった

10. 吐くことがありましたか。
    5　4　3　2　1
    全く吐かなかった　　　　　よく吐いた

11. やせましたか。
    5　4　3　2　1
    全くやせなかった　　　　　非常にやせた

12. よく眠れましたか。
    1　2　3　4　5
    全く眠れなかった　　　　　よく眠れた

（この数日の間）

13. 何かに没頭（熱中）することができましたか
    1　2　3　4　5
    全くできなかった　　　　　よくできた

14. 日々のストレス（いらいら）はうまく解消できましたか。
    1　2　3　4　5
    全くできなかった　　　　　うまくできた

15. 集中力が落ちたと感じましたか。
    5　4　3　2　1
    全く感じなかった　　　　　強く感じた

16. 何か心の支えになるものによって勇気づけられていますか。（家族，知人，宗教，趣味など）
    1　2　3　4　5
    全くない　　　　　強く勇気づけられている

17. あなたの病状に不安を感じましたか。
    5　4　3　2　1
    全く感じなかった　　　　　強く感じた

18. 家族以外の人と接するのが苦痛でしたか。
    5　4　3　2　1
    全く問題なかった　　　　　非常に苦痛だった

19. あなたが治療をうけていることで家族に迷惑をかけていると思いますか。
    5　4　3　2　1
    全く思わない　　　　　強く思っている

20. あなたの将来の社会生活について不安を感じますか。
    5　4　3　2　1
    全く感じない　　　　　強く感じる

21. 病気による経済的な負担が気になりますか。
    5　4　3　2　1
    全く気にならない　　　　　非常に気になる

22. ここ数日間の状態に相当する顔の番号に○をつけてください。 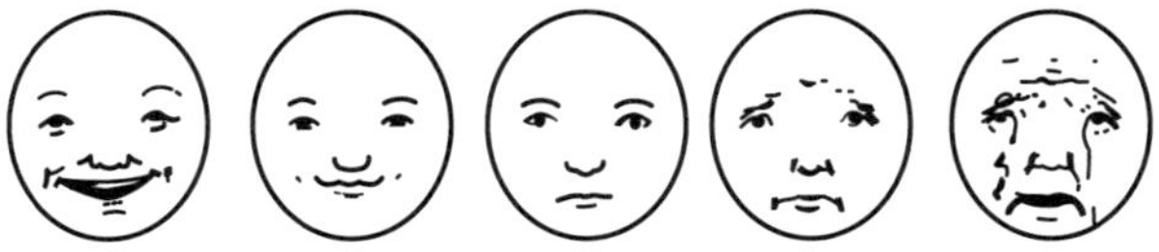
    　　5　　4　　3　　2　　1

★　最後に，もう一度，つけ落しがないか確認してください。

【医師・看護婦　記入欄】
a. 1．入院　　2．外来
b. PS　_____
c. 体重　_____kg
d. 記載日　平成___年___月___日
e. 備考
記載者_____

図2　厚生省「がん薬物療法におけるQOL調査票」（QOL-ACD）

質問票　EORTC QLQ-C30 (version 3)

私達は，あなたとあなたの健康状態について関心を持っています。あなたの状態に，もっともよく当てはまる番号一つを○で囲み，全設問にお答え下さい。「正しい」答えや「誤った」答え，といったものはありません。なお，お答え頂いた内容については秘密厳守とさせていただきます。

あなたの名前の頭文字を書いて下さい。　　姓：＿＿＿＿　名：＿＿＿＿（例：山田花子さん。姓：や　名：は）
あなたの生年月日を書いて下さい。　　19＿＿＿＿（明　大　昭　平　　年）年＿＿＿月＿＿＿日生
　　　　　　　　　　　　　　　　　　　　　　year　　　　　　　　　　　　　　month　　day
今日の日付を記入して下さい。　　　　　20＿＿＿＿（平成　　　　）年＿＿＿月＿＿＿日生
　　　　　　　　　　　　　　　　　　　　　year　　　　　　　　　　month　　day

	まったくない	少しある	多い	とても多い
1. 重い買い物袋やスーツケースを運ぶなどの力仕事に支障がありますか。	1	2	3	4
2. 長い距離を歩くことに支障がありますか。	1	2	3	4
3. 屋外の短い距離を歩くことに支障がありますか。	1	2	3	4
4. 一日中ベッドやイスで過ごさなければなりませんか。	1	2	3	4
5. 食べること，衣類を着ること，顔や体を洗うこと，便所にいくことに人の手を借りる必要がありますか。	1	2	3	4

この一週間について

	まったくない	少しある	多い	とても多い
6. 仕事をすることや日常生活活動に支障がありましたか。	1	2	3	4
7. 趣味やレジャーをするのに支障がありましたか。	1	2	3	4
8. 息切れがありましたか。	1	2	3	4
9. 痛みがありましたか。	1	2	3	4
10. 休息をとる必要がありましたか。	1	2	3	4
11. 睡眠に支障がありましたか。	1	2	3	4
12. 体力が弱くなったと感じましたか。	1	2	3	4
13. 食欲がないと感じましたか。	1	2	3	4
14. 吐き気がありましたか。	1	2	3	4
15. 吐きましたか。	1	2	3	4

この一週間について

	まったくない	少しある	多い	とても多い
16. 便秘がありましたか。	1	2	3	4
17. 下痢がありましたか。	1	2	3	4
18. 疲れていましたか。	1	2	3	4
19. 痛みがあなたの日々の活動のさまたげになりましたか。	1	2	3	4
20. ものごとに集中しにくいことがありましたか。たとえば新聞を読むときや，テレビを見るようなときなど。	1	2	3	4
21. 緊張した気分でしたか。	1	2	3	4
22. 心配がありましたか。	1	2	3	4
23. 怒りっぽい気分でしたか。	1	2	3	4
24. 落ち込んだ気分でしたか。	1	2	3	4
25. もの覚えが悪くなったと思いましたか。	1	2	3	4
26. 身体の調子や治療の実施が，家族の一員としてのあなたの生活のさまたげになりましたか。	1	2	3	4
27. 身体の調子や治療の実施が，あなたの社会的な活動のさまたげになりましたか。	1	2	3	4
28. 身体の調子や治療の実施が，あなたの経済上の問題になりましたか。	1	2	3	4

次の二つの質問では，1から7の数字のうち，あなたにもっともよく当てはまる数字を○で囲んで答えて下さい。

29. この一週間のあなたの健康状態は全体としてどの程度だったでしょうか。
　　　1　　2　　3　　4　　5　　6　　7
　　とても悪い　　　　　　　　　　とてもよい

30. この一週間，あなたの全体的な生活内容は質的にどの程度だったでしょうか。
　　　1　　2　　3　　4　　5　　6　　7
　　とても悪い　　　　　　　　　　とてもよい

図3　European Organization for Research and Treatment of Cancer Quality of Life Questionnaire—Core Questionnaire 30 (EORTC QLQ-C30) (version 3)

ん臨床試験などにおける使用がすすめられる。モジュールの項目数が比較的多いため，症状を網羅するにはいいが，C 30と併用すると項目数が50を超え，患者の負担が大きくなることは欠点といえるかもしれない。

現在使用できるものはversion 3である。本尺度の使用には開発元へ登録が必要である。

c. Functional Assessment of Cancer Therapy (FACT) (図4)

米国のCellaら[24]によって1993年に開発された，がん患者を対象とした臨床試験用の自己記入式QOL質問紙である。核となる質問紙(FACT-General [FACT-G] version 4)は身体面7項目，社会・家族面7項目，心理面6項目，機能面7項目の4つの下位尺度，計27項目から構成される(ただし，日本語版version 4は試験的に社会・家族面に2項目が追加されている)。さらに追加下位尺度として，がん種別に12種類，治療関連が4種類，症状関連が7種類，霊的面1種類が用意されている。FACT-Gでは，各下位尺度のスコア(各項目の合計点)と，下位尺度のスコアをさらに合計したスコア(FACT-Gのスコア)を，評価の対象にできるとしている。追加下位尺度については，それぞれ独自の合計点も算出できるが，例えば，乳癌用の追加下位尺度は乳癌患者に必要なQOLの項目のうち，FACT-Gと重複するものが省かれて開発されているため，(Gのスコア)＋(乳癌用追加下位尺度のスコア)＝(FACT-Bのスコア)，として評価に用いることが原則になっている。追加下位尺度の多くは信頼性・妥当性が確認されており，また多国語に翻訳されている。正式な日本語版があって現時点で使用可能な尺度はFACT-Gと，追加下位尺度であるB(乳癌)，Bl(膀胱癌)，L(肺癌)，P(前立腺癌)，Taxane(Taxane系化学療法薬の毒性調査用)，ES(内分泌関連症状)，FACIT-F(疲労症状)，FACIT-Sp(霊的面)である。そのほか婦人科，消化器用の追加下位尺度の翻訳が進められている。本調査票は，米国およびわが国の肺癌や乳癌の大規模臨床試験に現在最も多く使用されているものの1つである。

追加下位尺度の項目数は多すぎず(例えば，Bは9項目)，しかも種類が充実していることが何よりも本尺度の利点であるが，肺癌患者を対象とした日本語版version 3の信頼性・妥当性検討では，社会・家族面において友人との関係と家族との関係の項目が同じ領域に帰属しないことなどが指摘されている[25]。しかし，筆者らが検討した，乳癌術後1カ月目の患者における因子分析の結果[26]では，社会・家族面はむしろ最もまとまっており，身体面の項目のまとまりが悪かった。したがって，がん種や病気の段階により因子構造が変化していると思われ，さらなる検討が必要である。

なお，本尺度の使用には開発元への登録が必要である。

d. 上記3尺度の使い分けの実際

QOL-ACDは，その開発過程が権威ある欧文誌に発表されている[15]が，元来日本のがん患者用に開発されたものであるため，文化比較の興味を除いては欧米の研究者から理解されることは多くないかもしれない。したがって，国内の患者対象の研究であり，発表の場も主に国内ということであれば，信頼性・妥当性も良好で，登録も使用料も必要ない本尺度の使用が勧められる。ただし，がん種や症状別の追加下位尺度が現在まだそろっていないのが欠点である。

一方，近年その機会が急速に増加している，国際共同研究(bridging study)における使用，あるいは欧米で行われた研究の追試目的の場合は，正式な日本語版があるEORTC QLQかFACTの使用がすすめられる。この2つの尺度の使い分けは，項目数の差と，研究対象に必要とされるがん種や症状別の追加下位尺度の有無を勘案して決定すればよいと思われる。また，特にスポンサーがついている研究であれば，開発元に登録するだけではなく使用料が請求されるので，実際的な問題としてその点も勘案する必要があるかもしれない。

4 がん特異的尺度を用いた最近の臨床研究報告

QOLを測定した結果が，臨床医として治療をするうえで比較的役に立つと思われる研究結果を中心に報告する。残念ながらわが国では，EORTCとFACTを使った研究で，すぐに臨床応用に結びつく論文が現在はまだ発表されていない。しかしこれらの尺度を使用した質の高い第III相試験が，わが国でも現在複数進行中なので，数年のうちに臨床に大きく貢献する報告がなされる可能性が高い。

なお，QOL-ACDを使用した研究報告については，

質　問　票

下記はあなたと同じ症状の方々が重要だと述べた項目です。
項目ごとに，ごく最近(過去7日間程度)のあなたの状態にもっともよく当てはまる番号をひとつだけ選び，○で囲んでください。

身体症状について

	全くあて はまらない	わずかに あてはまる	多少あて はまる	かなりあ てはまる	非常によく あてはまる
1. 体に力が入らない感じがする。	0	1	2	3	4
2. 吐き気がする。	0	1	2	3	4
3. 体の具合のせいで家族への負担となっている。	0	1	2	3	4
4. 痛みがある。	0	1	2	3	4
5. 治療による副作用に悩んでいる。	0	1	2	3	4
6. 自分は病気だと感じる。	0	1	2	3	4
7. 体の具合のせいで，床(ベッド)で休まざるを得ない。	0	1	2	3	4

社会的・家族との関係について

	全くあて はまらない	わずかに あてはまる	多少あて はまる	かなりあ てはまる	非常によく あてはまる
8. 友人たちを身近に感じる。	0	1	2	3	4
9. 家族を親密に感じる。	0	1	2	3	4
10. 家族から精神的な助けがある。	0	1	2	3	4
11. 友人たちからの助けがある。	0	1	2	3	4
12. 家族は私の病気を充分受け入れている。	0	1	2	3	4
13. 私の病気について家族の話し合いに満足している。	0	1	2	3	4
14. 私は病気であるが，家族の生活は順調である。	0	1	2	3	4
15. パートナー(または自分を一番支えてくれる人)を親密に感じる。	0	1	2	3	4

次の設問の内容は，現在のあなたの性生活がどの程度あるのかとは無関係です。
答えにくいと思われる場合は四角に✓印を付け，次のページの設問に進んでください。

□

	全くあて はまらない	わずかに あてはまる	多少あて はまる	かなりあ てはまる	非常によく あてはまる
16. 性生活に満足している。	0	1	2	3	4

項目ごとに，ごく最近(過去7日間程度)のあなたの状態にもっともよくあてはまる番号をひとつだけ選び，○で囲んでください。

精神状態について

	全くあて はまらない	わずかに あてはまる	多少あて はまる	かなりあ てはまる	非常によく あてはまる
17. 悲しいと感じる。	0	1	2	3	4
18. 病気を冷静に受け止めている自分に満足している。	0	1	2	3	4
19. 病気と闘うことに希望を失いつつある。	0	1	2	3	4
20. 神経質になっている。	0	1	2	3	4
21. 死ぬことを心配している。	0	1	2	3	4
22. 病気の悪化を心配している。	0	1	2	3	4

活動状況について

	全くあて はまらない	わずかに あてはまる	多少あて はまる	かなりあ てはまる	非常によく あてはまる
23. 仕事(家のことも含む)をすることができる。	0	1	2	3	4
24. 仕事(家のことも含む)は生活の張りになる。	0	1	2	3	4
25. 生活を楽しむことができる。	0	1	2	3	4
26. 自分の病気を充分受け入れている。	0	1	2	3	4
27. よく眠れる。	0	1	2	3	4
28. いつもの娯楽(余暇)を楽しんでいる。	0	1	2	3	4
29. 現在の生活の質に満足している。	0	1	2	3	4

図4　Functional Assessment of Cancer Therapy-General (FACT-G)(version 4)

注：項目9と14はオリジナルの英語版にはなく，日本語版に試験的に追加されたものであるため，原則としてスコアの算定には加えない。また，項目21は，日本での低いがん告知率を考慮し，省略したもの(B版)を使用してもよいことになっている。

筆者らの報告が中心となることをお断りする。

a. QOL-ACD を用いた報告例
1) 乳癌術後患者の QOL 関連因子
乳癌根治術後5年以内の83例を対象として，QOL-ACDを使用してQOLを測定し，合計点（総合QOL）に関連する医療・社会因子を重回帰分析で調べた[18]。結果は，入院状態のみが総合QOLに有意に関連した因子であり，手術術式，補助療法などは有意な関連因子とはならなかった。4つの下位尺度のスコアそれぞれを目的変数とした解析でも，同様の結果であった。

2) 乳房温存療法（BCT）と乳房切除術（MRM）が QOL に及ぼす影響の比較
乳房温存療法の普及は患者のQOLを当然向上させると医療者は考えがちであるが，欧米の報告によると，美容面のQOLの向上は確かに認めるが，いわゆる健康関連QOL（身体面，活動面，心理面，社会面）には有意な向上を認めず，それどころか，術後早期にはむしろBCT群における心理面のQOLが不良である，という報告がある。わが国の乳癌患者においてこの問題を検証するべく，QOL-ACDを用いて術後2年以内の55例のQOLを経時的に測定し，乳房温存療法（BCT）群と乳房切除術（MRM）群のデータを比較した[19]。両治療法の既知の長所と短所に関する説明を医師が行った後に，原則として患者自身が手術法を選択した。結果は，BCT群のQOLの術後回復がより速やかであったが，術後早期における心理面のQOLのスコアが，BCT群において有意に低かった。これらの結果は欧米の研究結果を支持するものであった。

3) 転移性乳癌患者の QOL 関連因子
転移性乳癌患者23例を対象としてcross-sectionalにQOL-ACDを用いてQOLを測定し，総合QOLと4つの下位尺度に有意に関連する医療・社会的因子を重回帰分析を用いて求めた[20]。結果は，皮膚転移，高体重，骨転移，入院などが不良なQOLの関連因子で，逆に，黄体ホルモン剤を中心とした内分泌療法などが良好なQOLの関連因子であった。

4) 転移性乳癌患者の QOL の改善因子
上記3)とほぼ同様の対象について，治療前後のQOLの差（QOL改善度）を目的変数とした重回帰分析を行い，化学・内分泌療法中におけるQOLの改善を予測する治療前因子を調べた[21]。まず，社会面を除いて，QOL改善度は他覚的な腫瘍縮小効果と有意な関連を示した。また，前治療数の少なさ，短い無病期間，皮膚や胸膜転移のないこと，入院治療が行われていることなどが有意な改善予測因子であり，治療法の種類は有意な因子ではなかった。また下位尺度別の解析では，ホルモン剤の投与が心理面のQOLの改善度に有意に関連し，化学療法と合併症の存在が，それぞれ，活動面，社会面の改善度と負の関連を示した。

5) QOL スコアの予後予測因子としての意義
積極的抗癌治療主体の医療から緩和治療あるいはケア主体の医療へのスムーズな移行の適切な指標として，調査票式のQOL尺度で得られたスコアが応用できないかと考え，転移性乳癌患者47例を対象に，死亡まで経時的にQOL-ACDによるQOL調査を行い，余命との関連を調べた[22]。平均余命4カ月の患者から得られた身体面のQOLは予後予測が可能であった。また，平均余命14カ月の患者に3カ月後に2回目の調査をしたところ，総合QOLと身体面のQOLの悪化率がその後の予後を予測できることが判明した。

b. EORTC QLQ を用いた報告例
1) 進行胃癌患者を対象とした化学療法＋最良の支持療法と，最良の支持療法単独のランダム化比較試験
Glimeliusら[27]は，進行胃癌患者における化学療法が，量的および質的な利益をもたらすかどうかを検討することを目的に，61例の進行胃癌患者を，最良の支持療法に加えて化学療法を施行する群と，最良の支持療法のみの群（ただし支持療法が緩和につながらないときのみ化学療法を施行）にランダム割付けした。化学療法はELF（5FU＋leucovorin＋etoposide）レジメンである。PSの不良な高齢者にはFLv（5FU＋leucovorin）を施行した。QOLはEORTC QLQ-C30を用いて評価した。その結果は化学療法群のほうが支持療法群よりも良好なQOLを示した患者が多かった（45％ vs. 20％，$p<0.05$）。また，治療前の背景因子の不均衡を制御した生存期間の解析で，化学療法は生存延長に寄与していた（$p=0.003$）。さらに，QOLで調整した生存期間と病気の進行までの期間は，化学療法群のほうが長かった（5カ月 vs. 2カ月，$p=0.03$）。これらの結果から，化学療法は進行胃癌患者の生存率にもQOLにも寄与したと結論した。

2) 進行前立腺癌患者の健康関連 QOL

Albertsen ら[28]は，進行前立腺癌患者を対象として，LH-RH analog と flutamide（非ステロイド性抗アンドロゲン剤）の治療を受けている寛解中の患者（A群）と，病気が進行中の患者（B群）の QOL を調査した。QOL 質問紙としては EORTC QLQ-C30 と MOS SF-36 を用い，さらに前立腺癌に特異的な質問紙を用いた。結果は，A群はB群よりも有意に良好な QOL を示し，A群の QOL は米国の一般男性集団の QOL とほぼ同様であった。またホルモン感受性のある患者はない患者よりも身体痛が少なく，活気があり，社会関係や精神面の健康が良好であった。また，治療関連症状は両群に差はなかった。

c．FACT を用いた報告例
1) 転移性非小細胞肺癌患者に対する 3 時間 paclitaxel 治療の第 II 相試験

Tester ら[29]は，stage IV 非小細胞肺癌患者（NSCLC）に対して 21～24％ の奏効率の報告がある 24 時間 paclitaxel 治療に対し，より QOL の改善が見込まれる短時間（3 時間）paclitaxel 200 mg/m² 治療に関する第 II 相試験を外来通院中の 20 例を対象に施行した。研究のエンドポイントは奏効率，毒性，QOL であった。QOL 尺度としては FACT-L が使用され，QOL 調査ポイントは登録時と各治療サイクル前であった。20 例中 3 例は QOL 調査を拒否した。

結果は，まず奏効率は 32％ が得られた。非奏効例においては，FACT-G と FACT-L のスコアが有意に悪化していた。一方，奏効例において有意な QOL スコアの改善は証明できなかった。しかし，治療前の FACT-G スコアが高かった症例では，奏効例が多くなる傾向が認められた。

2) 進行食道癌に対する irinotecan と cisplatin の weekly 投与に関する第 II 相試験

Ilson ら[30]は，前化学療法が行われていない切除不能進行食道癌 35 例を対象として，irinotecan 65 mg/m² と cisplatin 30 mg/m² の weekly 4 回投与と 2 週休薬を 1 サイクルとした第 II 相試験を行った。研究のエンドポイントは抗腫瘍効果，毒性，生存期間，および QOL であった。QOL 尺度としては，EORTC QLQ-C30 と FACT-G が使用された。結果は，奏効率は 57％，奏効期間と生存期間の中央値は各々 4.2 カ月と 14.6 カ月であった。奏効が得られた症例では，Global QOL（EORTC と FACT-G の両方において）に有意な改善が認められた。これは疼痛緩和，精神状態改善（両尺度）と家族・社会関係の改善（FACT-G）に起因すると考えられた。

3) ホルモン抵抗性前立腺癌における paclitaxel 静注と estramustine，etoposide 経口投与併用の第 II 相試験

Smith ら[31]は，抗アンドロゲン剤に抵抗性となった 40 例の前立腺癌患者を対象とした第 II 相試験を施行した。治療は estramustine 280 mg 1 日 3 回と etoposide 100 mg 1 日 1 回 7 日間投与，それに paclitaxel 135 mg/m² を 1 時間以上かけて day 2 に点滴，を 21 日間を 1 サイクルとして最高 6 サイクル行われた。結果は，奏効率は 45％ であった。また 26 例において PSA が 50％ 以上減少した。主な毒性は白血球減少であった。24 例において FACT-P による QOL 評価が可能であったが，QOL スコアは治療によって有意に変動しなかった。

5 おわりに

最近のがんの予防と治療に関する進歩は著しいものがあり，従来の手術，放射線，内分泌，化学療法の枠組みに入らない有望な治療戦略が増えつつある。それらに合わせた，きめ細かい治療・症状関連追加質問紙の作成や，特に緩和医療の分野では，従来使える尺度が少なかった霊的面（Spiritual well-being）の尺度についての需要が今後増加すると予想される。

◆文献

1) Kübler-Ross E: On death and dying. Macmillan, New York, 1969（川口正吉訳：死ぬ瞬間．読売新聞社，1971）
2) 山脇成人：サイコオンコロジー．臨床腫瘍学 第 2 版．pp 1877-1912，癌と化学療法社，1999
3) Shimozuma K, et al: Quality of life in the first year after breast cancer surgery; Rehabilitation needs and patterns of recovery. Breast Cancer Res Treat 56: 45-57, 1999
4) Ganz PA: Methods of assessing the effect of drug therapy on quality of life. Drug Safety 5: 233-242, 1990
5) Aaronson NK, et al: A modular approach to quality-of-life assessment in cancer clinical trials.

Recent Results in Cancer Res, pp 231-249, Springer-Verlag, Berlin, 1988
6) Ware JE, et al: A 36-item Short-Form Health Survey (SF-36): conceptual framework and item selection. Med Care 30: 473-483, 1992
7) Brooks R for the EuroQol Group: EuroQol: the current state of play. Health Policy 37: 53-72, 1996
8) Melzack R: The McGill Pain Questionnaire: major properties and scoring methods. Pain 1: 277-299, 1975
9) McNair PM, et al: EITS manual for the Profile of Mood States, Educational and Industrial Testing Service, San Diego, 1971/1981
10) Zigmond AS, et al: The Hospital and Depression Scale. Acta Psychiatr Scand 67: 361-370, 1983
11) Schipper H, et al: Measuring the quality of life of cancer patients; The Functional Living Index-cancer: Development and validation. J Clin Oncol 2: 472-483, 1984
12) Schag CAC, et al: Assessing problems of cancer patients; Psychometric properties of the Cancer Inventory of Problem Situations. Health Psychol 9: 83-102, 1990
13) Ganz PA, et al: Assessing the quality of life-A study in newly-diagnosed breast cancer patients. J Clin Epidemiol 43: 75-86, 1990
14) 江口研二・他：がん薬物療法におけるQOL調査票．日癌治誌 28：1140-1144, 1993
15) Kurihara M, et al: Development of quality of life questionnaire in Japan: Quality of life assessment of cancer patients receiving chemotherapy. Psycho-oncology 8: 355-363, 1999
16) Shimozuma K, et al: Impact of surgical adjuvant chemotherapy on quality of life (QOL) of patients with breast cancer (BC) - A phase III randomized trial comparing UFT (Uracil/Tegafur) with CMF in high-risk node negative patients. Proceeding of 35th Annual Meeting of ASCO, p 579a, 1999
17) Shimozuma K, et al: Analysis of factors associated with quality of life in breast cancer patients after surgery. Breast Cancer 1: 123-129, 1994
18) Shimozuma K, et al: The impacts of breast conserving treatment and mastectomy on the quality of life in early-stage breast cancer patients. Breast Cancer 2: 35-43, 1995
19) Shimozuma K, et al: Analysis of the factors influencing the quality of life of patients with advanced or recurrent breast cancer. Surg Today 25: 874-882, 1995
20) 下妻晃二郎・他：進行・再発乳癌治療とQOL―QOLを改善する治療・社会的因子の分析．乳癌の臨床 12：58-67, 1997
21) Shimozuma K, et al: Preliminary results of the prognostic value of quality-of-life scores in breast cancer patients. Surg Today 30: 255-261, 2000
22) Aaronson NK, et al: The European Organization for Research and Treatment of Cancer QLQ-C 30; A quality-of-life instrument of use in international clinical trials in oncology. J Natl Cancer Inst 85: 365-376, 1993
23) Kobayashi K, et al: A cross-validation of the European Organization for Research and Treatment of Cancer QLQ-C30 (EORTC QLQ-C30) for Japanese with lung cancer. Eur J Cancer 34: 810-815, 1998
24) Cella DF, et al: The Functional Assessment of Cancer Therapy scale; Development and validation of the general measure. J Clin Oncol 11: 570-579, 1993
25) Yoshimori K, et al: Cross-cultural validation of an international questionnaire, the Functional Assessment of Cancer Therapy Scale-General (FACT-G), for Japanese. 35th Annual Meeting of ASCO, p580a, 1999
26) 宇田川潔・他：FACT-B（乳癌患者用QOL尺度）とHADS（不安・鬱尺度）の乳癌術後患者を対象とした信頼性・妥当性検証―Women's Health Outcome Study (WHOS)-01. 第8回日本乳癌学会総会抄録集，p 179, 2000
27) Glimelius B, et al: Randomized comparison between chemotherapy plus best supportive care with best supportive care in advanced gastric cancer. Ann Oncol 8: 163-168, 1997
28) Albertsen PC, et al: Health-related quality of life among patients with metastatic prostate cancer. Urology 49: 207-217, 1997
29) Tester WJ, et al: Phase II study of patients with metastatic nonsmall cell carcinoma of the lung treated with paclitaxel by 3-hour infusion. Cancer 79: 724-729, 1999
30) Ilson DH, et al: Phase II trial of weekly irinotecan plus cisplatin in advanced esophageal cancer. J Clin Oncol 17: 3270-3275, 1999
31) Smith DC, et al: Phase II trial of oral estramustine, oral etoposide, and intravenous paclitaxel in hormone-refractory prostate cancer. J Clin Oncol 17: 1664-1671, 1999

2 呼吸器疾患

1 慢性閉塞性肺疾患（COPD）

a．COPDとQOL

COPD（chronic obstructive pulmonary disease，慢性閉塞性肺疾患）は，慢性気管支炎および肺気腫に対する臨床病名であり，進行性の気道閉塞または気流制限と呼ばれる閉塞性肺機能障害により特徴づけられる疾患である。COPD患者の多くは高齢者で，北米では死亡原因の第4位，寝たきりの原因の第2位を占める重要な疾患である。長期間の喫煙が唯一既知の原因であり，わが国でも過去における喫煙率と人口の高齢化のため，今後の患者数の増大が危惧されている。

COPDの臨床的指標としては，1秒量（FEV_1）や1秒率（FEV_1/FVC）など気流制限の指標，6分間歩行試験などの運動能力の指標などが使用されることが多い。その治療の目標は，生命予後の改善とともに，可能な限り可逆性の気流制限を改善し，障害された健康関連QOLを良好に保つことと考えられている。このため，特に医療介入の効果の検討を目的とした臨床試験においては，効果判定の指標として健康関連QOLは現在では不可欠なものと考えられている。

また通常，気流制限は長年にわたりゆっくりと進行し，その結果COPDの臨床経過は長く，労作時呼吸困難のため日常生活の活動が制限される。このため，COPDはQOLの研究のモデル的な疾患として位置づけられ，今日まで多くの知見が集積されてきた[1]。

b．包括的尺度によるCOPDの健康関連QOLの評価

COPDを対象とした健康関連QOLが評価された最も初期の研究としては，米国のNocturnal Oxygen Therapy Trial（NOTT）groupによる呼吸不全を伴うCOPDを対象とした長期酸素療法の比較試験において，Sickness Impact Profile（SIP）を指標として健康関連QOLが検討された[2,3]。この歴史的な意義をもつ研究は，在宅酸素療法が低酸素血症を伴うCOPDの生命予後を改善させることができるかどうかを明らかとすることを第一目的として実施されたが[2]，同時にCOPDを対象とした臨床試験において初めて健康関連QOLが評価の手法として取り入れられた研究として評価されている。この研究の対象患者は，対照と比較して，高齢者のため雇用（仕事）についての下位尺度を除いて，SIPのスコアは著しく障害されていた[3]。その後もSIPは，歴史的に標準的な尺度として使用されてきた。しかし，SIPは質問項目数が多く回答に時間がかかるため，臨床的な応用にはやや繁雑な印象がもたれている。

現在，包括的尺度としては，COPDを対象とした研究においては，米国を中心として展開されている国際プロジェクトMedical Outcomes Study（MOS）によるSF-36が最も多く臨床応用されている[4~6]。英国で開発されたNottingham Health Profile（NHP）は，元来健康感覚（perceived distress）を測定する目的で開発されたものであるが[7~9]，多くの研究者によって健康関連QOLの評価方法として使用されてきた[10~13]。COPDを対象として，NHPとSF-36を比較した結果が発表されているが[14,15]，SF-36は身体的機能の面を，NHPは精神心理状態の側面に重点をおいて評価していると考えられている。そのほかにも，EQ-5D（EuroQol）やQuality of well being（QWB），WHOQOL-100など数多くの包括的尺度がCOPDの健康関連QOL評価の目的のために使用されている。

横断的検討により，その疾患においてどのように健康関連QOLが障害されているかを描出することができるかという描出能力（discriminative property）をみると，優れた疾患特異的尺度のスコアが正規分布に近いスコア分布を示すのに対して，当然のことながら包括的尺度のスコア分布はかなり偏位して認められ，天

井効果(ceiling effects)が避けられない[13,16]。

包括的尺度を使用した縦走的検討により，健康関連QOLの変化を把握すること，すなわち反応性については，さらに重要な問題が指摘されている。臨床試験において，SF-36が疾患特異的尺度であるSGRQ(後述)と同様の改善を示したとする報告があるものの[17]，NHPおよびSF-20は，COPDの2年間の経過での変化を反映するには十分ではなかった[6,11,12]。包括的尺度は，疾患特異的尺度と比較すると反応性が劣ると考えられる。

このように，呼吸器科医が健康関連QOLの評価から得られると期待する結果を考えると，多くの点において，疾患特異的尺度のほうが有用である。しかし，包括的尺度でなければ得られない情報があることも事実であり，健康関連QOLを評価する目的によって，その尺度が選択されるべきである。また質問紙の様々な限界から，包括的尺度を使用しても，異なる疾患の間において，健康関連QOLの障害を比較することはできないという概念をもつ研究者もある。

c. Chronic Respiratory Disease Questionnaire(CRQ)

カナダのGuyattらは，臨床試験の評価方法の研究から，1987年にChronic Respiratory Disease Questionnaire(CRQ)を発表した[18]。CRQは当初，臨床試験における反応性の検出を意図として開発されたCOPDにおける疾患特異的尺度であり，北米を中心に今日まで最も多く使用されてきた。CRQは，全部で20項目から成り，4つの領域(domain)で構成され，各々の領域は"呼吸困難(Dyspnea)"(5項目)，"感情(Emotional function)"(7項目)，"疲労(Fatigue)"(4項目)，"病気による支配感(Mastery)"(4項目)となっている。各領域におけるスコアを合計した数値で表現される。原著では，総スコアを算出するようには意図されていないが，文献的にはしばしばスコアの合計を総スコアとして使用されている。各領域のスコアの合計を項目数で割った数値を使用した場合に，臨床的に有意な最小のスコアの変化は7のスコアに対して0.5と報告されている[19]。

CRQは，インタビュー形式によって回答が得られるものであるが，一部には自己記入式質問紙としても使用されている。個々の質問に対する回答の選択はすべて7段階に作成されており，"呼吸困難"の領域の中の5つの質問では被験者ごとに最も適した活動を選択するようになっている。このため，2回目以後回答時には，被験者の質問紙に対する回答がinformed administration(以前に回答した結果を被験者に見せながら，または知らせながら質問紙に回答すること)となり，以前の質問紙を準備しなければならない[20]。

d. St. George's Respiratory Questionnaire(SGRQ)

もう1つのCOPDにおける疾患特異的な尺度として，St. George's Respiratory Questionnaire(SGRQ)が英国のJonesらにより開発されている[21,22]。SGRQは，計50項目から成り，"症状(Symptoms)"(8項目)，"活動(Activities)"(16項目)，"衝撃(Impacts)"(26項目)の3つの領域(component)から構成された自己記入式の質問紙で，総スコアを算出することが可能なように考案されている。SGRQのスコアは重み付けがなされており，その計算にはマニュアルが必要である。一般的に，"活動"とは呼吸困難や身体的機能を，"衝撃"とは精神心理的社会的要因に関連した領域と考えてよいであろう。臨床的に有意な最小の総スコアの変化は4とされている。

QOL評価尺度のquality controlを目的としたEuropean regulatory issueによれば，すべてのQOL評価尺度の中でCOPDにおけるSGRQはそのトップに位置付けられている。また，SGRQは，COPDのみならず，気管支喘息，気管支拡張症，嚢胞性線維症，肺線維症など様々な慢性呼吸器疾患について妥当性が検証されている[23~25]。

COPDにおける疾患特異的尺度としては，CRQとSGRQが最も高頻度に使用されている。両者の尺度を直接比較した検討が行われているが，描出能力や反応性ともにほぼ同等と考えられる[16,26,27]。

e. COPDにおけるその他の疾患特異的尺度

COPDにおける疾患特異的尺度としては，表1に示したものがある。CRQとSGRQ以外には，HylandらによるBreathing Problems Questionnaire(BPQ)[26,28]，MailléらによるQuality-of-Life for Respiratory Illness Questionnaire(QOL-RIQ)[29]，TuらによるSeattle Obstructive Lung Disease Questionnaire(SOLQ)[30]，LareauらによるPulmonary Functional Status and Dyspnea Questionnaire(PFSDQ)[31,32]，StavemらのRespiratory Quality of Life Questionnaire(RQLQ)[33]などが疾患特異的尺度として報告されている。筆者らの知る限りでは，

表1 COPDにおける疾患特異的健康関連QOLの評価尺度

	項目数	妥当性	反応性	日本語版
Chronic Respiratory Disease Questionnaire (CRQ)	20	○	○	使用可能
St. George's Respiratory Questionnaire (SGRQ)	76	○	○	使用可能
Breathing Problems Questionnaire (BPQ)	33	○	○	使用可能
Quality-of-Life for Respiratory Illness Questionnaire (QOL-RIQ)	55	○	?	未
Seattle Obstructive Lung Disease Questionnaire (SOLQ)	29	○	○	未
Pulmonary Functional Status and Dyspnea Questionnaire (PFSDQ)	164	○	?	未
Respiratory Quality of Life Questionnaire (RQLQ)	20	○	○	未
Airways Questionnaire 20 (AQ20)	20	○	○	使用可能

CRQ，SGRQのほかBPQとAQ20の日本語版は作成されているが，その他の質問紙では日本語版は開発されていない。PFSDQは，呼吸リハビリテーションの評価を主たる目的としたものであり，Pulmonary Functional Status Scale (PFSS)を改良して，症状と身体的機能を評価することを目的としたものである。また，Jonesらのグループが開発した項目数が20なので数分で回答が可能なAirways Questionnaire20 (AQ20)は[34]，COPDにおいても信頼性および妥当性，反応性が検証されている[35]。

このように，数多く存在する疾患特異的尺度の日本語版が，どのような過程で作成されるべきかについて研究者の間で一致した見解があるわけではない。しかし，個々の尺度の日本語版についても，信頼性，妥当性，反応性の検証が必要である。

2 気管支喘息

a．気管支喘息と健康関連QOL

気管支喘息は，普遍的な疾患で，その有病率はわが国では人口の20～30人に1人と考えられている。今日では，治療の進歩，特に吸入ステロイド薬の登場により，コントロール可能な疾患となった。これらの喘息治療の進歩を普及する目的として，欧米の代表的な組織・施設から管理治療に関するガイドラインが出版されている。重症度と患者数の関係をみると，軽症患者が多く，これらの患者のどれだけが継続した医療を受けているかは明らかではない。特に欧米では喘息医療費の大部分(90%以上)が，一部の(10%以下の)重症喘息患者に使用されていることが問題として指摘されている。なお，喘息は小児科領域においても重要な疾患であるが，小児における健康関連QOLの評価については，多様な因子が関与するため，ここでは論じることを避けたい。

呼吸器疾患の中では，喘息はCOPDに続いて健康関連QOLに関する研究が行われてきた。製薬会社の視点からは喘息治療薬の市場は大きく，次々と新薬の開発が続けられている。特に1990年代には，新しい吸入ステロイド薬やロイコトリエン拮抗薬の販売競争が繰り広げられたこともあり，ランダム割付け比較試験の第2のエンドポイントとして，健康関連QOL評価尺度が取り入れられて使用されるようになった。

「欧米での研究結果が生活様式が異なるわが国において，どこまで適応可能であるか」という疑問を聞く機会は多い。これは，開発途上国においてはさらに重要な課題であり，NHLBI/WHOの喘息管理ガイドライン『GINA (global initiative for asthma)』では，世界各国における喘息の健康関連QOLと医療コストの問題についての研究の必要性が強調されている。

b．包括的尺度による気管支喘息における健康関連QOLの評価

気管支喘息においても，SF-36，SIP，NHPをはじめとした数多くの包括的尺度がその健康関連QOLの評価のために使用されて報告されている。文献的に最もしばしば使用されているのはSF-36であり[36,37]，他の包括的尺度と比較しても優れた描出能力を有すると評価されている。しかし，COPDと喘息の患者の健康関連QOLを包括的尺度を使用して比較した研究では，健康関連QOLの障害は通常COPDと比較すると軽度である[38]。したがって，横断的検討によるスコアの分布の偏位は避けがたいのが事実である。

Wareらは，喘息における疾患特異的尺度であるMarksらのAsthma Quality of Life Questionnaireと対比しながら，SF-36の喘息における反応性を臨床試験の変化として検討しているが，身体的な問題を扱った「身体機能」と「日常役割機能(身体)」の下位

尺度のみが有意な変化を示したと報告している[39]。

c. JuniperらのAsthma Quality of Life Questionnaire（AQLQ）

喘息における疾患特異的尺度の中では，Juniperらが1992年に発表した32の項目から成るAsthma Quality of Life Questionnaire（AQLQ）が最もよく知られており[40,41]，反応性を含めて最も十分に検討されている[42〜44]。AQLQは，"症状（Symptoms）"（12項目），"活動制限（Activity limitations）（11項目）"，"感情（Emotional function）"（5項目），"環境刺激への曝露（Exposure to environmental stimuli）"（4項目）の4つの領域から構成されている。この尺度は，同じ研究室で開発されたCOPDにおける疾患特異的尺度であるCRQと類似しており，個々の項目に対する回答は7段階の選択なっている。AQLQは，インタビュー形式として作成されたものであるが[45]，現在では自己記入式質問紙として使用されることのほうが多い。AQLQのオリジナルには，総スコアの記載はないが，各スコアの総和として，しばしば総スコアが使用されている。各領域におけるスコアもその和を項目数で除した値として記載され，臨床的に重要な最小の変化は0.5と報告されている[46]。

また"活動制限"の領域の5つの項目では被験者ごとに項目における活動の種類を選択するように作成されている。これは，被験者の質問紙に対する回答がinformed administrationとなり，以前の質問紙を準備しなければならないという繁雑さが避けられない。このため，"活動制限"の領域の5つの項目を固定させた改変型（standardized verion）のAQLQが報告されている[47]。

また，Juniperらは1999年に15項目から成る自己記入式のMini Asthma Quality of Life Questionnaire（MiniAQLQ）を報告している[48]。これは，AQLQの4つの領域をもちながら，各領域の項目を減らしたものである。

d. Living with Asthma Questionnaire（LWAQ）

これに対して，英国のHylandらによって開発されたLiving with Asthma Questionnaire（LWAQ）は，欧州諸国を中心に好んで使用されてきた[49,50]。11の下位尺度から成る68の項目によって構成され，個々の項目における回答は4段階の選択である。各項目の合計点数を"自分には関係ない"と回答した項目を除く項目数で割った値をスコアとし，総スコアは0から2点満点でスコアが高いほど健康関連QOLが障害されている。

反応性を検討する場合には，11の領域別の比較，総スコアの比較および2つに分けた内容群別（49項目のProblem constructと19項目のEvaluation construct）の比較の3つの方法がある[51]。また，Preoccupationなどの4つに分けて反応性を評価する方法も報告されている[52]。

1999年にReidらは，LWAQが元来英国で作成されたものであるので，より米国での使用に適したものに改良し同時に項目の数を減らしたmodified and shortened version of the Living with Asthma Questionnaire（ms-LWAQ）の信頼性と妥当性を報告している[53]。これは，Consequences（10項目），Affect（6項目），Leisure（4項目），Seriousness（5項目），Drugs（2項目）の下位尺度から構成されている。

e. その他の気管支喘息における疾患特異的尺度

気管支喘息における疾患特異的尺度を表2に示し

表2 気管支喘息における疾患特異的な健康関連QOLの評価尺度

	項目数	妥当性	反応性	日本語版
JuniperらのAsthma Quality of Life Questionnaire (AQLQ)	32	○	○	使用可能
Standardized verion of the AQLQ	32	○	○	?
Mini Asthma Quality of Life Questionnaire (MiniAQLQ)	15	○	○	?
Living with Asthma Questionnaire (LWAQ)	68	○	○	使用可能
modified and shortened version of the LWAQ (ms-LWAQ)	27	○	?	?
St. George's Respiratory Questionnaire (SGRQ)	76	○	○	使用可能
MarksらのAsthma Quality of Life Questionnaire (AQLQ)	20	○	○	?
Asthma Bother Profile (ABP)	22*	○	?	使用可能
Airways Questionnaire 20 (AQ20)	20	○	○	使用可能
Asthma Impact Record Index (AIR Index)	63	○	?	未
Structured asthma QOL diary	?	○	○	未

＊：日本語版

た。オーストラリアの Marks らの Asthma Quality of Life Questionnaire を使用した健康関連 QOL に関する研究結果も数多く発表されている[54,55]。Juniper らの同名の質問紙と区別するため AQLQ-M など様々に省略されて記載されている。Juniper らの AQLQ が臨床試験のアウトカムとして好まれているのに対して，Marks らの AQLQ は健康関連 QOL の概念的研究にしばしば使用されている。

Jones らの SGRQ は，COPD を対象として使用されることが多いが，気管支喘息を対象としてもその妥当性や反応性が検証されており，軽症喘息においてもかなりの健康関連 QOL の障害が認められることが報告されている。

Hyland らは，15 の"bother items"と 7 の"management items"から成る Asthma Bother Profile (ABP) を報告している。日本語版では，"bother items"のみを使用し，unidimensional な尺度となっている。この項目が少なく容易に自己記入できる尺度は，臨床試験におけるアウトカムの指標としてではなく，実地臨床における患者評価の 1 つとして使用することを目的としたものである[56]。

Jones らのグループが喘息の健康状態 (health status) の質問紙として，Airways Questionnaire 20 を報告しており[34]，これは 20 の項目数ゆえに数分で回答が可能な簡便な質問紙であるが，広義には健康関連 QOL の評価として把握することができる。

Hyland らは従来から喘息日誌などの日記形式で症状が評価されることが多いことに着目して，健康関連 QOL を評価するための日誌 (structured asthma QOL diary) の妥当性を報告している[57]。

また，非英語圏の国で作成された尺度としては，フランスの Letrait らの Asthma Impact Record Index (AIR Index) などがあり[58]，日本アレルギー学会でも，わが国において開発した喘息における疾患特異的尺度の開発を目標とした取り組みを実施している。この研究の流れの中で，有岡らにより，FACT-G (Functional Assessment of Cancer Therapy - General) の 29 項目と合わせた計 66 項目の尺度が開発され，信頼性と妥当性の検証の作業が行われている。後者の項目は日本人を対象とした研究から開発されたものである。

3 その他の呼吸器疾患における健康関連 QOL

欧米では，慢性呼吸不全の原因疾患の大部分は COPD であるのに対して，わが国では，慢性呼吸不全の原因疾患の約 40% が COPD であり，次いで肺結核後遺症がその原因となっているのが現状である。わが国の実地臨床の場での呼吸リハビリテーションまたは長期酸素療法，さらに nasal intermittent positive pressure ventilation (NIPPV) などの在宅換気療法は，原因疾患にはあまりこだわらず，慢性呼吸不全またはその予備軍的な患者を対象として行われることが多い。このように，複数の疾患が評価の対象に含まれるのであれば，包括的尺度を使用して評価を行わざるをえない[59]。しかし近年，イタリアの Carone らは呼吸不全に特異的尺度 (MRF-28) を開発し，信頼性と妥当性を報告した[60]。現在，国際プロジェクトが進行中で，その臨床応用とともに，反応性や予後の予測因子としての有用性ついての検討が進められている。

欧米では，囊胞性線維症や睡眠時無呼吸症候群，サルコイドーシスやその他の多くの呼吸器疾患の健康関連 QOL に関する研究が報告されている。囊胞性線維症や睡眠時無呼吸症候群は，欧米では頻度の高い慢性呼吸器疾患であり，疾患特異的尺度が作成され，その信頼性や妥当性の研究も多い。わが国では，医療サービスがフリーアクセスになっているなど医療制度そのものに起因していると考えられるが，1 つの施設に単一の疾患患者が多く集まることはまれである。今後は，臨床試験や多施設共同研究などにより，これらの疾患の健康関連 QOL に対するアプローチも盛んになると推察される。

4 おわりに

慢性呼吸器疾患を対象とした健康関連 QOL の研究は盛んで，疾患特異的尺度の数も多い。だが尺度間の比較研究は少なく，これに優劣を与えることは根拠に乏しい。目的に合致した尺度が選択されるべきである。また，各尺度の著作権は原著者が所有しており，尺度の日本語版を作成する場合には，原著者の許可を得て指定された条件に従う必要があることは言うまで

もない．すでに作成された日本語版の使用にあたっては，原著者が規制を設置していることもあるので，個々の尺度の原著者または日本語版の管理を委ねられている研究者に許可を得ることが望ましい．

◆文献

1) Nishimura K, et al: Health-related quality of life in patients with chronic obstructive pulmonary disease. Curr opinion Pulm Med 4: 107-115, 1998
2) Nocturnal oxygen therapy trial group: Continuous or nocturnal oxygen therapy in hypoxemic chronic obstructive lung disease; A clinical trial. Ann Intern Med 93: 391-398, 1980
3) McSweeny AJ, et al: Life quality of patients with chronic obstructive pulmonary disease. Arch Intern Med 142: 473-478, 1982
4) Ware Jr JE, et al: The MOS 36-item short-form health survey (SF-36). 1. conceptual framework and item selection. Med Care 30: 473-483, 1992
5) Mahler DA, et al: Evaluation of the Short-Form 36-item questionnaire to measure health-related quality of life in patients with COPD. Chest 107: 1585-1589, 1995
6) Mahler DA, et al: Changes in dyspnea, health status, and lung function in chronic airway disease. Am J Respir Crit Care Med 151: 61-65, 1995
7) Hunt SM, et al: The Nottingham Health Profile; Subjective health status and medical consultations. Soc Sci Med 15A: 221-229, 1981
8) Hunt SM, et al: Measuring health status; A new tool for clinicians and epidemiologists. J Royal Coll Gen Pract 35: 185-188, 1985
9) Hunt SM, et al: Measuring health status, 1st ed, Croom Helm, London, 1986
10) Alonso J, et al: Measurement of general health status of non-oxygen-dependent chronic obstructive pulmonary disease patients. Med Care 30: MS125-MS135, 1992
11) Van Schayck CP, et al: Two-year bronchodilator treatment in patients with mild airflow obstruction; Contradictory effects on lung function and quality of life. Chest 102: 1384-1391, 1992
12) Van Schayck CP, et al: The influence of an inhaled steroid on quality of life in patients with asthma or COPD. Chest 107: 1199-1205, 1995
13) Tsukino M, et al: Physiologic factors that determine the health-related quality of life in patients with COPD. Chest 110: 896-903, 1996
14) Crockett AJ, et al: The MOS SF-36 health survey questionnaire in severe chronic airflow limitation; Comparison with the Nottingham Health Profile. Qual Life Res 5: 330-338, 1996
15) Prieto L, et al: Are results of the SF-36 health survey and the Nottingham Health Profile similar? A comparison in COPD patients, Quality of Life in COPD Study Group. J Clin Epidemiol 50: 463-473, 1997
16) Harper R, et al: Comparison of outcome measures for patients with chronic obstructive pulmonary disease (COPD) in an outpatient setting. Thorax 52: 879-887, 1997
17) Jones PW, et al: Quality of life changes in COPD patients treated with salmeterol. Am J Respir Crit Care Med 155: 1283-1289, 1997
18) Guyatt GH, et al: A measure of quality of life for clinical trials in chronic lung disease. Thorax 42: 773-778, 1987
19) Guyatt GH, et al: Bronchodilators in chronic air-flow limitation; Effects on airway function, exercise capacity, and quality of life. Am Rev Respir Dis 135: 1069-1074, 1987
20) Guyatt GH, et al: Should study subjects see their previous responses; Data from a randomized control trial. J Clin Epidemiol 42: 913-920, 1989
21) Jones PW, et al: Relationships between general health measured with the Sickness Impact Profile and respiratory symptoms, physiological measures, and mood in patients with chronic airflow limitation. Am Rev Respir Dis 140: 1538-1543, 1989
22) Jones PW, et al: A self-complete measure of health status for chronic airflow limitation; The St. George's Respiratory Questionnaire. Am Rev Respir Dis 145: 1321-1327, 1992
23) Jones PW, et al: Quality of life, symptoms and pulmonary function in asthma; Long-term treatment with nedocromil sodium examined in a controlled multicentre trial. Eur Respir J 7: 55-62, 1994
24) Wilson CB, et al: Validation of the St. George's Respiratory Questionnaire in bronchiectasis. Am J Respir Crit Care Med 156: 536-541, 1997
25) Chang JA, et al: Assessment of health-related quality of life in patients with interstitial lung disease. Chest 116: 1175-1182, 1999
26) Hajiro T, et al: Comparison of discriminative properties among disease-specific questionnaires for measuring health-related quality of life in patients with chronic obstructive pulmonary disease. Am J Respir Crit Care Med 157: 785-790, 1998
27) Rutten-van Molken M, et al: An empirical comparison of the St. George's Respiratory Questionnaire (SGRQ) and the Chronic Respiratory Disease Questionnaire (CRQ) in a clinical trial setting. Thorax 54: 995-1003, 1999
28) Hyland ME, et al: Domains, constructs and the

development of the Breathing Problems Questionnaire. Qual Life Research 3: 245-256, 1994

29) Maillé AR, et al: The development of the "Quality-of-Life for respiratory Illness Questionnaire (QOL-RIQ)"; A disease-specific quality-of-life questionnaire for patients with mild to moderate chronic non-specific lung disease. Respir Med 91: 297-309, 1997

30) Tu SP, et al: A new self-administered questionnaire to monitor health-related quality of life in patients with COPD. Chest 112: 614-622, 1997

31) Lareau SC, et al: Development and testing of the Pulmonary Functional Status and Dyspnea Questionnaire (PFSDQ). Heart Lung 23: 242-250, 1994

32) Lareau SC, et al: Fuctional status instruments; Outcome measure in the evaluatin of patients with chronic obstructive pulmonary disease. Heart Lung 25: 212-224, 1996

33) Stavem K, et al: Performance of a short lung-specific health status measure in outpatients with chronic obstructive pulmonary disease. Respir Med 93: 467-475, 1999

34) Barley EA, et al: Asthma health status measurement in clinical practice; Validity of a new short and simple instrument. Respir Med 92: 1207-1214, 1998

35) Hajiro T, et al: A novel, short, and simple questionnaire to measure health-related quality of life in patients with chronic obstructive pulmonary disease. Am J Respir Crit Care Med 159: 1874-1878, 1999

36) Bousquet J, et al: Quality of life in asthma. I. Internal consistency and validity of the SF-36 questionnaire. Am J Respir Crit Care Med 149: 371-375, 1994

37) Van der Molen T, et al: Discriminative aspects of two generic and two asthma-specific instruments; Relation with symptoms, bronchodilator use and lung function in patients with mild asthma. Qual Life Res 6: 353-361, 1997

38) Jans MP, et al: The Nottingham Health Profile; Score distribution, internal consistency and validity in asthma and COPD patients. Qual Life Res 8: 501-507, 1999

39) Ware JE, et al: The responsiveness of disease-specific and generic health measures to changes in the severity of asthma among adults. Qual Life Res 7: 235-244, 1998

40) Juniper EF, et al: Evaluation of impairment of health related quality of life in asthma; Development of a questionnaire for use in clinical trials. Thorax 47: 76-83, 1992

41) Juniper EF, et al: Measuring quality of life in asthma. Am Rev Respir Dis 147: 832-838, 1993

42) Juniper EF, et al: Quality of life in asthma clinical trials; comparison of salmeterol and salbutamol. Am J Respir Crit Care Med 151: 66-70, 1995

43) Rutten-van Mölken MP, et al: Comparison of performance of four instruments in evaluating the effects of salmeterol on asthma quality of life. Eur Respir J 8: 888-898, 1995

44) Van der Molen T, et al: Quality of life during formoterol treatment; Comparison between asthma-specific and generic questionnaires. Eur Respir J 12: 30-34, 1998

45) Cook DJ, et al: Interviewer versus self-administered questionnaires in developing a disease-specific, health-related quality of life instrument for asthma. J Clin Epidemiol 46: 529-534, 1993

46) Juniper EF, et al: Determining a minimal important change in a disease-specific Quality of Life Questionnaire. J Clin Epidemiol 47: 81-87, 1994

47) Juniper EF, et al: Validation of a standardized version of the Asthma Quality of Life Questionnaire. Chest 115: 1265-1270, 1999

48) Juniper EF, et al: Development and validation of the Mini Asthma Quality of Life Questionnaire. Eur Respir J 14: 32-38, 1999

49) Hyland ME, et al: A scale for assessing quality of life in adult asthma sufferers. J Psychosom Res 35: 99-110, 1991

50) 月野光博・他：気管支喘息治療による health-related quality of life の改善についての検討．日呼会誌 36：41-45, 1997

51) Hyland ME, et al: Sensitivity of quality of life domains and constructs to longitudinal change in a clinical trial comparing salmeterol with placebo in asthmatics. Qual Life Res 3: 121-126, 1994

52) Hyland ME, et al: The constructs of asthma quality of life; Psychometric, experimental and correlational evidence. Psychol Health 12: 101-121, 1996

53) Ried LD, et al: Evaluation of patient's health-related quality of life using a modified and shortened version of the Living with Asthma Questionnaire (ms-LWAQ) and the medical outcomes study, Short-Form 36 (SF-36). Qual Life Res 8: 491-499, 1999

54) Marks GB, et al: A scale for the measurement of quality of life in adults with asthma. J Clin Epidemiol 45: 461-472, 1992

55) Marks GB, et al: An evaluation of an asthma quality of life questionnaire as a measure of change in adults with asthma. J Clin Epidemiol 46: 1103-1111, 1993

56) Hyland ME, et al: Measurement of psychological distress in asthma and asthma management pro-

grammes. British Journal of Clinical Psychology 34: 601-611, 1995
57) Hyland ME, et al: Validation of an asthma quality of life diary in a clinical trial. Thorax 50: 724-730, 1995
58) Letrait M, et al: The Asthma Impact Record (AIR) Index; A rating scale to evaluate the quality of life in asthmatic patients in France. Eur Respir J 9: 1167-1173, 1996
59) Simonds AK, et al: Outcome of domiciliary nasal intermittent positive pressure ventilation in restrictive and obstructive disorders. Thorax 50: 604-609, 1995
60) Carone M, et al: Analysis of factors that characterize health impairment in patients with chronic respiratory failure. Eur Respir J 13: 1293-1300, 1999

3 糖尿病

1 糖尿病におけるQOL測定

　糖尿病治療の領域で，近年における最も画期的な大規模臨床試験は，DCCT(Diabetes Control and Complications Trial)[1]ならびにUKPDS(United Kingdom Prospective Diabetes Study)[2]と呼ばれるものである。前者は，1型糖尿病(従来のインスリン依存型糖尿病)患者1,441名を対象として約10年間にわたって，後者は2型糖尿病(従来のインスリン非依存型糖尿病)患者約5,000名を対象として，ほぼ15年にわたって実施された。目的や方法に少しずつ違いはあるが，共通する最大の目的は，「血糖をコントロールすることによって慢性合併症が防止できるか」を明らかにすることである。

　UKPDSの結果の解釈についてはいまだ議論中の部分があるので[3]，以下はDCCTに焦点を当てて話を進める。この試験では，1型糖尿病患者を，強化療法群と従来療法群の2群に分けた。強化療法群は，できるだけ健常人に近い血糖コントロールを目指して以下の治療を行った。食事療法や運動療法については専門スタッフと頻回相談できるようにし，インスリン自己注射および血糖自己測定を1日3回以上行うというものである。一方，従来療法群では食事療法の指導も通常通りとし，インスリン注射および血糖自己測定は1日2回以下とした。約10年間実施された結果，強化療法群では従来療法群と比較して，よい血糖コントロールが常に維持され，慢性合併症(網膜症，腎症，神経障害，および少数例ではあったが動脈硬化性疾患)の発症ならびに進展が抑制されることが証明された。しかし，強化療法群では，低血糖および重症低血糖(低血糖からの回復に他者の援助を必要とするもの)の頻度が3倍になった。

　この試験が計画されたときに，治療結果を評価する方法としてもう1つの重要な要素が組み込まれた。それがQOLであり，その測定のために開発されたのがDQOL(Diabetes Quality of Life Measure)である[4]。強化療法による厳格な血糖コントロールが慢性合併症を予防することはある程度予測されたが，その利益が出るまでにはかなりの年数がかかる。一方，治療は毎日行うものであり，治療課題が毎日の生活を大きく制限するようであれば，治療の実施度が低下する可能性がある。疾病およびそれに伴う合併症は患者の生活や心理状態に影響を与えるが，治療をしていくことも患者の生活に制約を生む。強化療法をすれば将来の合併症の可能性は減るだろうが，生活上の制約は増えるかもしれない。従来療法では，合併症の危険性は高くなるかもしれないが，生活への影響は少ない。はたしてどちらの治療法が「よい治療法」と判定できるだろうか？　そのことを明らかにするための重要な指標としてQOLを組み込んだわけである。すなわち，糖尿病による急性症状および慢性合併症，あるいは治療法そのものが患者に与える様々な影響を検出するために，DQOLを用いて毎年QOLを測定したのである。

　この試験の血糖コントロールや合併症の危険率に関する結果は，前述の通り強化療法群で良好であったが，QOLに関しては強化療法群と従来療法群で，試験開始時から終了時に至るまで有意差を認めなかった[1,5]。強化療法群では，治療のための労力が多く，かつ低血糖の頻度が多かったにもかかわらずQOLが低下することはなかった。すなわち，治療の効果と治療による負担のバランスが釣り合ったのである[5]。これによって，強化療法はQOLを損ねることなく，糖尿病合併症を減少させられる治療法として大きい評価を得たのである。DQOLそのものの性能については後述するが，糖尿病治療における世界で初めての重要な大規模臨床試験においてQOL調査が行われたことは画期的な出来事であった。

2 糖尿病特異的な QOL 尺度の特徴

表1に糖尿病患者のQOLを測定する際に必要と考えられる領域と項目を列挙する[6]。糖尿病特異的なQOL質問紙も基本的には、「糖尿病という疾病が、身体的、社会的、そして心理的ウェルビーイング（well-being：はつらつさや充実性）に与える制約や負担を、患者がどう感じているか」を測定するものである、と定義できる[7,8]。世界的に発表されている質問紙の中にはこれらの要素以外に、糖尿病にかかわる課題に対処できるか、治療していく自信があるか、十分な知識や技術をもっているか、治療に満足しているかなどといった項目を含むものもあるが、これらを健康関連QOLに含めるかどうかについては議論がある。

QOLに影響する要素としては、第一に糖尿病であることそのものであり、これが心理状態や社会的機能に影響を及ぼす。「糖尿病であることが恥ずかしい」と考える患者は、他者に知られないために交流を避けようとする。また他者から「あなたは糖尿病なのだから」という態度で振る舞われることが、孤立感を生み、患者はやはり社会的交流を避けるようになる。第二に、糖尿病に基づく急性症状および特徴的な慢性合併症に基づく機能障害がある。例えば、網膜症による視力低下は室内外での歩行や移動を困難にし、社会的な交流を制限し抑うつ気分にさせる。第三は、治療による制約が考えられる。食事療法を厳格に行うことは、社会的機能を低下させる可能性がある。特に思春期の患者では、友人と同じことができないのは重大な問題である。また、薬物療法に伴う低血糖発作は、身体機能、社会的機能、ならびに心理状態に影響を与える[9]。

糖尿病は代表的な慢性疾患であり、治療の目標は治癒させることではなく、良好な血糖コントロールを維持して合併症の発症を予防することであり、それによって健常人にできるだけ近い人生を送れるようにすることである。そのためには食事療法、運動療法、服薬、インスリン自己注射、血糖自己測定などを、毎日患者自身が行っていく必要がある。しかもそれを一生のこととしてである。このことは、糖尿病の治療をしていくことが、患者の日々の生活のあらゆる面に影響することを示している[10]。一方、糖尿病それ自身は無症状であることが多い。仮に慢性合併症が発症しても初期の間はほとんど自覚症状がない。したがって、糖

表1 糖尿病に関連するQOL項目

1. 身体的機能
    ① 日常活動，② 運動（歩く，走る），③ 遠方への移動
2. 社会的機能
    ① 友人との交流，② 団体活動，③ 地域活動
3. 家庭生活や役割
    ① 家事/仕事，② レジャー/旅行，③ 生活リズム/生活時間/睡眠
4. 精神的機能
    ① 陰性感情/抑うつ，② 陽性感情/エネルギー，③ 認知機能
5. 全体的健康感や治療への満足度
    ① 現在の健康状態と展望，② 血糖コントロール状態の認識，③ 治療への満足度
6. 症状：急性や慢性合併症による症状，治療に伴う痛みなど
    ① 口渇や頻尿，② 痒み，痛み，性的機能，③ 低血糖症状

尿病特異的なQOL質問紙では、身体機能や症状よりも、ライフスタイル（社会的機能や日常生活での役割）や心理状態への影響という領域の比重が大きい[5]。心理状態への影響としては、現在困難と感じる事柄と将来の不安がともに重要である。

DQOLの質問項目で例をあげれば、特に治療のために費やす時間に関する質問が特徴的である。例えば、「糖尿病治療のために時間がかかることについてどの程度満足していますか？」など数項目である。また、「食事がどの程度制限されていると感じますか？」や「治療に伴う痛みを感じることがどの程度ありますか？」などセルフケアの負担、「人前で糖尿病の治療をしなくてはいけないことがどの程度恥ずかしいですか？」や「糖尿病のことでからかわれることがどの程度ありますか？」など社会的関係や困難、「結婚や妊娠についてどの程度心配していますか？」や「合併症になるかもしれないことがどの程度不安ですか？」など、将来の心配などが糖尿病に固有の問題として取り上げられている[4]。

身体機能への影響については糖尿病特異的といえない事項が多く、特異的質問紙には含まれていないので、調査にあたっては包括的質問紙（例えばSF-36）との併用がすすめられている[11,12]。

3 糖尿病特異的尺度を選択する際の留意点

わが国で、糖尿病特異的尺度を用いる際の問題点が2つある。第一には世界的なレベルでみても、質問

数，扱っている領域，妥当性，変化への反応性（経時的応答性，経時的感度；responsiveness/sensitivity to change）などの点から判断して，まだ理想的な質問紙がないことである[7]。

現時点で国際的に最もよく用いられている尺度であるDQOLについて説明する。これは大規模臨床試験DCCTに用いられた質問紙である。質問数は46であり，思春期の患者に対しては親の態度などを問う10の追加項目がある。満足度，悪影響，糖尿病に関する心配および社会的心配，の4つの領域（domain）から構成されているが，構造分析はなされていない。それぞれの領域ごとに身体要素や社会的要素，心理的要素に関する質問が配置されている。

DCCTにおいては，治療による制約が増加するにもかかわらず，強化療法群と従来療法群でQOLに差がないという重要な結果を出した。しかしながら，低血糖特に重症低血糖が3倍になったにもかかわらず，このサブグループにおいてQOLの低下を証明しえなかったことから，質問紙の妥当性について発表当初から疑問の声があがっている[7]。

変化への反応性については，腎不全に陥った糖尿病患者で，単独の腎移植を行った群と膵腎同時移植を行った群で比較した研究がある[13]。1年のフォローアップで比較したところ，膵腎同時移植群ではすべての領域で改善が認められた。一方，変化が検出できなかったものとしては，超速効型と呼ばれる新しいインスリン製剤と従来のインスリンとの比較試験がある[14]。同様の試験に用いられた他の質問紙（ITR-QOL, DTSQ）は明らかに，超速効型インスリンの優秀性を検出している[15,16]。

このように，DQOLは糖尿病領域において画期的な質問紙であるが，妥当性や変化への反応性に疑問を投げかける総説が多い。これについて，DQOLの作者の1人は，「ある研究を行う場合には，その研究目的に沿ったいくつかの質問群を付加していく必要があり，DQOLは1つの基本的な尺度としてパッケージに加えられるものである」とコメントしている[12]。DQOLのほかにも多くの質問紙が用いられているが，まだ開発途中というのが一般的な見解である[17]。

第二の問題点は，日本での使用にあたっての問題である。国際的に使用されているQOL質問紙の翻訳版で，翻訳の正当な手順を踏んだうえで，信頼性や妥当性，構造分析などがなされ，かつ論文発表まで行われている尺度がまだ少ない。DQOLについても試験的に翻訳および試用されたものはあるが，翻訳作業にかかわる手続きが完全には行われておらず，作業の進行を待っている段階である[17]。また，わが国で作製されたものについては，まだ海外での評価が定まっていない。これらの点から，わが国における糖尿病領域でのQOL質問紙を用いた研究はその端緒についたばかりの状態ともいえる。また，数少ないわが国での翻訳版も，その使用にあたって開発元への登録および契約が必要なものがあり，なかなか容易に使用しにくいのが現状である。今回はその中で，信頼性および妥当性，ならびに変化への反応性が証明されている（一部のデータがそろっていない質問紙もある）尺度について紹介する。

4 代表的なQOL質問紙および治療満足度質問紙

前節で述べたような条件から，わが国で使用できる糖尿病特異的質問紙はまだ限られているが，そのうち臨床試験の経験を積んだものを2つ，改訂版作成中のものを1つ，また厳密にはQOL質問紙ではないが，国際的に汎用され多くの臨床試験でその性能を保証されてきた治療満足度質問表を紹介する。

なお，計量心理学的に検討され，臨床試験の経験をつんだ正式な日本語訳がないためにここでは紹介しないが，欧米では用いられているものはいくつか存在している。前述のDQOLのほか，Diabetes Care Profile[18]，Diabetes 39[19]（全面的に改変された日本語版はある）[20]，DSQOLS[21]（The Diabetes Specific Quality of Life Scale），ADDQOL[22]（The Audit of Diabetes-Dependent Quality of Life）などである。また，わが国で作成されたものとして血糖自己測定がQOLに及ぼす影響を測定する質問紙も発表されている[23]。

a. PAID（Problem Area in Diabetes Survey：糖尿病問題領域質問表：表2）

PAIDは臨床心理学者Polonskyを中心として，ジョスリン糖尿病センターメンタルヘルスグループで作成された質問紙である[24]。当初の開発意図は，彼らの臨床的観察に基づく疑問の解明のための道具作りであった。その臨床的観察とは，糖尿病の自己管理ができない患者は，糖尿病やその治療に関する知識が欠如しているのではなく，糖尿病やその治療に対する感情

表2 日本語版 PAID 質問表

PAID 質問表

答え方：あなた自身の考えでは，以下に示すような糖尿病に関連することがらが，あなたにとってどのくらい問題になっていますか？

それぞれの質問項目について，最も当てはまる答の番号に○をつけて下さい．例えば，ある質問項目があなたにとって，心配でもなく，あてはまらず，問題になっていなければ，"1"に○をつけて下さい．もし，そのことでたいへん悩んでおられれば，"5"に○をして下さい．それぞれの質問ついて，1から5の5段階の中から番号で選んで下さい．

1. 自分の糖尿病の治療法（食事療法，運動療法，飲み薬，インスリン注射，自己血糖測定など）について，はっきりとした，具体的な目標がない．
   私にとってそれは　　　1　　2　　3　　4　　5　　私はそのことで
   まったく問題ではない　　　　　　　　　　　　　　たいへん悩んでいる

2. 自分の糖尿病の治療法がいやになる．
   私にとってそれは　　　1　　2　　3　　4　　5　　私はそのことで
   まったく問題ではない　　　　　　　　　　　　　　たいへん悩んでいる

3. 糖尿病を持ちながら生きていくことを考えるとこわくなる．
   私にとってそれは　　　1　　2　　3　　4　　5　　私はそのことで
   まったく問題ではない　　　　　　　　　　　　　　たいへん悩んでいる

4. 糖尿病の治療に関連して，周りの人たちから不愉快な思いをさせられる（例えば，他人があなたに何を食べるべきか指示するなど）．
   私にとってそれは　　　1　　2　　3　　4　　5　　私はそのことで
   まったく問題ではない　　　　　　　　　　　　　　たいへん悩んでいる

5. 食べ物や食事の楽しみを奪われたと感じる．
   私にとってそれは　　　1　　2　　3　　4　　5　　私はそのことで
   まったく問題ではない　　　　　　　　　　　　　　たいへん悩んでいる

6. 糖尿病を持ちながら生きていくことを考えるとゆううつになる．
   私にとってそれは　　　1　　2　　3　　4　　5　　私はそのことで
   まったく問題ではない　　　　　　　　　　　　　　たいへん悩んでいる

7. 自分の気分や感情が糖尿病と関係しているかどうかが分からない．
   私にとってそれは　　　1　　2　　3　　4　　5　　私はそのことで
   まったく問題ではない　　　　　　　　　　　　　　たいへん悩んでいる

8. 糖尿病に打ちのめされたように感じる．
   私にとってそれは　　　1　　2　　3　　4　　5　　私はそのことで
   まったく問題ではない　　　　　　　　　　　　　　たいへん悩んでいる

9. 低血糖が心配である．
   私にとってそれは　　　1　　2　　3　　4　　5　　私はそのことで
   まったく問題ではない　　　　　　　　　　　　　　たいへん悩んでいる

10. 糖尿病を持ちながら生きていくことを考えると腹が立つ．
    私にとってそれは　　　1　　2　　3　　4　　5　　私はそのことで
    まったく問題ではない　　　　　　　　　　　　　　たいへん悩んでいる

11. つねに食べ物や食事が気になる．
    私にとってそれは　　　1　　2　　3　　4　　5　　私はそのことで
    まったく問題ではない　　　　　　　　　　　　　　たいへん悩んでいる

12. 将来のことや重い合併症になるかもしれないことが心配である．
    私にとってそれは　　　1　　2　　3　　4　　5　　私はそのことで
    まったく問題ではない　　　　　　　　　　　　　　たいへん悩んでいる

13. 糖尿病を管理していくことから脱線したとき，罪悪感や不安を感じる．
    私にとってそれは　　　1　　2　　3　　4　　5　　私はそのことで
    まったく問題ではない　　　　　　　　　　　　　　たいへん悩んでいる

（次ページにつづく）

表2（つづき）

---

14. 自分が糖尿病であることを受けいれていない。
    私にとってそれは　　　　1　　　2　　　3　　　4　　　5　　　私はそのことで
    まったく問題ではない　　　　　　　　　　　　　　　　　　　　たいへん悩んでいる

15. 糖尿病をみてもらっている医者に対して不満がある。
    私にとってそれは　　　　1　　　2　　　3　　　4　　　5　　　私はそのことで
    まったく問題ではない　　　　　　　　　　　　　　　　　　　　たいへん悩んでいる

16. 糖尿病のために，毎日多くの精神的エネルギーや肉体的エネルギーが奪われていると思う。
    私にとってそれは　　　　1　　　2　　　3　　　4　　　5　　　私はそのことで
    まったく問題ではない　　　　　　　　　　　　　　　　　　　　たいへん悩んでいる

17. 糖尿病のせいでひとりぼっちだと思う。
    私にとってそれは　　　　1　　　2　　　3　　　4　　　5　　　私はそのことで
    まったく問題ではない　　　　　　　　　　　　　　　　　　　　たいへん悩んでいる

18. 自分が糖尿病管理のために努力していることに対して，友人や家族は協力的でないと感じる。
    私にとってそれは　　　　1　　　2　　　3　　　4　　　5　　　私はそのことで
    まったく問題ではない　　　　　　　　　　　　　　　　　　　　たいへん悩んでいる

19. 自分が今持っている糖尿病の合併症に対処していくことが難しいと感じる。
    私にとってそれは　　　　1　　　2　　　3　　　4　　　5　　　私はそのことで
    まったく問題ではない　　　　　　　　　　　　　　　　　　　　たいへん悩んでいる

20. 糖尿病を管理するために努力しつづけて，疲れ燃え尽きてしまった。
    私にとってそれは　　　　1　　　2　　　3　　　4　　　5　　　私はそのことで
    まったく問題ではない　　　　　　　　　　　　　　　　　　　　たいへん悩んでいる

20項目すべての度合いを表す数字に○をつけてありますか，もう一度ご確認下さい。

Copyright Joslin Diabetes Center
日本語版　天理よろづ相談所病院内分泌・糖尿病センター

的な負担が高いというものである。治療ができていない患者の話を聞くと，例えば，「糖尿病の治療を続けることに疲れてしまった。やってもやっても終わりがない」という燃え尽き感や，「家族が糖尿病の治療に協力的でない」などの孤立感，「食事の自由を奪われた」などの束縛感，「合併症が恐い」など疾病に対する不安，などが強すぎることを経験する。ところが，このような糖尿病とその治療に関する感情の程度を測定する質問紙が存在しなかったため，PAIDが作製された。最終的には，20項目の質問群から構成される質問紙となった。PAIDは糖尿病であること，糖尿病の治療，糖尿病に基づく症状や合併症が，社会的機能や心理状態に与える影響を測定する糖尿病特異的質問紙であり，糖尿病特異的QOL質問紙の1つとして位置付けられている。

原著者らのデータに基づいて，質問紙の信頼性と構造について説明する[24,25]。質問は20項目からなり，内的整合性はCronbach $\alpha=0.95$ と高値である。因子分析の結果，質問紙はただ1つの因子で構成されており，それは「糖尿病に関する負担感情」である。したがって，すべての得点を合計してトータルスコアとする。これが高いほうが糖尿病とその治療に対する感情的負担が高い（すなわちQOLが悪い）と定義される。

妥当性に関しては，セルフケア行動の実行度，血糖コントロール，低血糖の有無，慢性合併症の有無，病型，治療法，ヘルス・ビリーフ（健康信念：health belief）やセルフエフィカシー（自己効力：self-efficacy）など他の健康行動関連概念との関係が検討されている[24,25]。セルフケアができない，血糖コントロールが悪い，低血糖や慢性合併症がある，ほどPAIDは高値で感情負担度が高かった。病型では1型，治療法ではインスリン群のPAIDが高く，健康行動関連概念とも相関がみられた。また変化に対する反応性も認められている。他の質問紙との関連では，一般的感情負担尺度，低血糖恐怖に関する質問紙，および過食症尺度と予想される方向で相関し，SF-36

の下位尺度とも相関が認められる(データ未発表)。

　日本語版については，必要な手順に則って翻訳，逆翻訳が行われ，パイロットスタディ，中規模試験などを経て，1999年に作製されている[26]。しかし，まだ論文発表がなされていない。使用にあたっては，許可が必要であるが，非営利的な研究であれば制限されることはない。ただし，薬剤の比較，新製品の比較などにおける使用では契約を要する。

b. ITR-QOL(Insulin Therapy Related QOL Measure：インスリン治療に関連するQOL質問表；表3)

　いくつかの臨床試験の結果，合併症を予防するためには厳格な血糖コントロールが必要だと結論されている。それを達成するためには，インスリン治療は必要不可欠である。1型糖尿病患者にはもちろんのこと，2型糖尿病患者に対してもその重要性は高まってきたといえる。しかしながら，インスリン注射は身体的，社会的，あるいは心理的ウェルビーイングに与える影響が大きい。DQOLを用いた調査においても，インスリン治療群は経口薬治療群や食事療法単独群に比べて，QOLが低い[11]。また，このことはPAIDやDTSQを用いた調査でも明らかとなっている[24,27]。

　しかしながら，従来の質問紙では，インスリン治療に関連するどのような要因がQOLを低下させるのかが明らかではなかった。これを調査する目的で著者らが開発したのがITR-QOL(Insulin Therapy Related QOL Measure：インスリン治療に関連するQOL質問表)である[28]。この質問紙は，身体症状，社会的活動，日常生活，感情の4つの下位尺度から構成されている。インスリン治療が与える影響を，身体症状(低血糖による活動の障害など3項目)，社会的活動(集団生活の制約など5項目)，日常生活(外出制限など4項目)，および感情(インスリン注射をしていくことの負担など11項目)で測定する。それぞれの内的整合性は，Cronbach α = 0.77以上と良好である。スコアは，質問23に対するスコアのみを逆スコアとして，すべてを合計すれば総スコアとなる。スコアが高いほうがQOLが高いことを意味している。下位尺度についても同様に，各質問へのスコアを合計して各下位尺度の得点とする。

　妥当性については病型，注射回数，注射タイミング，慢性合併症，低血糖症状，血糖コントロールなどとの関連が検討されている[29]。その結果，頻回注射(1日3回以上)と通常注射(1日2回以下)で比較すると，1型糖尿病患者ではQOLに差がないが，2型では頻回群でQOLが低下していた。その他，注射希望時間のズレ，重症低血糖，不良な血糖コントロールなどがQOLを低下させた。他の質問紙との相関は，DTSQならびにW-BQ 12(Well-being Questionnaire 12)[30]で調べられており，それぞれの下位尺度とも予期される方向で有意な相関を認めている。

　変化への反応性は，新しいインスリン製剤である超速効型インスリンアナログ(インスリンリスプロ)と従来の速効型インスリンの比較試験で確認されている。インスリンリスプロは食事の直前に注射することで効果を発現し，かつ低血糖の頻度が少ないことを特徴とするインスリン製剤である。特に治療にかかる時間が問題となる頻回注射患者では，ライフスタイルへのよい影響があると推定されていたが，ITR-QOLを用いた臨床試験で確認された[16,31]。

　使用にあたっては，登録ならびに許可が必要であるが，非営利的な研究であれば制限されることはない。ただし，薬剤の比較，新製品の比較などにおける使用では契約を要する。

c. 糖尿病総合負担度スケール

　糖尿病とその治療が老年糖尿病患者に与える負担度を測定することを目的として本邦で開発された質問紙である[32,33]。症状負担度，生活上負担度，食事療法負担度，薬物療法負担度，糖尿病不安度，満足度の6つの下位尺度に分かれ，37の質問項目から構成されている。構造分析は生データが紹介されていないが，ほぼ問題がなかったと報告されている。Cronbach α は0.66以上と良好である。併存妥当性については，老年者のwell-being(はつらつ度)の指標であるフィラデルフィア老年病センターモラールスケールとの相関を検討し，本質問紙で測定される糖尿病負担度が増加するほどwell-beingが低下することが証明されている。

　なお，検討対象を60歳以上の老年者に限定しており，それ以外の年齢層に適応できるかについては明らかにされていない。著者私信によれば，20項目に絞った改訂版が作成されており，変化への反応性も検討中とのことである。

d. DTSQ(Diabetes Treatment Satisfaction Questionnaire：糖尿病治療満足度質問表)

　DTSQは糖尿病治療に関する患者の満足度を測定する質問紙であり，厳密にはQOL質問紙とは区別さ

表3 ITR-QOL質問表

過去数週間のあいだに，以下のようなことがどの程度ありましたか，その度合いに応じて，あてはまる数字を○で囲んで下さい。
（もし，あなたが学生の場合は，学校での活動や学業を仕事あるいは用事と考えて，回答してください。）

	いつも そうである	しばしば そうである	ときどき そうである	まれに そうである	全く そうではない
1. インスリン注射のため仕事や用事が妨げられる。	1	2	3	4	5
2. インスリンを打ったあと，予定した時間に食事がとられないことがある。	1	2	3	4	5
3. インスリン注射のために外出時間が制限される。	1	2	3	4	5
4. インスリン注射のために社会的な（友人，近所，親戚，仕事上など）つきあいや活動が制限される。	1	2	3	4	5
5. インスリン注射のために余暇の活動（レジャーや趣味）が制限される。	1	2	3	4	5
6. インスリン注射による低血糖が心配で運動を控える。	1	2	3	4	5
7. 低血糖のために仕事や用事が妨げられる。	1	2	3	4	5
8. 時間通りに注射をする場所を見つけるのが困難である。	1	2	3	4	5
9. 低血糖症状を感じることがある。	1	2	3	4	5
10. インスリン注射のために急な誘いや仕事に対応できない。	1	2	3	4	5
11. インスリン注射をするために他人に説明する必要がある。	1	2	3	4	5
12. 体の具合が悪い。	1	2	3	4	5

以下のことがらは，あなたの考えと，どの程度一致しますか，その度合いに応じて，あてはまる数字を○で囲んでください。

	まったくその 通りである		どちら ともいえない		まったく そうではない
13. 糖尿病治療のために制約される時間が多すぎる。	1	2	3	4	5
14. インスリン注射のために行動範囲がせばまる。	1	2	3	4	5
15. インスリン注射の時間がたえず気になり，負担である。	1	2	3	4	5
16. インスリン注射のために食事開始時間が制約される。	1	2	3	4	5
17. インスリン注射のために朝早く起きるのが負担である。	1	2	3	4	5

（次ページにつづく）

表3(つづき)

18. インスリンを打ったあと，低血糖にならないかと不安である。	1	2	3	4	5
19. インスリン注射のために団体行動やつきあいが困難である。	1	2	3	4	5
20. インスリン注射から食事までの時間がむだである。	1	2	3	4	5
21. 外食をする時はインスリンを注射するのが困難である。	1	2	3	4	5
22. インスリン注射にともなう痛みが苦痛である。	1	2	3	4	5

以下のことがらは，あなたのインスリン治療に対する全体的な満足度と，どの程度一致しますか，その度合いに応じて，あてはまる数字を○で囲んで下さい。

	まったくその通りである	だいたいその通りである	どちらでもない	ほぼそうではない	まったくそうではない
23. インスリン治療としては，現在の方法に満足している。	1	2	3	4	5

Copyright Hitoshi Ishii 1999

れるものである。しかし，薬剤の比較を含めて多数の臨床試験に用いられており，糖尿病領域では最も国際的な評価が定まった質問紙である[34]。

質問紙は2つの因子で構成されている。第一因子は満足度を測定する質問群であり，現在の治療への満足度，融通性，便利度，知識の程度，他者にすすめるかどうか，将来も続けたいか，の6問から構成されている。第一因子のCronbach α は0.90で，優れた内的整合性をもっていた。第二因子は，血糖値に関するものであり，望ましくないほど高い血糖値，あるいは低い血糖値を感じることがどの程度あるかを尋ねている。

妥当性については，治療法，血糖コントロール，低血糖などとの関連が検討されている。また，変化への反応性についても，インスリン投与法間(通常注射とインスリン持続皮下注入療法)，およびインスリン製剤間(超速効型インスリン製剤と速効型インスリン)の検討で証明されている。

日本語版については，必要な手順に則って翻訳，逆翻訳が行われ，パイロットスタディ，中規模試験などを経て，1996年に作製され，論文発表されている[27]。使用にあたっては，原著者の許可と契約が必要であるが，非営利的な研究であれば現在のところ制限されることはない。ただし，薬剤の比較，新製品の比較などにおける使用では製薬会社と原著者との契約を要する。なお，原著者の了解が得られていないため本書に質問紙は掲載できない。

5 質問紙の使い分け

a. 治療法による適応

PAIDおよびDTSQはどの治療法を行っている患者にも使用できる。ITR-QOLはインスリン使用患者のみに使用できる。

b. 日常臨床で用いるのか，臨床試験か

PAIDは臨床試験や介入試験の結果の評価法としても使用できるし，日常臨床でも使用できる。日常臨床に用いる場合は，血糖コントロールが不良な患者がどのような点に困難を感じているのかを明らかにすることに役立つ。ITR-QOLならびにDTSQは，薬剤などの比較臨床試験の評価法として用いられるとき，その真価を発揮する。

c. 包括的質問紙を同時に用いる

糖尿病特異的質問紙は，疾患と治療によるライフスタイルへの影響の検出に優れている。したがって，身体機能などについてはSF-36などの包括的質問紙と

6 まとめ

糖尿病は現時点では治癒しない病気であり、その治療目標は日々のたゆまざる自己管理によって合併症を予防しながら、健常人と同様の人生を送ることである。その目標が達成されるためには、日々の治療による身体面、生活面および心理面への負担や制約ができるだけ少なくなることが重要である。すなわち、慢性疾患の治療は大部分が患者自身によって行われるため、治療法の選択には患者の考え方が反映されていく必要がある。そのためには、治療法などの結果の評価法として、QOLは極めて重要な意義をもっている。わが国における糖尿病領域のQOL研究の歴史はまだその端緒についたところであるが、現在いくつかの画期的な薬剤や治療法が開発中ということもあって、今後大きな発展が期待できるものと思われる。

併用することがすすめられている。他に考慮する要素としては、PAIDおよびDTSQは得られた結果について国際的な比較ができるという利点をもっているということである。

◆文献

1) DCCT Research Group: The effect of intensive treatment diabetes on the development and progression of long-term complications in insulin-dependent diabetes mellitus. N Engl J Med 329: 977-986, 1993
2) UK Prospective Diabetes Study Group: Intensive blood glucose control with sulphonylureas or insulin compared with conventional treatment and risk of complications with type 2 diabetes (UKPDS 33). Lancet 352: 837-853, 1998
3) McCormack J, et al: Seeing what you want to see in randomized controlled trails: versions and perversions of UKPDS data. BMJ 320: 1720-1723, 2000
4) The DCCT Research Group: Reliability and validity of a Diabetes Quality-of-Life Measure for the Diabetes Control and Complications Trial (DCCT). Diabetes Care 11: 725-732, 1988
5) The DCCT Research Group: Influence of intensive diabetes treatment on quality-of-life outcomes in The Diabetes Control and Complications Trial. Diabetes Care 19: 195-203, 1996
6) 石井 均：糖尿病の心理行動学的諸問題．糖尿病 43：13-16, 2000
7) Polonsky WH: Understanding and assessing diabetes-specific quality of life. Diabetes Spectrum 13: 36-41, 2000
8) 石井 均：糖尿病治療におけるQOL評価，矢崎義雄（編）：分子糖尿病学の進歩—基礎から臨床まで, pp 188-196, 金原出版, 1996
9) Cox D, et al: Fear of hypoglycemia; Quantification, validation and utilization. Diabetes Care 10: 617-621, 1987
10) Anderson B, et al: Practical Psychology for Diabetes Clinicians. Alexandria, VA, American Diabetes Association, 1996〔中尾一和，石井 均（監訳）：糖尿病診療のための臨床心理ガイド，メジカルビュー社, 1997〕
11) Jacobson AM, et al: The evaluation of two measures of quality of life in patients with type I and type II diabetes. Diabetes Care 17: 267-274, 1994
12) Jacobson AM, The DCCT Research Group: The Diabetes Quality of Life Measure, Bradley C (ed): Handbook of psychology and diabetes, pp65-87, Harwood Academic Publishers, 1994
13) Nathan DM, et al: Long-term metabolic and quality of life results with pancreatic/renal transplantation in insulin-dependent diabetes mellitus. Transplantation 52: 85-91, 1991
14) Kotsanos JG, et al: Health-related quality-of-life results from multinational clinical trials of insulin lispro; Assessing benefits of a new diabetes therapy. Diabetes Care 20: 948-958, 1997
15) Janes JM: Preference for, and improvement in aspects of quality of life (qol) with, insulin lispro in multiple injection regimen. Diabetologia 40: A353, 1997
16) Ishii H, et al: Quality of life assessment of insulin lispro in Japanese clinical trails-Comparison with regular human insulin. Diabetes 49 (Suppl 1): A91, 2000
17) Asao K, et al: Measurement of quality of life in Japanese patients with type 2 diabetes; Evaluation of a questionnaire using the Diabetes Quality of Life Scale and its determinants. Diabetes 49 (Suppl 1): A323, 2000
18) Fitzgerald JT, et al: Development and validation of the Diabetes Care Profile. Eval Health Professions 19: 208-230, 1996
19) Boyer JG, et al: The development of an instrument for assessing the quality of life of people with diabetes, Diabetes-39. Med Care 35: 440-453, 1997
20) 大石剛子：糖尿病特異的総合的QOL尺度の開発．東京大学大学院医学研究科健康科学・看護学博士課程論文, 1999
21) Bott U, et al: Validation of the diabetes specific quality of life scale for patient with type 1

diabetes. Diabetes Care 21: 757-769, 1998
22) Bradley C, et al: The development of individualized questionnaire measure of perceived impact of diabetes on quality of life: the ADDQOL. Qual Life Res 8: 79-91, 1999
23) Atsumi Y, et al, SCCT group: Self-monitoring of blood glucose improved quality of life in NIDDM patients treated with diet alone or oral hypoglycemic agents. Diabetes 46 (Suppl 1): A267, 1997
24) Polonsky WH, et al: Assessment of diabetes-related emotional distress. Diabetes Care 18: 754-760, 1995
25) Welch GW, et al: The Problem Areas in Diabetes Scale—A evaluation of its clinical utility. Diabetes Care 20: 760-772, 1997
26) 石井　均・他：PAID（糖尿病問題領域質問表）を用いた糖尿病患者の感情負担度の測定．糖尿病 42（Suppl 1）：S 262, 1999
27) 石井　均・他：糖尿病治療満足度質問表（DTSQ）の日本語訳と評価に関する研究．医学のあゆみ 192：809-814, 2000
28) 石井　均・他：インスリン治療に関する QOL 質問表（ITR-QOL）の開発．糖尿病 44：9-15, 2001
29) 石井　均・他：インスリン治療に関する QOL 質問表（ITR-QOL）の臨床的知見．糖尿病 44：17-22, 2001
30) Bradley C: The Well-being Questionnaire. Bradley C (ed): Handbook of psychology and diabetes, Harwood Academic Publishers, pp89-109, 1994
31) 石井　均・他：日本における 1 型および 2 型糖尿病患者の頻回注射療法におけるインスリンリスプロとレギュラーヒトインスリンの患者 QOL に与える影響の比較．臨床医薬 16：1631-1647, 2000
32) 荒木　厚・他：老年者糖尿病における糖尿病総合負担度スケール作成の試み．日老会誌 32：786-796, 1995
33) 荒木　厚・他：老年者糖尿病の糖尿病負担感の規定要因．日老会誌 32：797-803, 1995
34) Bradley C: Diabetes Treatment Satisfaction Questionnaire (DTSQ), Bradley C (ed): Handbook of psychology and diabetes, Harwood Academic Publishers, pp111-132, 1994

4 慢性腎疾患

1 腎疾患と健康関連QOL

近年，健康関連QOLが，医療行為によってもたらされる成果（アウトカム）を評価する新しい指標の1つとして注目されるようになった[1]。慢性腎疾患の中でも，特に末期腎不全患者の健康関連QOLに関する研究は，以前より欧米やわが国で数多く行われてきた。その背景として以下の理由があげられる。

(1) 末期腎不全患者に対する治療法が確立し，治療の目的として，延命のみならず患者本人の主観に基づく健康度や役割機能，社会機能といった日常生活の維持・向上が重要視されるようになった[2]。

(2) 現在は末期腎不全患者に対する治療法として，施設血液透析，家庭血液透析，腹膜透析，および腎移植などいくつかの選択肢があり，それぞれの患者にとっての最適な方法を選択するための基礎資料として，患者の主観的健康関連QOLに関する知見が必要とされた[2]。

(3) 末期腎不全患者に対する治療費用は高額であり[2]，米国および日本などでは，公的保険によってかなりの部分が負担されている。またエリスロポエチンの臨床応用により，末期腎不全患者のQOLは飛躍的に向上したが，同時に医療費の増加をもたらしている。エリスロポエチンのターゲットレベルをどの程度にするべきかを検討することが，臨床において求められているだけでなく，医療経済的な面でも重要であると認識されており[3]，特にエリスロポエチンのQOLに与える影響については多くの研究者が取り組んできた。

(4) 透析を受けるということは，器械に生命および生活が依存しており，また腎移植患者は移植臓器に依存した生活を送っているわけである。こういった状況は，他の慢性疾患とは非常に異なり，1960年代から行動科学者が注目していた[2]。

2 腎疾患特異的尺度とは何か？

末期腎不全患者の健康関連QOLを測定するための尺度は，包括的尺度と腎疾患特異的尺度に大別することができる。腎疾患特異的尺度とは，腎疾患患者に特有の問題点を評価することを目的に開発された尺度のことを指す。透析患者に対して欧米で開発された腎疾患特異的尺度としては，Kidney Disease Quality of Life (KDQOL™)[4]およびKidney Disease Questionnaire[5]があげられる。また腎移植患者に対しては，腎疾患特異的尺度としてKidney Disease Questionnaire[6]が開発された。現時点で日本語版が開発され，日本人患者に対して使用可能なのはKDQOL™のみであり，本項ではこれを紹介する。

3 Kidney Disease Quality of Life (KDQOL™)

a. KDQOL™とは何か？

KDQOL™は，もともと米国人血液透析患者を対象にして開発された腎疾患特異的疾患尺度である。包括的尺度項目としてのSF-36 Health Survey (SF-36)[7]と，血液透析患者に特異的な質問97項目から構成されており，包括的尺度と，腎疾患特異的尺度の両方を含む。さらに疾患特異的な項目を43項目に減らしたバージョンが開発されている。英語版KDQOL™の信頼性，妥当性は確立しており[4]，米国における血液透析患者特異的尺度のスタンダードとなっている。またKDQOL™を用いた腹膜透析患者のQOL評価も報

あなたの腎臓病について

以下の項目は，どのくらいあなたにあてはまりますか？
（ア～エまでのそれぞれの項目について，一番よくあてはまる番号に○をつけてください）

		ぜんぜんあてはまらない	ほとんどあてはまらない	何ともいえない	ほぼあてはまる	まったくそのとおり
ア	腎臓病は生活の大きな妨げになっている	1	2	3	4	5
イ	腎臓病のために時間をとられすぎる	1	2	3	4	5
ウ	腎臓病のことでいらいらする	1	2	3	4	5
エ	自分が家族の負担になっていると感じる	1	2	3	4	5

Copyright © 1993, 1994, 1995 RAND and University of Arizona

図1 日本語版 KDQOL™ の質問項目の1例

告されている[8]。英語版 KDQOL™（疾患特異的項目43）を日本語に翻訳し，逆翻訳の過程も加えて日本人用に開発されたのが日本語版 KDQOL™ である[9~11]。この日本語版の信頼性と妥当性については検証がされている[12]。質問項目の一例を図1に引用しておく。

b. KDQOL™ で何を測定することができるのか？—その有用性について

KDQOL™ に含まれる包括的尺度も腎疾患尺度も，それぞれ複数の下位尺度を有しており，患者の健康関連 QOL を多面的に測定することができる（表1）。それぞれの下位尺度についての得点によって患者の健康関連 QOL を評価する。高得点ほど健康関連 QOL が高いことを意味する。実際の質問項目の内容に関しては，表2を参照していただきたい。

包括的尺度である SF-36 については，日本全国からランダム抽出した地域住民の測定値（国民標準値）と比較することができる。すなわち，国民標準値との差を検討することで，国際比較や他の疾患との比較も可能である。

c. KDQOL™ の尺度としての限界

これまでの研究では，横断研究における信頼性と妥当性が確認されているが，縦断研究における有用性は証明されていない。また個々の患者のモニタリング目的で使用することの有用性も確立していない。

表1 日本語版 KDQOL™ を構成する下位尺度と質問項目数

下位尺度	質問項目数
包括的尺度の下位尺度（SF-36）	
身体機能	10
役割機能（身体）	4
からだの痛み	2
全体的健康感	5
活力	4
社会機能	2
役割機能（精神）	3
精神状態	5
腎疾患尺度の下位尺度	
症状	12
腎疾患の影響	8
腎疾患による負担	4
勤労状況	2
認知機能	3
社会活動の質	3
性機能	2
睡眠	4
社会からの支援	2
透析スタッフからの励まし	2
満足感	1

d. 日本語版 KDQOL™ の使用方法
1) 日本語版 KDQOL™ の入手方法

日本語版 KDQOL™ の使用にあたっては，開発元である RAND に登録し，質問紙と使用法マニュアル[13]を入手する。1つの研究について，質問紙を一部入手し，必要な人数分をコピーして利用することが可能である。連絡先を末尾に記載する。

表2 KDQOL™疾患特異的尺度の下位尺度と質問内容

下位尺度	質問内容
症状	下記にあげる症状の有無と程度 筋肉の痛み，胸の痛み，筋肉のけいれん，皮膚のかゆみ，皮膚の乾燥，息切れ，立ちくらみ，食欲不振，ひどい疲れ，手足のしびれ，吐き気や胃の不快感，シャントあるいはカテーテルの問題
腎疾患の影響	以下の項目についてどの程度困っているか？ 水分の制限，食事の制限，家事，旅行，医者や他の医療スタッフに頼らなければならない，腎臓病によるストレスや不安，性生活，外見
腎疾患による負担	腎臓病は生活の大きな妨げになっている 腎臓病のために時間をとられすぎる 腎臓病のことでいらいらする 自分が家族の負担になっていると感じる
勤労状況	過去1カ月間に仕事をしたかどうか 現在健康状態が悪いために仕事を休んでいる
認知機能	人に何か言われたり，されても，すぐ反応しないことがあったかどうか 物事に集中しにくかったり，考えがまとまらなかったりしたか 頭が混乱することがあったか
社会活動の質	まわりの人をさけたかどうか まわりの人にいらいらした行動をとったか ひととうまくやっていけたか
性機能	リラックスしてセックスを楽しめない 性的に興奮しにくい
睡眠	この1カ月間のあなたの睡眠はどうでしたか(10段階評価) よる目がさめて，眠りにもどれなかった 十分に睡眠がとれた 昼間，眠くなって困ったことがあった
社会からの支援	家族や友人と一緒にいられる時間に満足している 家族や友人からの支えに満足している
透析スタッフからの励まし	透析施設の人たちは，私ができるだけ自分のことは自分でできるように励ます 透析施設の人たちは，私が腎臓病とうまく付き合えるように支えてくれる
満足感	透析施設では1人の人間として，親切に関心を持って扱われているか？ このことについてどの程度満足しているか？

2) 患者への配布，回収方法について

●対象患者

対象者は透析患者である。日本語版KDQOL™は自己記入式質問紙であり，質問の意味を自分で理解可能な患者だけに使用できる。視力障害のため読字困難な患者には，補助者(家族など)が音読し患者から回答を得てもよい。書字困難な場合も，回答を補助者が代わりに記入してもよい。高齢者の場合は，通常の質問紙では字が小さすぎて読めないことによって回答できず，結果的に回答率が下がることがある。対象者に高齢者が含まれる場合は，字を拡大した質問紙をあらかじめ準備するなどの配慮が必要になる。

●質問紙の渡し方

研究目的で使用する場合，無記名式調査のほうが本来の回答が得られやすく，主治医が直接渡すよりは，他の医療者のほうがよいと考えられている。回答についてのプライバシーが十分に保護されるように計画し，その旨を対象者にもよく伝えておくことが大切である。

●調査のタイミング

実際臨床研究においてKDQOL™を使用する場合，質問紙の配布および回収を確実にしたい場合は，透析日にその場で実施して回収することが多いと思われる。また，患者の都合などで，非透析日のほうが実施しやすい場合もある。多くの項目は過去1カ月間の状態について聞いているが，同じ患者でも，透析日と非透析日での回答の再現性については証明されていない。透析日であっても透析前，透析中，透析直後で同一の回答をするかどうかは証明されていない。これらの理由から，実施のタイミングは同一にするほうがよい。またすべての質問項目に回答するためには，よい状態の患者であっても15〜30分程度の時間を必要とするので，患者の負担になりにくいタイミングを選ぶ必要がある。

●得られた結果の評価法

実際に調査を実施したら，得られた回答からそれぞ

れの下位尺度について得点を計算する。各下位尺度得点の計算方法は，使用法マニュアル[11]に記載されている通りである。

KDQOL™に含まれるSF-36の得点計算方法は現在2種類(MOS法，RAND法)あり，KDQOL™マニュアルに記載されているのはRAND法である。一方，SF-36の国民標準値はMOS法[14]を用いて計算されている。この二つの方法で異なるのは体の痛み(bodily pain)と全体的健康観(general health perceptions)の計算方法であり，他の6下位尺度に関しては同一である[15]。KDQOL™を用いて得た患者のSF-36得点を国民標準値と比較する場合は，体の痛みと全体的健康感に関してはMOS法で計算することをお勧めする。

4 末期腎不全患者のQOLに関する研究報告例

a. KDQOL™を用いた報告例

1) 英語版KDQOL™の信頼性および妥当性に関する研究

Haysらは，165名の施設血液透析患者を対象に英語版KDQOL™を実施し，尺度としての信頼性および妥当性を検討した[4]。この研究で対象となった患者における年齢，性別，人種，原疾患は米国全体の透析患者の分布とほぼ同じであった。計量心理学的手法による検討の結果，高い信頼性および妥当性が証明された。

2) 英語版KDQOL™を用いた国際アウトカム研究：The Dialysis Outcome and Practice Pattern Study (DOPPS study)

Heldらは，米国，ヨーロッパ(フランス，ドイツ，イタリア，スペイン，イギリス)および日本の透析患者を対象に，大規模な前向き観察研究を継続中であり，臨床アウトカムの1つとしてKDQOL™が使用されている[16]。米国人患者4,600人とヨーロッパ患者2,600名について解析したところ，KDQOL™の下位尺度の1つである"腎疾患の負担"が，患者死亡や入院と強い関連を示したことを報告した。"腎疾患の負担"スコアが5ポイント高い場合(健康関連QOLが高い)，死亡のリスクが9%，入院のリスクが4%低くなることが明らかになった[17]。

3) 日本語版KDQOL™を用いた血液透析患者と腹膜透析患者の比較[10]

千葉県で透析中の，施設血液透析患者418名と，CAPD患者102名に日本語版KDQOL™を実施し，治療法間の健康関連QOLを比較した。CAPD患者は施設血液透析患者に比べて，"腎疾患の影響"，および"腎疾患の負担"において高いQOLを示した。しかし"社会機能"においてはむしろ施設血液透析患者のほうが高いQOLを示した。

b. SF-36を用いた報告例

ここまでKDQOL™について紹介してきたが，現在までの研究ではSF-36を用いた報告が圧倒的に多い。その理由としては早くから開発されたこと，質問項目が少なく実施しやすいこと，国民標準値が存在するため国際比較などが可能であること，などがあげられる。そこでSF-36を用いた報告をいくつかご紹介したい。

1) エリスロポエチンが健康関連QOLに与える効果に関する報告

Levinらは324名の透析患者に対して，エリスロポエチン投与前と投与後の健康関連QOLを比較する目的でSF-36を使用した。エリスロポエチン投与後12カ月で，"身体機能"，"活力"，"社会機能"および精神機能サマリースコアの向上が認められた[18]。特に，"活力"の向上が著しかった。

Beusterienらは，エリスロポエチン投与中の透析患者と新規にエリスロポエチンを投与する透析患者を縦断的に観察し，QOLの変化をSF-36によって測定した[19]。その結果，新規投与患者においては99日後にヘマトクリットの有意な改善(4.6%)とともに，"身体機能"，"活力"，"社会機能"，"精神状態"の4下位尺度で有意なQOLの改善を認めた。すでにエリスロポエチン投与中の患者においては，ヘマトクリットが0.3%改善したが，QOLの変化は認められなかった。

2) SF-36を用いたハイリスク患者のスクリーニングに関する研究

DeOreoらは1,000名の透析患者を2年間継続的に観察し，SF-36の得点と，他の臨床アウトカム(死亡率，入院日数，コンプライアンス，うつ病)との関連を検討した[20]。SF-36の得点から算出される身体機能サマリースコア(PCS)と死亡率に有意な関連が認められた。PCSおよび精神機能サマリースコア(MCS)

のいずれも，入院日数と有意に相関し，それぞれの得点が低いほど入院日数が長いことが明らかになった。1カ月に2回以上透析を休む患者は，そうでない患者に比べてPCSが比較的高く，MCSが低かった。MCSが42点以下の患者の中で，うつ病と診断された患者の割合は25%であった。これらの結果から，SF-36がハイリスク患者のスクリーニングに有用であることが示唆された。

注：PCSおよびMCSは，SF-36の8尺度得点をもとに算出される得点であるが，日本語版ではその妥当性が証明されていない。

3) 日本人透析患者の健康関連QOLに関する横断研究

高井らは，愛知県の115透析施設で透析治療中である患者6,234名に対して日本語版SF-36を実施し，その得点を国民標準値と比較した[21]。すべての下位尺度(8下位尺度)において，透析患者のQOLは国民標準値から有意に低下していることが示された。

4) 日本人保存期慢性腎不全患者の健康関連QOLに関する研究

福原らは，保存期慢性腎不全患者における腎機能の変化と，患者QOLの変化を多施設共同研究により検討した[22]。保存期腎不全患者では，SF-36の中で"からだの痛み"を除く7下位尺度で，国民標準値よりもQOLが低下していることが明らかになった。またQOLの低下と関連する他のアウトカムとしては，血清クレアチニンよりもヘマトクリットの効果が大きいことを示した。

5) 日本人腎移植患者の健康関連QOLに関する横断研究

筆者らは，395名の日本人腎移植患者に日本語版SF-36を実施し，その得点を国民標準値と比較した[23]。身体機能，全体的健康観，活力，社会機能の4項目で，国民標準値よりも有意な低下を認めた。特に欧米人(米国，イギリス)を対象とした先行研究とは異なり，全体的健康観の低下が著しいことが日本人患者の特徴と考えられた。

c．その他の尺度を用いた報告例
1) 末期腎不全患者の治療法別QOL比較

Evansらは，859名の末期腎不全患者(施設血液透析，家庭血液透析，CAPD，腎移植)を対象にして客観的QOLおよび主観的QOLを比較した[24]。客観的QOLの指標として，Karnofsky Indexを，主観的QOLの指標としてはIndex Psychological Affect, the Index of Overall Life Satisfactionおよびthe Index of Well-Beingを使用した。4治療法間の比較では，移植患者のQOLが最も高く，透析患者の中では家庭血液透析患者のQOLが最も高かった。ケースミクス(年齢，性別，人種，学歴，原疾患，併存症，透析歴あるいは移植期間など)を統計的に調整した比較を行っても，同じ結果であった。

2) Dartmouth COOP educational System 〈Dialysis version〉

もともと一般老人患者の身体機能を外来で測定する目的で開発されたDartmouth COOP Chartに，透析患者用教育用ブックレット，患者リポートなどを組み合わせた透析患者用システムが開発された[25]。Dartmouth COOP Chartで患者のQOLを評価し，個々の患者に必要な情報をブックレットによって提供し，さらに主治医にも問題点などをレポートすることによって相乗効果を狙うシステムである。処方薬内服数，健康診断受診，喫煙の有無などを同時に調査することで，患者の健康管理一般に貢献することも目的となる。Dartmouth COOP Chartは1つの下位尺度について質問項目が1つであり，尺度としての精度には限界があるが，わかりやすい絵柄つき(図2)で短時間で終了できること，結果を直接患者にフィードバックできることなどの利点があげられる。

5 おわりに

末期腎不全患者に関しては，比較的早くからQOLに関する研究が行われてきたものの，疾患特異的尺度として確立したものは少ないのが現状である。英語版KDQOL™は米国における透析患者特異的尺度のスタンダードとなっており，多くの臨床研究のアウトカム指標として使用されている。わが国においては，日本語版KDQOL™が最も有用性が高い腎疾患特異的尺度と期待されている。日本語版KDQOL™の中に含まれる包括的尺度であるSF-36は，日本人患者に使用に十分耐えることが先行研究でも明らかであり，比較的容易に広く使用できると思う。今後は，臨床試験をはじめとする臨床研究に広く使用できるような，日

PHYSICAL FITNESS

During the past 4 weeks...
What was the hardest physical activity
you could do for at least 2 minutes?

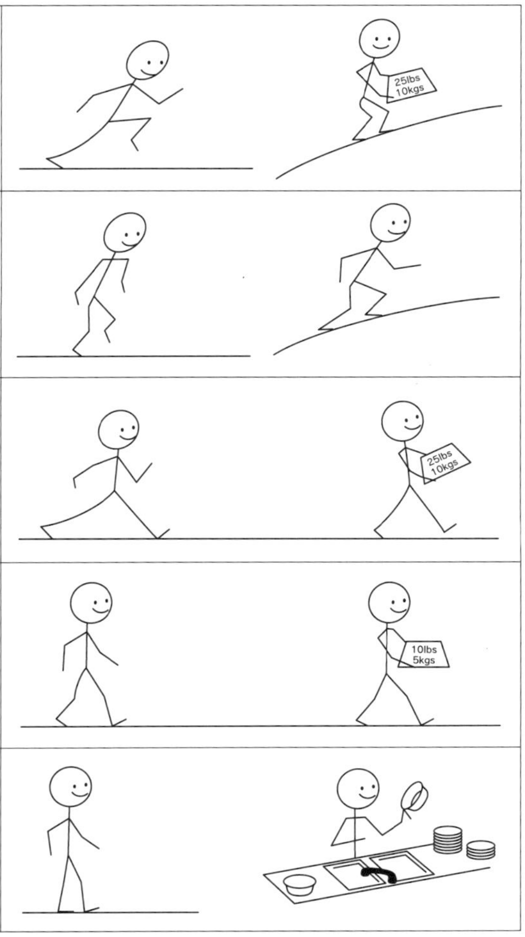

Circle here

Very heavy, (for example) ● Run, fast pace ● Carry a heavy load upstairs or uphill (25 lbs/10 kgs)		1
Heavy, (for example) ● Jog, slow pace ● Climb stairs or a hill moderate pace		2
Moderate, (for example) ● Walk, fast pace ● Carry a heavy load on level ground (25 lbs/10 kgs)		3
Light, (for example) ● Walk, medium pace ● Carry light load on level ground (10 lbs/5 kgs)		4
Very light, (for example) ● Walk, slow pace ● Wash dishes		5

Copyright © TRUSTEES OF DARTMOUTH COLLEGE/COOP PROJECT 1995   9/90

図2

本人患者に適当で，精度も高く，かつ国際比較にも耐えられるような特異的尺度の改良および開発が期待されている．また同時に，精度を多少犠牲にしても，患者に直接フィードバックできる尺度やシステムの開発も1つの方向性として興味深いと思われる．

連絡先：
RAND
1700 Main Street PO BOX 2138
Santa Monica, CA 90407-2138
TEL: 310-393-0411
FAX: 310-451-6915
e-mail: order@rand.org
http://www.rand/org

資料名：
Kidney Disease Quality of Life Short Form (KDQOL-SF™), Version 1.2:
A Manual for Use and Scoring (Japanese Questionnaire, Japan)
Document Number P-7994
価格：9ドル(質問紙とマニュアル5ドル＋郵送費4ドル，2000年8月現在)

◆文献
1) 福原俊一：健康関連QOLの臨床的意義―今なぜQOLか？ 何のためにQOLを測定するか？ 臨床透析 13：1071-1082，1997
2) De-Nour AK, et al: Determining quality of life in

the renal replacement therapies, Spilker B (ed): Pharmacoeconomics in Clinical Trials. Second edition, pp 953-960, Lippincott-Raven Publishers, Philadelphia, 1996
3) 秋葉 隆：QOL 評価は腎不全治療に何をもたらしたか．臨床透析 13：1115-1119, 1997
4) Hays RD, et al: Development of the kidney disease quality of life (KDQOL) instrument. Qual Life Res 3: 329-338, 1994
5) Laupacis A, et al: A disease-specific questionnaire for assessing quality of life in patients on hemodialysis. Nephron 60: 302-306, 1992
6) Laupacis A, et al: Disease-specific questionnaire for patients with a renal transplant. Nephron 64: 226-231, 1993
7) Hays RD, et al: RAND 36-item health survey 1.0. Health Econ 2: 217-227, 1993
8) Lo CY, et al: Benefits of exercise training in patients on continuous ambulatory peritoneal dialysis. Am J Kidney Dis 32: 1011-1018, 1998
9) 三浦靖彦・他：血液透析患者と腹膜透析患者のQOL—KDQOL™ を用いた測定の試み．臨床透析 13：1129-1135, 1997
10) Green J, et al: Method of dialysis and health-related quality of life in Japan: hemodialysis vs continuous ambulatory peritoneal dialysis. Qual Life Res 7: 601, 1998
11) Green J, et al: QOL associated with hemodialysis and peritoneal dialysis. Japanese Journal of Nephrology 40: 78, 1998
12) Green J, et al: Translation, cultural adaptation, and initial reliability and multitrait testing of the Kidney Disease Quality of Life instrument for use in Japan. Quality of Life Research (accepted)
13) Hays RD, et al: Kidney Disease Quality of Life Short Form (KDQOL-SFTM), Version 1.2; A Manual for Use and Scoring (Japanese Quesionnaire, Japan), RAND, Santa Monica, 1997
14) Ware JE, et al: SF-36 Health Survey; Manual and Interpretation Guide. Boston, MA, Health Institute, New England Medical Center, 1993
15) Hays RD, et al: The Rand 36-Item Health Survey 1.0. Health Econ 2: 217-227, 1993
16) Young EW, et al: The dialysis outcomes and practice patterns study (DOPPS): an international hemodialysis study. Kidney Int 57 (supple 74): S74-S81, 2000
17) Mapes DL, et al: Quality of life predicts motality and hospitalization for hemodialysis (HD) patients in the US and Europe. JASN 10: 249A, 1999
18) Levin NW, et al: Maximizing patient benefits with epoetin alfa therapy. Am J Kidney Dis 22 (Suppl 1): 3-12, 1993
19) Beusterien KM, et al: The effects of recombinant human erythropoietin on functional health and well-being in chronic dialysis patients. J Am Soc Nephrol 7: 763-773, 1996
20) DeOreo PB, et al: Hemodialysis patients-assessed functional health status predicts continued survival, hospitalization, and dialysis-attendance compliance. Am J Kidney Dis 30: 204-212, 1997
21) 高井一郎・他：透析患者の QOL—SF-36 を用いた試み．臨床透析 13：1107-1113
22) Fukuhara S, et al: Health-related quality of life of pre-dialysis patients with chronic renal failure. Nephrology 3 (supple 1) : S507, 1997
23) Tsuji-Hayashi Y, et al: Health-related quality of life among renal-transplant recipients in Japan. Transplantation 68: 1331-1335, 1999
24) Evans RW, et al: The quality of life of patients with end-stage renal disease. N Engl J Med 312: 553-559, 1985
25) Young BA, et al: Comprehansive quality of life, health maintenance and symptom survey in dialysis patients. J Am Soc Nephrol 10: 258A, 1999

5 泌尿器科疾患

■はじめに

悪性腫瘍と慢性腎疾患を除くと，泌尿器科疾患の主なものとしては，尿路性器感染症，尿路結石，排尿障害，男性の性機能障害，副腎疾患などがあげられる。このうち，疾患特異的な QOL 評価の研究対象となっているのは，排尿障害と性機能障害である。これらは慢性に経過する場合が多く，身体的障害に比して精神面も含めた QOL への影響が大きいからであろう。しかし，その QOL の評価尺度には確定的なものがないのが現状である。

1 排尿障害における QOL

排尿機能の障害は，蓄尿相(尿をためている時間)の障害と排出相(尿を出す時間)の障害に二分して考えるとわかりやすい(表1)。生理的には蓄尿相のほうが圧倒的に長く，排出相は1日で10分足らずに過ぎない。排出相の障害時の症状には，排尿開始の遅延，尿勢の低下，残尿感，尿閉などがあり，これらは低活動膀胱もしくは尿道の閉塞で起こる。蓄尿相の障害時には，頻尿，尿意切迫感，尿失禁などの症状がみられ，膀胱の過活動か尿道の閉鎖不全が原因となる。

排出相の原因疾患としては前立腺肥大症が代表的で，疾患特異的な QOL の研究もなされている。これに対し蓄尿相の障害では，原因疾患の種類が多くその病態も一様ではないので，尿失禁という状態についてQOL 研究がなされている。したがって尿失禁の QOL 尺度は疾患特異的ではなく，状態特異的というのがより正しい。

A 前立腺肥大症と QOL

前立腺肥大症(benign prostatic hyperplasia: BPH)とは，病理学的には前立腺の腺性線維性過形成である。その頻度は高齢男性ではほぼ必発で，肉眼的結節を形成するのは約半数，症状を呈するのはその半数の約25％くらいと推定される。病態の本態は尿道抵抗の増大であるが，二次的に膀胱の過活動を生じ，頻尿などの蓄尿相の症状も呈する。

a. 症状と QOL の尺度
1) 症状スコア

BPH の症状スコアとしては，国際前立腺症状スコア(International Prostate Symptom Score: IPSS)が最も広く用いられている[1~3]。IPSS では7項目の症状に対して，その頻度によって0〜5点のスコアを与え，合計点(0〜35点)で重症度を表現する。

各症状について「困る程度(bother)」を尋ねることについては議論がある。集団でみる限り，症状スコアと困る程度は高い相関を示し[4,5]，情報量を冗長にするだけに終わる可能性がある。例えば BPH Impact Index に各症状の困る程度を加えても，全般的健康観への説明力をあげることができないとされる[6]。ところが症状の程度と困る程度の相関は個人差が大きく，かつ困る程度のほうが排尿状態の満足度や受診の動機として大きいと指摘されている[7,8]。また BPH で受診する患者の国際比較をした場合，症状は変動が大きいのに対し困る程度は変動が小さい[9]。この原因として

表1 排尿障害の疾患概念

障害相	症状	病態	疾患の例
排出相	排尿遅延 尿勢低下 残尿感 尿閉	膀胱の低活動	低活動膀胱
		尿道の閉塞	前立腺肥大症 尿道狭窄
蓄尿相	頻尿 尿意切迫感 尿失禁	膀胱の過活動	膀胱炎 過活動膀胱 (切迫性尿失禁)
		尿道の 閉鎖不全	不全尿道 (腹圧性尿失禁)

表2 BPHのQOL尺度

QOL尺度	内容・特徴
IPSS QOL Index (Barry 1992)[2]	排尿状態の全般的な満足度に関する1項目の質問。日本語版もあり最も簡便(表3)
BPH Impact Index (Barry 1995)[4]	排尿状態が原因となった身体不快,心配,煩わしさ,活動の制限に関する4項目の質問。日本語版あり(表3)
DAN-PSS (Hansen 1995)[13]	12項目の症状(4段階)と各々に対応した困る程度(4段階)の質問。尿失禁に関する2項目を含む
BPH QOL9 (Lukacs 1997)[44]	well being(生活の満足度),性機能,日常生活への障害の3領域に関する計9項目の質問。視覚評価法で回答
ICS QOL (Donovan 1996)[14]	尿失禁を含む症状,性機能とその困る程度,生活の制限,全般満足度の34項目の質問。尿失禁に関して5項目,性機能に関して4項目の質問を含む。評価は各項目ごとに行う

表3 日本語訳のある前立腺肥大症のQOL尺度

満足度	大変満足	満足	大体満足	満足・不満のどちらでもない	不満気味	不満	大変不満
1. 現在の排尿の状態が今後一生続くとしたらどう感じますか	0	1	2	3	4	5	6

前立腺肥大症による影響指数(BPH impact index)

生活への影響度	ない	少しある	ある	非常にある
1. 最近1ヵ月間,排尿の状態が原因で体に不快感がありましたか	0	1	2	3
2. 最近1ヵ月間,排尿の状態が原因で健康に不安を感じることがありましたか	0	1	2	3
3. 最近1ヵ月間,排尿の状態が原因で困ることがありましたか	0	1	2	3

	ない	たまに	時々	しばしば	いつも
4. 排尿状態が原因でどのくらいの時間,日常生活に支障をきたしていましたか	0	1	2	3	4

IPSSを含めた症状スコアの項目や回答肢の設定上の欠陥も考えられる[10~12]。したがって,症状だけでは不十分で,QOLも含めた評価が必要なことは明らかであろう。

他のスコアとしては,DAN-PSS[13]やICS-BPH[14]などがある。後者では症状スコアを合計することは正当性を欠くとし[9],個別に評価することを主張している。

表4 BPHによるQOL障害

	方法	結果
Garraway (1993)[45]	Scotlandの2,497名の住民調査	BPHの症状を有する者の77.2%は症状を不快と感じている
Girman (1994)[46]	米国の2,115名の住民を症状,症状による困る程度で評価	中等症以上(IPSSで8点以上)の患者は軽症(7点以下)と比べ4~6倍の頻度で困る程度と活動の制限あり
舛森[7] (1994)	日本の536名の住民に症状,困る程度,IPSS,QOL indexで評価	症状と困る程度は相関するが個人差が大きい
Hunter[47] (1995)	英国の217名の住民を症状とSF-36で評価	症状が悪化するとほとんどすべての領域でQOLも悪化する
Sagnier[8] (1995)	フランスの2,011名の住民を症状,困る程度,IPSS,QOL indexで評価	尿意切迫,夜間頻尿が困る症状の代表 症状の頻度と困る程度とは相関するが個人差が大きい
Roberts[48] (1997)	米国の2,133名の住民を症状とSF-36で評価	特に身体的,精神的な理由による活動の制限,活力,全般的な健康感に影響が強い

2) QOL尺度

QOL尺度としては表2のようなものがある。これらはいずれも妥当性が検証されている。IPSS QOL Indexとは,排尿状態全般に関する満足度を0~6点のスコアで答えさせるものである(表3)。1項目だけからなり,"QOL Index"というのもはばかられるものだが,簡便性から広く用いられている。これより少し詳しいのがBPH Impact Indexである(表3)[3]。性機能や尿失禁に関する項目も加えた尺度もあるが,これらの項目は排尿症状とは異なる領域(domain)と考え,別途に評価すべきであろう。

b. 前立腺肥大症(BPH)によるQOL障害

BPHは患者の身体的,社会的活動の制限を生じ心理的な幸福感を損なうことが推定される。一般人口を対象とした研究では,排尿障害のある男性(これがBPHによるものか否かは確定されていないが)はそうでない男性に比べ日常生活での支障を多く感じているとされる(表4)。特に,蓄尿相の症状を合併する場合により顕著となる。またQOLの障害の程度は,病院の受診の動機や治療選択の根拠としても大きい要素と考えられている[15]。

c. 治療によるQOL障害の変化

一般に治療により症状は軽減し，疾患特異的なQOLも改善する。中でも最も一般的な手術方法である経尿道的切除術(TUR)によっては，包括的尺度(generic measure)においても社会的交友，活力，情緒などの点でQOLの改善がみられる(表5)。したがって，重症度と効果判定の基準[3,16,17]の中にQOL尺度も取り入れられている。しかし，54%では性機能の低下[18]，40%では術後の性生活に不満[19]など性的満足感は低減する。勃起能にはあまり変化はないらしい[20]ので，逆行性射精が満足感を損なっていると推定される。薬物療法でも症状による困る程度や活動制限は軽減されるが，薬物によっては性機能が低下することが知られている[21]。性機能障害については患者に十分な情報が与えられていないという指摘でもある[22]。以上のような事情から，BPHの新規治療にあたっては，性機能に関する評価も含めるべきであろう。

B 尿失禁とQOL

尿失禁とは尿の不随意な漏出で，衛生的，社会的に問題となるものとされている。より平易には，トイレ以外での尿の排出と考えてよい。尿失禁の頻度はその定義によってかなり異なるが，非高齢者では1%，高齢者で5%，施設入所高齢者では50%くらいとされ，わが国における実数は500万人にも達すると推定される。

尿失禁は症状から腹圧性尿失禁と切迫性尿失禁に大きく二分できる(表1)。症状，病態とも異なるため，違う尺度を用いるべきとも考えられるが，実際にはその混合型もかなり存在するので，同じ尺度で扱えるほうが望ましい。

a. 症状とQOLの尺度
1) 症状評価

症状は最も単純には尿失禁の回数だけを測定するものであろう。それより複雑な症状評価として，表6に尿失禁のみを対象としたものを示した。すべてが女性を対象に作成されたので，男性に応用するには限界がある。またこれらの尺度の中で，特に優勢に使用されているというものはない。尺度の中には，膀胱内圧測定の異常を推定しようとする試みから開発されたものもある。その推定力については，多くは否定的[23~25]である。しかしある程度は可能[26,27]，異常の存在と特異性の高い症状はあるとする論文もある[28~30]。

表7には，尿失禁も含めた排尿症状に関する尺度を示した。尿失禁は蓄尿障害の1つの症状であるから，尿失禁はないが他の蓄尿症状を有する症例も含めて評価しようとすると，こうした尺度が必要になる。しかし，いずれも相当に複雑であるか，あるいはその対象が限定されていて，日常診療で使うには問題がある。

2) QOL尺度

QOL尺度としては，表8のように様々な試みがな

表5 経尿道的切除術(TUR)後のQOLの変化

	方法	結果
Doll[49] (1993)	388名をNottingham Health Profileで評価	睡眠をはじめほとんどの項目で改善
Emberton[50] (1996)	5,276名をBPH Impact Indexと独自の包括的尺度で評価	尺度間の相関が高いので包括的尺度の測定の必要性は低い
Mac Donagh[51] (1997)	314名をEuroQolとNottingham Health Profileで評価	症状が改善すると社会とのかかわり，元気さ，心的反応，睡眠なども改善
Carter[52] (1999)	レーザー治療かTURを受けた204名をBPH Impact IndexとSF-36で評価	ともに改善がみられるが，TURのほうが早期に改善する

表6 尿失禁患者を対象とした症状尺度

尺度	内容・特徴
Stress Incontinence Q (SIQ) (Nochajski 1993)[53]	腹圧性尿失禁の女性を対象とした4領域，18項目の質問(4段階)
Urogenital Distress Inventory (UDI) (Shumaker 1994)[54]	女性を対象とした3領域(刺激症状，客観的所見，腹圧性尿失禁)，19項目の困る程度の質問(4段階)で性器脱の質問も含む各領域の平均値を100点満点に変換し合計点を算出
UDI-6 (Short form) (Uebersax 1995)[55]	UDIの6項目に関する困る程度の質問(4段階)スコアを加算して表示
Symptom Severity Index (Black 1996)[56]	腹圧性尿失禁の女性を対象とした5項目(5段階)の質問スコアを加算して表示
命名なし (Amundsen 1999)[25]	女性を対象とした25項目の質問(6段階)
命名なし (Diokno 1999)[29]	女性を対象とした6項目の切迫性，9項目の腹圧性の質問(4段階)

他に10項目のUrgency Score[28]，10項目のDetrusor Instability Score[23]，SEAPIQMM[57]，64項目の質問[58]，20項目の質問[24]，2項目の質問[59]，12項目の質問[60]などがある。すべて女性が対象である。

表7 尿失禁を含む排尿症状の尺度

尺度	内容・特徴
命名なし (Fowler 1993)[61]	前立腺癌術後の男性を対象とした11項目の排尿症状に関する質問 5項目は尿失禁に関係
DAN-PSS[13] (Hansen 1995)	前立腺肥大症の男性を対象とした12項目の症状と困る程度の質問(4段階) 2項目は尿失禁に関係
命名なし[62] (Bernstein 1996)	女性を対象とした9領域, 36項目(5段階)の排尿症状, およびその問題(4段階)に関する質問 5項目は尿失禁に関係
Symptom Severity Index (SSI) (Black 1996)[56]	腹圧性尿失禁の女性を対象とした5項目(5段階)の質問
Bristol Lower Urinary Tract Symptoms (BLUTS) (Jackson 1996)[63]	女性を対象とした20項目(5段階)の排尿症状およびその問題(4段階)に関する質問 8項目は尿失禁に関係
ICS male Q (Donovan 1996)[14]	男性を対象とした34項目の排尿症状に関する質問 5項目は尿失禁に関係

表8 尿失禁のQOL尺度

尺度	内容・特徴
Incontinence Stress Q (ISQ) (Yu 1989)[64]	20項目の頻度(5段階)と影響の程度(4段階)の質問
Incontinence Impact Q (IIQ) (Shumaker 1994)[54]	4領域(日常的活動, 旅行・外出, 社会生活, 精神衛生), 30項目の質問(4段階) 各領域の平均点を100点満点に変換し, 合計点も算出する
York Incontinence Perception Scale (YIPS) (Lee 1995)[65]	女性を対象とした精神・社会的な評価を狙った8項目(6段階)の質問
IIQ-7 (Uebersax 1995)[55]	IIQの短縮型(7項目, 4段階)で完全型との相関を確認 スコア平均×100/3で表現
Effect of Urinary Incontinence on Sexuality Q (EISQ) (小松 1996)[36]	女性を対象とした尿失禁が女性の性生活に及ぼす影響の質問(4領域, 28項目, 4段階)
Symptom Impact Index (Black 1996)[56]	腹圧性尿失禁の女性を対象とした4項目(2-5段階)の質問 スコアを加算して表示
ICS-QOL (Donovan 1996)[14]	男性を対象とした34項目の症状と全般満足度の質問
(I-QOL) (Wagner 1996)[66] (Patrick 1999)[67]	22項目, 4段階の質問 全スコアを加算し, 100点満点に換算して表示
King's Health Q (KHQ) (Kelleher 1997)[68]	8領域, 19項目の質問(4段階) 各領域を100点満点に換算して表示

1) いずれの尺度も包括的尺度との相関がある
2) I-QOLとKHQ[69]は男女でも妥当性は検証されている

されてきた。この中でIncontinence Impact Questionnaire(IIQ), King's Health Questionnaire(KHQ), Incontinence Quality of Life Questionnaire(IQOL)の3つについては最近, 日本語版が作成された[31]。いずれも妥当性の検証がなされている(日本では進行中)。IIQは対象が女性に限られているが, 他の2つは男女ともに使用できる。しかしいずれも日常診療に使うにはやや煩雑で, より短く感度の高い尺度が求められる。

b. 尿失禁によるQOL障害

QOLの障害としては, 水分摂取を控えなくてはならない, 活動の程度が抑制される(外出ができない), 活動の範囲が限定される(トイレのない場所へ行けない), 交友関係を避けてしまう(恥をかきたくない), 何事も尿失禁のことが気になって楽しめない, うつ気分となるなどの状態が知られている(表9)。

尿失禁の型別では, 切迫性尿失禁のほうが腹圧性尿失禁よりQOLの障害が大きいとするものが多い。これは切迫性尿失禁のほうが予想が難しく, それに対する不安が強いからであろう[32]。尿失禁の症状とQOLの障害の関連は明らかでないとするものと, 頻度が高いと障害が大きいとするものがある。年齢とQOL障害との関連も一定しない[33,34]。尿失禁と性生活との関係では, 性交中に失禁が起こるために性交渉をひかえる, 性交を楽しめないといった障害が起こる[35]。この点については日本から詳細な研究がなされ, 妥当性が検証された質問紙もある[36]。

尿失禁によるQOL障害の特徴の1つとして, 社会の偏見があげられる。すなわち尿失禁という状態が社会的な恥とみなされていることである[37]。このことが患者が病気のことを口に出せない, 病院への受診を制限するといった行動の原因となろう。

c. 治療によるQOL障害の変化

治療によって症状が改善するとQOLも改善するが包括的尺度は感度が劣る(表10)ので, やはり尿失禁特異的な尺度が必要なことが改めて認識されている。したがって, 薬剤の開発治験でもQOLは評価項目の1つとなりつつある[38]。

表9 尿失禁のQOL障害

	方法	結果
Norton (1982)[33]	尿失禁の女性55人を10項目で調査	社会的,心理的な影響が大きい。症状,年齢とは相関ない
Cantonzaro (1982)[70]	多発性硬化症の42人をインタビュー	尿失禁はQOLを障害する
Macaulay (1987)[71]	尿失禁の女性211人をうつ尺度で調査	失禁は心理的に悪い影響あり 切迫性のほうが不良
Wyman (1987)[32]	尿失禁の女性69人を26項目の尿失禁Impact Qで調査	症状とQOL障害に相関しない 切迫性のほうが不良
Yu (1987)[72]	20項目の尿失禁Stress Qで調査	尿失禁はQOLを障害する
Abelson (1988)[73]	尿失禁の高齢女性164人と男性35人をインタビュー	尿失禁はQOLを障害する
Hunskaar (1991)[34]	尿失禁の女性76人を136項目のSickness Impact Profileで調査	情緒,余暇に影響あり 切迫性・若年のほうが不良
Grimby (1993)[74]	尿失禁の高齢女性120人と対照313人をNottingham Health Profile Q(82項目)で調査	情緒障害,孤独,睡眠障害がある 切迫性のほうが不良
Johannesson (1997)[75] (Kobelt 1997)[76]	切迫性・混合性尿失禁の女性461人をSF-36と治療意欲(willingness to pay)で調査	SF-36の全領域で有意な障害あり,治療意欲と症状は相関
Robinson (1998)[77]	一般住民の女性384人をIIQとUDIの短縮型で調査	症状,QOLとも困る程度と相関高い 失禁回数,失禁量,頻尿で困る程度の程度高い

表10 治療とQOL

	方法	結果
Rosenzweig (1991)[78]	腹圧性尿失禁の女性63人を手術前後の精神状態に関する独自の10項目で調査	症状が改善すると睡眠,緊張,抑うつも改善する
Korman (1994)[79]	手術後の女性151人を独自の17項目で調査	症状が主体の調査
Haab (1997)[80]	スリング手術後の女性40人を症状と満足度に関する独自の16項目で調査	治療への満足度は高い 満足度と症状の改善度とは高い相関あり
Appell (1997)[81]	薬物治療前後で男女277人をSF-36とI-QOLで調査	SF-36は有意でないが改善 I-QOLは改善するもプラセボと差なし
Haab (1997)[82]	前立腺全摘の失禁を人工括約筋で治療した男性52人をUDIとIIQで調査	UDI,おむつ使用枚数,IIQ-7の改善があり,お互いに相関あり
Kobelt (1999)[68]	薬物治療前後で男女378人をSF-36とKHQで調査	SF-36は有意な変化なし KHQの6領域で改善
Siegel (1999)[83]	電気刺激治療を受けた女性98人を症状とSF-36で調査	SF-36の身体機能,活力,全体的健康感で改善あり
Cappllano (1999)[84]	電気刺激治療を受けた女性39人を症状とIQOLで調査	IQOLスコアが改善

2 男性の性機能障害とQOL

男性の性機能は勃起,射精,オルガズム,妊孕性の4つに大きく分けられる。そのどれもが重要な機能であるから,どれが損なわれてもQOLに影響することが推定される。しかし現実には,あまりにも社会的・情緒的要因の大きな性機能の障害を扱うことは難しく,勃起能障害(erectile dysfunction：ED)を有する者が対象となることが多い。

勃起障害も様々な疾患が原因となりうるが,それらを疾患的に取り扱うようなことはされない。この点で先述の尿失禁の場合と同じく,疾患というより状態(病状)特異的尺度と考えられよう。

a. 症状とQOLの尺度

性機能評価の尺度としてはInternational Index of Erectile Function(IIFF)[39],Brief Sexual Function Inventory[40]などが代表的である。これらは簡便なQOLの評価(満足度)も含んでいる。その特徴を表11に示した。これらの中では,IIEFには日本語版[41]がある。内容は症状の質問が主体である。

b. 勃起能障害(ED)によるQOLの障害

性機能の低下のリスクとしては前立腺癌,循環器疾患,糖尿病などがあげられる[42,43]。加齢は機能の低下を招くものの,性生活全般の満足度を損なうものではないらしい[43]。この分野は,やっと最近研究が始まったところであり,今後の発展が期待される。

表 11 男性性機能の尺度

尺度	内容・特徴
Watts Sexual Function Q (Watts 1982)[85]	17項目，5段階 男女ともに用いる
Brief Sexual Inventory (O'Leary 1995)[40]	性欲，勃起，射精の機能と問題の程度および性生活全般への満足度に関する11項目の質問
Radiumhemmets Scale of Sexual Function (Helgason 1996)[42]	50歳以上の男性用 性欲，勃起，オルガズム，射精，性機能減退に関する質問
International Index of Erectile Function (IIEF) (Rosen 1997)[39]	5領域(勃起，オルガズム，性欲，性交満足度，全般満足度)の15項目(5段階)の質問
札幌医大式性機能質問紙 (加藤 1999)[86]	11項目(6段階)の質問

◆ 文献

1) Cockett AT, et al: Recommendations of the International Conscensus Committee concerning the prostate symptom score (I-PSS) and quality of life assessment, Cockett AT, et al: Proceedings of the 2nd International Consultation on Benign Prostatic Hyperplasia, pp553-555, Scientific Communication International, Paris, 1993
2) Barry MJ, et al: The Measurement Committee of The American Urological Association; The American Urological Association symptom index for benign prostatic hyperplasia. J Urol 148: 1549-1555, 1992
3) 排尿障害臨床試験ガイドライン作成委員会：排尿障害臨床試験ガイドライン．医学図書出版，1997
4) Barry MJ, et al: Measuring disease-specific health status in men with benign prostatic hyperplasia; Measurement Committee of The American Urological Association. Medical Care 33 (4 Suppl): AS145-155, 1995
5) Peters TJ, et al: The international continence society "benign prostatic hyperplasia" study; The brothersomeness of urinary symptoms. J Urol 157: 885-889, 1997A
6) Barry MJ, et al: Relationship of symptoms of prostatism to commonly used physiological and anatomical measures of the severity of benign prostatic hyperplasia. J Urol 150: 351-358, 1993
7) 舛森直哉・他：排尿に関する自覚症状がquality of life(QOL)に与える影響―前立腺集団検診結果より．日泌尿会誌 85：1248-1255，1994
8) Sagnier P-D, et al: Impact of symptoms of prostatism on level of bother and quality of life of men in the French community. J Urol 153: 669-673, 1995
9) Witjes WP, et al: The International Continence Society 'BPH study'; International differences in lower urinary tract symptoms and related bother. J Urol 157: 1295-1300, 1997
10) Ezz El Din K, et al: Reliability of the international prostate symptom score in the assessment of patients with lower urinary tract symptoms and/or benign prostatic hyperplasia. J Urol 155: 1959-1964, 1996
11) 吉村亜希子・他：International Prostate Symptom Score 日本語訳の再現性と一次元性の検討．日泌尿会誌 88：1013-1020，1997
12) Scott A, et al: An assessment of the comprehension of the American Urological Association symptom index. J Urol 159: 873-874, 1998
13) Hansen BJ, et al: Validation of the self-administered Danish Prostatic Symptom Score (DAN-PSS-1) system for use in benign prostatic hyperplasia. Br J Urol 76: 451-458, 1995
14) Donovan JL, et al: The ICS-'BPH' Study; The psychometric validity and reliability of the ICS male questionnaire. Br J Urol 77: 554-562, 1996
15) Garraway WM, et al: Benign prostatic hyperplasia; Effects on quality of life and impact on treatment decisions. Urology 44: 629-636, 1994
16) Homma Y, et al: Estimate criteria for diagnosis and severity in benign prostatic hyperplasia. Int J Urol 3: 261-266, 1996
17) Homma Y, et al: Estimate criteria for efficacy of treatment in benign prostatic hyperplasia. Int J Urol 3: 267-273, 1996
18) Kinn AC, et al: Sexual function one year after transurethral prostatic resection; Patients' own assessments. Scand J Urol Nephrol 32: 33-35, 1998
19) Dunsmuir WD, et al: There is significant sexual dysfunction following TURP. Br J Urol 77 [suppl 1]: 39-40, 1996
20) Soderdahl DW, et al: Erectile Dysfunction following transurethral resection of the prostate. J Urol 156: 1354-1356, 1996
21) Girman CJ, et al: Effects of finasteride on health-related quality of life in men with symptomatic benign prostatic hyperplasia. Finasteride Study Group. Prostate 29: 83-89, 1996
22) Meredith P, et al: Comparison of patients' needs for information on prostate surgery with printed materials provided by surgeons. Quality Health Care 4: 18-23, 1995
23) Kauppila A, et al: Detrusor instability score in the evaluation of stress urinary incontinence. Acta Obstet Gynecol Scand 61: 137, 1982

24) Versi E, et al: Symptoms analysis for the diagnosis of genuine stress incontinence. Br J Obstet Gynaecol 98: 815-819, 1991
25) Amundsen C, et al: Do urinary symptoms correlate with urodynamic findings? J Urol 161: 1871-1874, 1999
26) Hilton P, et al: Algorithmic method for assessing urinary incontinence in elderly women. Br Med J 282: 940-942, 1981
27) Ramsay IN, et al: The symptomatic characterization of patients with detrusor instability and those with genuine stress incontinence. Int Urogynecol J 4: 23-26, 1993
28) Kujansuu E, et al: Scored urological history and incontinence. Ann Chir Gynaecd 71: 197-202, 1982
29) Diokno A C, et al: Office based criteria for predicting type II stress incontinence without further evaluation studies. J Urol 161: 1263-1267, 1999
30) Lemack G E, et al: Predictability of urodynamic findings based on the urogenital distress inventory-6 questionnaire. Urology 54: 461-466, 1999
31) 本間之夫・他：尿失禁QOL質問票の日本語版の作成．日本神経因性膀胱学会誌 10：225-236, 1999
32) Wyman JF, et al: Psychosocial impact of urinary incontinence in women. Obstet Gynaecol 70: 378-380, 1987
33) Norton C: The effects of urinary incontinence in women. Int Rehab Med 4: 9, 1982
34) Hunskaar S, et al: The quality of life in women with urinary incontinence as measured by the sickness impact profile. J Am Gerintp Sec 39: 378-382, 1991
35) Hilton P: Urinary incontinence duting sexual intercourse; A common, but rarely volunteered, symptom. Br J Obstet Gynecol 95: 377-381, 1988
36) 小松浩子・他：尿失禁女性のsexualityへの影響を測定する質問紙の作成と信頼性および妥当性の検討．看護研究 29：386-398, 1996
37) Ashworth PD, et al: The meaning of incontinence; A qualitative study of non-geriatric urinary incontinence sufferers. J Adv Nurs 18: 1415-23, 1993
38) 本間之夫・他：腹圧性尿失禁に対する薬物療法の効果判定基準の試案．日本神経因性膀胱学会誌 8：19-25, 1997
39) Rosen RC, et al: The international index of erectile function (IIEF); A multidimensional scale for assessment of erectile dysfunction. Urology 49: 822-830, 1997
40) O'Leary M, et al: A brief sexual function inventory for urologists. Urology 46: 697-706, 1995
41) 白井將文・他：国際勃起機能スコア (International Index of Erectile Function) の日本における妥当性の検討．Impotence 14: 1-28, 1999
42) Helgason AR, et al: Sexual desire, erection, orgasm and ejaculatory functions and their importance to elderly Swedish men; A population-based study. Age Ageing 25: 285-91, 1996
43) 丸茂　健・他：加齢と疾病が男性性機能に及ぼす影響；国際勃起機能スコア (IIEF) を用いた検討．日泌尿会誌 90：911-919, 1999
44) Lukacs B, et al: Construction and Validation of a short-form benign prostatic hypertrophy health-related quality-of-life questionnaire; BPH Group in General Practice. Br J Urol 80: 722-730, 1997
45) Garraway WM, et al: Impact of previously unrecognized benign prostatic hyperplasia on the daily activity of middle aged and elderly men. Br J Gen Pract 43: 318-321, 1993
46) Girman CJ, et al: Natural history of prostatism; Impact of urinary symptoms on quality of life in 2115 randomly selected community men. Urology 44: 825-831, 1994
47) Hunter DJW, et al: Health status and quality of life of British men with lower urinary tract symptoms; Results from the SF-36. Urology 45, 962-971, 1995
48) Roberts RO, et al: Natural history of prostatism; Impaired health states in men with lower urinary tract symptoms. J Urol 157: 1711-1717, 1997
49) Doll HA, et al: Patient-perceived Health Status before and up to 12 Months after Transurethral Resection of the Prostate for Benign Prostatic Hypertrophy. Br J Urol 71: 297-305, 1993
50) Emberton M, et al: The effect of prostatectomy on symptom severity and quality of life. Br J Urol 77: 233-247, 1996
51) MacDonagh RP, et al: The use of generic measures of health-related quality of life in the assessment of outcome from transurethral resection of the prostate. Br J Urol 79: 401-408, 1997
52) Carter A, et al: Quality of life Changes following KTP/Nd; YAG Laser Treatment of the Prostate and TURP. Eur Urol 36: 92-98, 1999
53) Nochajski TH, et al: Dimensions of urine loss among older women with genuine stress incontinence. Neurourol Urodyn 12: 223-233, 1993
54) Shumaker SA, et al: Health related quality of life measures for women with urinary incontinence; The Urogenital Distress Inventory and the Incontinence Impact Questionnaire. Quality Life Res 3: 291-306, 1994

55) Uerbersax JS, et al: Short forms to assess life quality and symptom distress for urinary incontinence in women; The Incontinence Impact Questionnaire and Urogenital Distress Inventory. Neurourol Urodyn 14: 131-139, 1995

56) Black N, et al: Development of a symptom severity index and a symptom impact index for stress incontinence in women. Neurourol Urodyn 15: 630-640, 1996

57) Raz S, et al: SEAPI QMM Incontinence Classification system. Neurourol Urodyn 11: 187-199, 1992

58) Bergman A, et al: Reliability of the patient's history in the diagnosis of urinary incontinence. Int J Gynaecol Obstet 32: 255-259, 1990

59) Kari BφK: Reproducibility of instruments designed to measure subjective evaluation of female stress urinary incontinence. Scand J Urlo Nephrol 28: 97-100, 1994

60) Romanzi LJ, et al: Preliminary assessment of the incontinent woman. Urol Clin North Am 22: 513-520, 1995

61) Fowler FJ Jr, et al: Patient-reported complications and follow-up treatment after radical prostatectomy; The National Medicare Experience: 1988-1990. Urology 42: 622-629, 1993

62) Bernstein I, et al: Assessment of lower urinary tract symptoms in women by a self-administered questionnaire; Test-retest reliability. Int Urogynecol J 7: 37-47, 1996

63) Jackson S, et al: The Bristol Female Lower Urinary Tract Symptoms questionnaire; Development and psychometric testing. Br J Urol 77: 805-812, 1996

64) Yu B, et al: Measuring stress associated with incontinence; The ISQ-P Tool. Gerontol Nurse 15: 9-15, 1989

65) Lee PS: Measuring the psychosocial impact of urinary incontinence; The York Incontinence Perception Scale (YIPS). J Am Geriatr Soc 43: 1275-1278, 1995

66) Wagner TH, et al: Quality of life of persons with urinary incontinence; Development of a new measure. Urology 47: 67-73, 1996

67) Patrick DL, et al: Quality of life of women with urinary incontinence; Further development of the incontinence quality of life instrument (I-QOL). Urology 53: 71-76, 1999

68) Kelleher CJ, et al: A new questionnaire to assess the quality of life of urinary incontinent women. Br J Obstet Gynaecol 104: 1374-1379, 1997

69) Kobelt G, et al: Quality-of-life aspects of the overactive bladder and the effect of treatment with tolterodine. BJU In 83: 583-590, 1999

70) Catanzaro M: Urinary bladder dysfunction as a remedial disability in multiple sclerosis; A sociologic perspective. Arch Phys Med Rehab 63: 472, 1982

71) Macauley AJ, et al: Micturition and the mind; Psychological factors in the aetiology and treatment of urinary symptoms in women. Br Med J 294: 540-543, 1987

72) Yu LC: Incontinence stress index. J Gerontol Nurs 13: 18-25, 1987

73) Abelson S, et al: Perceptions of urinary incontinence among elderly outpatients. Gerontologist 28: 4A, 1988

74) Grimby A, et al: The influence of urinary incontinence on the quality of life of women. Age Ageing 22: 82-89, 1993

75) Johannesson M, et al: Willingness to pay for reduced incontinence symptoms. Br J Urol 80: 557-562, 1997

76) Kobelt G: Economic considerations and outcome measurement in urge incontinence. Urology 50 (Suppl 6A): 100-107, 1997

77) Robinson D, et al: Relationship Between Patient Reports of Urinary Incontinence Symptoms and Quality of Life Measures. Obstet Gynecol 91: 224-228, 1998

78) Rosenzweig BA, et al: Stress incontinence in women, psychological status before and after treatment. J Reprod Med 36: 835-838, 1991

79) Korman HJ, et al: Success rate of modified Pereyra bladder neck suspension determined by outcomes analysis. J Urol 152: 1453-1457, 1994

80) Haab F, et al: Results of pubovaginal sling for the treatment of intrinsic sphincteric defficiency determined by questionnaire analysis. J Urol 158: 1738-1741, 1997

81) Appell RA: Clinical efficacy and safety of tolterodine in the treatment of overactive bladder; A pooled analysis. Urology 50 (6A Suppl): 90-96; discussion 97-99, 1997

82) Haab F, et al: Quality of life and continence assesment of the artifical urinary sphincter in men with minimum 3.5 years of followup. J Urol 158: 435-439, 1997

83) Siegel S, et al: Sacral nerve stimulation for refractory urge incontinence; Patient outcomes and quality of life. Neurourol Urodyn 18: 378, 1999

84) Cappellano F, et al: Quality of life improvement during chronic neuromodulation of sacral roots; A prospective study with an incontinence domain specific instrument (QOL-1). Neuroural Urodyn 18: 379, 1999

85) Watts RJ: Sexual functioning, health beliefs, and compliance with high blood pressure medications. Nursing Research 31: 278-283, 1982

86) 加藤隆一・他：札幌医大式性機能質問紙の妥当性に関する検討．日泌尿会誌 90：872-877，1999

6 消化器疾患

1 消化器症状とQOL

　健康な生活の基本的要項として，俗に「快眠，快食，快便」の要件があげられる．すなわち，消化器症状の存在，あるいは食事や排便の行動に伴う不快症状が出現することは健康感を障害する．中でも食欲不振は健康感を大きく損ねるものである．また一方で，不快，不安あるいは怒りの心理症状は，「むかつく」「胸がつかえる」「腸（はらわた）が煮えくり返る」「腹の虫がおさまらない」など，枚挙にいとまがないほど多くの用例がある．このことは，消化器症状と心理症状との間の密接な関連を示すものであり，消化器症状が心理的にも不快な症状として感じられることを示すものである．消化器症状に由来する身体的，心理的，そして社会的障害をQuality of Life(QOL)として評価することにより，そのインパクトを計量することが可能となる．

　消化器症状がありながら，理学的診察あるいは内視鏡をはじめとするルーチンの検査からは症状の原因を特定できない症例は，消化器診療の中のかなりの比率を占める．むねやけ症状がありながら逆流性食道炎が確認できないもの，上部消化器症状がありながら上部消化管に内視鏡的所見が確認できないもの，下部消化器症状がありながらその所見を確認できないものなどは，それぞれ内視鏡陰性逆流症〔endoscopy-negative GERD(gatsro-esophageal reflux disease)〕，機能性胃腸症(functional dyspepsia, non-ulcer dyspepsia)，過敏性腸症候群(irritable bowel syndrome; IBS)と呼ばれる．また，膵炎様症状がありながら膵に異常所見を同定できないものなどがある．内視鏡的に，あるいは生化学的に病態の重症度を判定できないとき，QOLによる評価が重要となる．また，異なる治療手段を用いたときの患者の満足度の判定をQOL指標を用いて判定することも重要となる．

　世界10ヵ国(7地域)の一般成人住民を対象に，消化器症状の存在とそのための日常生活への影響を検討したDIGEST(Domestic/International GastroEnterology Surveilance sTudy)[1]では，上部消化器症状を有する症例が日本では26%，世界全体の平均で40%であった[2]．上部消化器症状のあるもの(upper-GI symptoms; UGIS)とないもの(no upper-GI symptoms; NUGIS)とに分けて検討した結果，包括的QOLの指標であるPGWBI(Psychological General Well-Being Index)でUGISがNUGISに比べてスコアが低く，下位尺度でみてもすべての尺度でUGISはNUGISに比べてスコアが低いことが確認された(図1)[3]．これは，各地域別の検討でも同様の傾向を示し，消化器症状の与える一般的QOLへのインパクトが地域特性や人種差がなく，ほぼ同様であることを示唆している．またこの調査では，UGISは消化器症状以外の理由で，日常生活に対する影響，睡眠障害，医療機関受診率が高いなど，様々な影響のあることが確認された(図2)．ここでのUGISはほとんどが，医

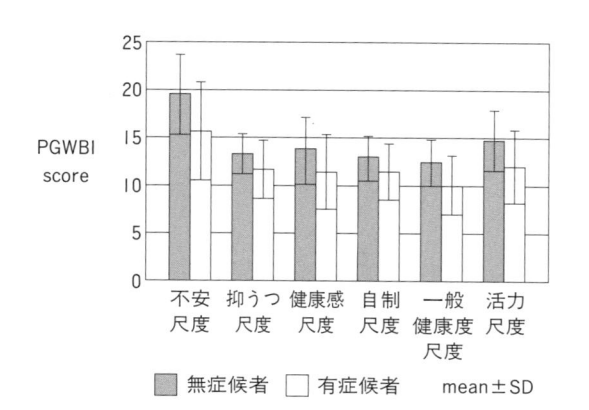

図1　DIGESTにおける上部消化器症状有症状者(UGIS)と無症状者(NUGIS)のPGWBI下位尺度[3]
　どの尺度でも，UGISはNUGISよりもPGWBIスコアの低値，すなわち心理的側面でのQOLの低下が観察される．

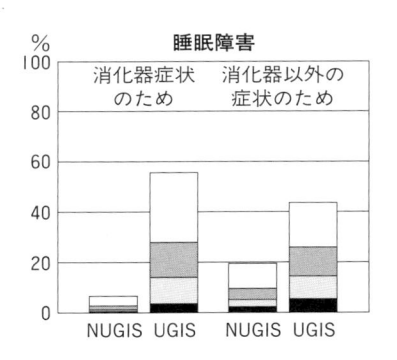

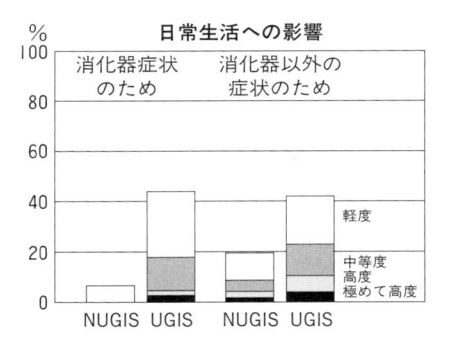

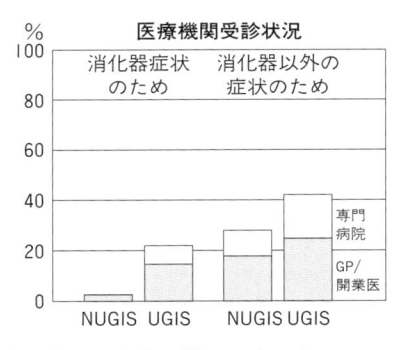

図2 DIGESTにおける上部消化器症状有症状者(UGIS)と無症状者(NUGIS)の消化器症状以外の理由による日常生活への影響(DIGEST未発表データ)
UGISはNUGISよりも日常生活に何らかの影響が出現することが多い[3]。

療機関を受診中のいわゆる「患者」ではない集団であり，消化器症状の与える日常生活へのインパクトを検討するうえで重要な情報を与えるものと考えられる。すなわち，DIGESTの検討によって消化器症状の存在が健康観に与えるインパクトについて，従来の「快眠，快食，快便」が健康の条件であることをある面から客観的に支持した成績であると考えられる。消化器症状だけでは身体的に重症感がなく，ともすると治療者からは患者の心気的愁訴と判断されかねない。しかし，健康感の障害は患者にとっては不安を増強するものであり，治療者からの親身なアプローチを必要とするものである。

2 全般的な消化器症状に関するQOL評価

消化器症状に関するQOL評価には，包括的QOLとしてSF-36[4]，PGWBもしくはPGWBI[3,5]，Hospital-Anxiety-Depression(HAD)[6~8]，Sickness Impact Profile(SIP)[9]などが用いられる。いずれも消化器症状に限定して用いられるものではなく，包括的指標として用いられるものであり，SF-36を除くと心理的側面に対する影響を特に評価することになる。SIPは12下位尺度136項目からなり，約1.5時間をかけたインタビュー方式で行われる。身体的な障害，社会的・心理的障害などの側面について検討するものである。

一方，消化器症状を評価するものには，消化器症状全般を評価するものとしてGastrointestinal Symptom Rating Scale(GSRS)[10~12]がある。日本語で使用できる消化器症状全般についてのQOL評価は現在のところこれが唯一のものである。

a．GSRS

GSRSは慢性的な経過をたどる様々な消化器疾患およびその症状を有する患者のQOLを測定するために，主として北欧で開発された[5,10]。開発当時はIBSや消化性潰瘍の患者を対象にしたインタビュー形式であったが，その後改良が加えられ，自己記入式の7段階尺度を用いた質問紙に変更された。質問紙は15項目で，7段階の尺度を用いて症状の強さによる日常生活への影響を評価するもので，1は症状による影響がないことを，7は症状による影響が最も重篤であることを示す。GSRSはその症状を，酸逆流，腹痛，消化不良，下痢，便秘の5つの消化器症状をサブグループに分類する。それぞれのサブグループごとのスコアから，どの症状が患者にとって重症であるのかが定量的に判断される。信頼性・妥当性の検証が行われた日本語版(図3)はすでに確立され，逆流性食道炎では逆流症状による障害が強く，過敏性腸症候群では便秘や下痢の便通異常による障害が強いことが確認されている[2]。スウェーデンの健康成人を対象にして行われた郵送によるアンケート調査でのGSRSでは，若年層では腹痛のスコアが高く，高年層では便秘のスコアが高かった。さらに，女性では男性と比べて便秘と腹痛のスコアが高かった[13]。年齢や性別によってQOLスコアが異なるのは，症状発現頻度とそれに対する感受性とが異なることを示すものであり，また地域，国，人種などによる違いもあり[3]，研究結果の解釈をするにあたって注意を要することである。その解決のためには，対象疾患と比較しうる健常対象群での正常値の検討も必要となることを示す。

b．UESS (Ulcus Esophagitis Symptom Scale)

UESSは消化性潰瘍と食道炎の患者にみられる症状を数量化するために作られた評価法である。名前が

図3 GSRS日本語版の内容[11]

過去1週間のうち	ぜんぜん困らなかった	あまり困らなかった	少し困った	中くらいに困った	かなり困った	たいへん困った	がまんできないくらい困った
1) 胃が痛くて困ったことがありましたか？（胃の痛みには，胃のあらゆる種類の痛みがふくまれます）　[心窩部痛]	1	2	3	4	5	6	7
2) 胸やけがして……　[胸やけ]	1	2	3	4	5	6	7
3) 胃酸の逆流の……　[逆流]	1	2	3	4	5	6	7
4) 空腹時に胃が痛くて……　[空腹痛]	1	2	3	4	5	6	7
5) はき気がして……　[悪心]	1	2	3	4	5	6	7
6) おなかが鳴って……　[腹鳴]	1	2	3	4	5	6	7
7) 胃の膨満感の……　[膨満感]	1	2	3	4	5	6	7
8) げっぷがして……　[噯気]	1	2	3	4	5	6	7
9) おならが出て……　[放屁]	1	2	3	4	5	6	7
10) 便秘で……　[便秘]	1	2	3	4	5	6	7
11) 下痢で……　[下痢]	1	2	3	4	5	6	7
12) 軟らかい便で……　[軟便]	1	2	3	4	5	6	7
13) 硬い便で……　[硬便]	1	2	3	4	5	6	7
14) 急な便意が……　[便意切迫]	1	2	3	4	5	6	7
15) トイレに行った時……　[残便感]	1	2	3	4	5	6	7

示すように，消化性潰瘍と食道炎の症状を特異的に評価するために作成されたものである．質問項目は10項目で，そのうち9項目は100 mmの視覚評価法（線に印を付ける形式：VAS；visual analogue scale）になっており，下位尺度は4項目である．質問は日記形式で毎日記載させる．結果は信頼区間で示され，最高が100で，症状のない場合が0である[14]．

3 上部消化器疾患

上部消化器症状を総称してディスペプシア症状と呼ぶ．消化性潰瘍，逆流性食道炎，胃癌など，内視鏡的に診断可能な疾患ばかりでなく，内視鏡所見の得られないものも少なくない．上部消化器症状で受診した患者の内視鏡所見は60％が正常粘膜である[15]．しかしDIGESTにみるように，医療機関受診の有無にかかわらずQOLの障害があることから，内視鏡所見以外にも患者の評価指標が必要となる[2]．

a. 胃食道逆流症（GERD）

食道内酸逆流によって，内視鏡的食道炎もしくは強い逆流症状のいずれか，あるいは両方のあるものを胃食道逆流症（GERD）と呼ぶ．食道内酸逆流によって起こるむねやけ症状は不快な症状であり，特に食後に出現することが多いため，健康感の障害を強く起こす．SF-36では，身体的側面，社会的側面，心理的側面など，すべての尺度で健常者に比してQOLの低下が認められており[16]，逆流性食道炎ではPGWBでは逆流性食道炎患者の心理的側面でのQOLの障害が顕著にみられることが確認される（図4）[17,18]．また，GSRSでも逆流性食道炎患者では逆流尺度で顕著な障害のあることが確認されている[17,18]．そこで，さらに逆流症状の特異的な評価によって逆流症状のQOLに与えるインパクトを評価することを目的に，QUEST質問紙が作成された[19]．本邦でもその日本語版が作成され[20]，逆流性食道炎患者の病態把握に有用であることが確認されている．

逆流に対する治療の評価にもQOLによる評価が有用である．GSRS逆流尺度，PGWB，QUESTのいずれもが，逆流性食道炎の標準的治療法であるプロト

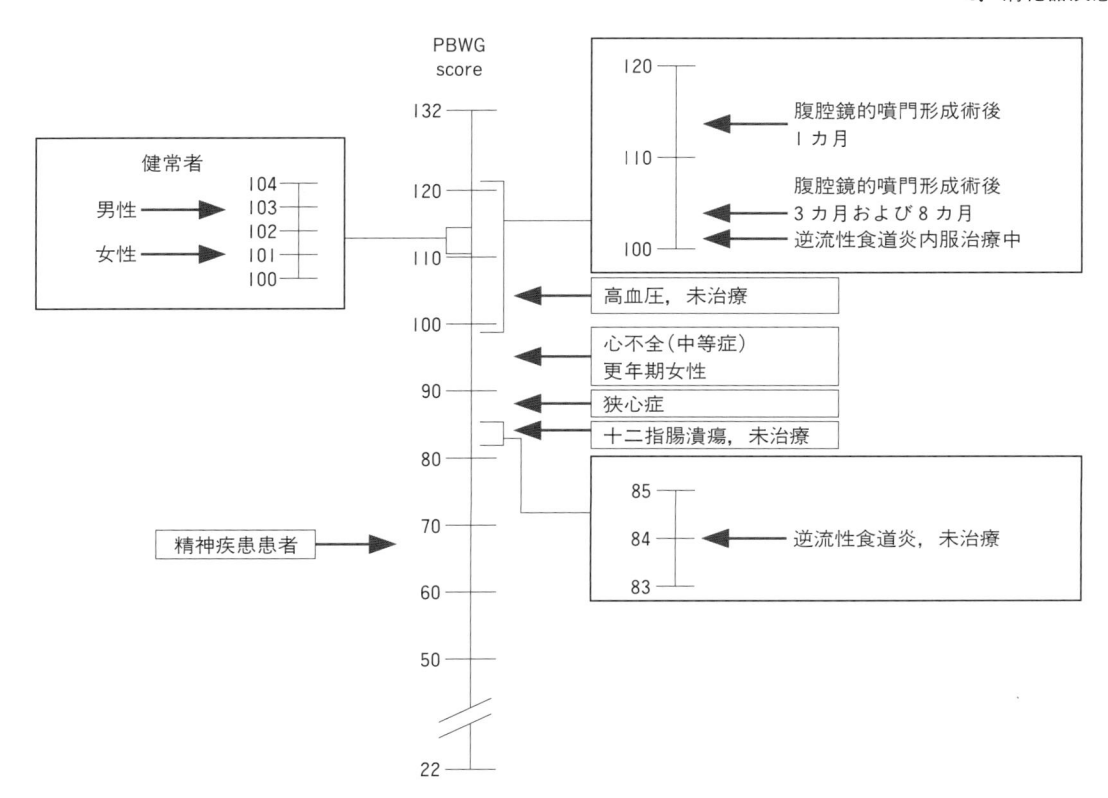

図4 各種疾患におけるPGWB[18] 逆流性食道炎治療前の症例ではQOLの著しい低下が観察される。

ンポンプ阻害薬(PPI; proton pump inhibitor)による治療で顕著に改善することが確認されている[21〜24]。内視鏡陰性逆流症の治療評価には特に有用である。

逆流症状に焦点をあてたものには、海外でQOLRADをはじめとして様々なものが検討されているが、日本語に翻訳され、その信頼性と妥当性が確認されたものはまだないのが現状である。

b. アカラシア

アカラシアは、噴門の弛緩不全による食道内容物の胃への通過障害を主病態とする疾患である。食欲があってもつかえ感のために食べられない、横臥就寝時に食道内貯留物が口腔内に逆流する、胸痛が出現するなど、様々な症状が出現し、そのために強度のQOLの障害が出現する。噴門拡張術などで通過障害が改善したときには、患者はそれまでの苦痛から解放されることで、治療に対して極端とも思えるほどの感謝の念を示すものが多い。

筆者らが開発したアカラシア症状尺度(Achalasia Symptom Scale; AchaSyS)は、嚥下障害、口腔内逆流、胸痛など、食道通過状況ととそれに附随して出現する症状を数量評価するものである。バリウムで観察した通過障害の程度と相関し、アカラシアに特徴的な自覚症状を数量評価するものである[25]。ただ、信頼性と妥当性の検証についてはまだ行われていない。

c. 機能性ディスペプシア/消化性潰瘍

消化性潰瘍を疑わせるような上部消化器症状があっても内視鏡的所見のないものはおよそ60%であり[15]、消化器症状が慢性的に持続するものを機能性胃腸症(Functional dyspepsia, Non-ulcer dyspepsia)と呼ぶ。病的症状でないものでも、上部消化管症状のあるものでは様々なQOLの障害が出現することはDIGESTの成績が示すほか、多くの検討で確認されている[26]。

上部消化管症状で医療機関を受診するものの受療動機の最も大きな要因は症状に対する不安であり[27]、QOLの障害を示すものである。

GSRSでは消化不良症状と腹痛症状の尺度が高い値を示し、この症状がQOLを障害することが示される[10,11]。また、逆流症状や便秘症状を呈するものも少なくない。消化不良症状はSF-36との相関の検討から、精神状態(mental health)を強く障害すること、身体的苦痛(bodily pain)をもたらすことが確認され、そのほかにも一般的健康感(general health)や社会機能(social functioning)の障害を引き起こすことが確認される[10,11]。海外からの報告でもほぼ同様の傾向を示し、DIGESTでの行動様式と共通性を示すものと

解釈される。機能性胃腸症の心理的負荷状況をミネソタ多面的人格調査票(Minnesota Multiphasic Personality Inventory; MMPI)で評価すると，心気，抑うつ，ヒステリーの神経症尺度が健常者よりもやや高値を示す[28]が，これは消化器症状の慢性的持続による心理的負荷の結果と推測される。欧米の検討によると，機能性ディスペプシア症例が医療機関を受診する主な要因は「症状に対する不安」であり[27]，不安や抑うつの症状が内包されている[26]。このように機能性ディスペプシアにみられる慢性的ディスペプシア症状の出現が，必ずしも身体的障害を呈しないのに，心理的には大きな負荷となっていることが様々な検討から確認される。

GSRSのほか，Glasgow Scale[29]やNepean Dyspepsia Scale[30]などが検討，報告されているが，日本語に翻訳され，その信頼性と妥当性を検討したものはない。

消化性潰瘍は，機能性胃腸症と同様の症状を呈するものであり，潰瘍の有無による，あるいは潰瘍のステージによるQOLの変化は，基本的には自覚症状の変化に由来するため，機能性胃腸症と同様の傾向を示し，測定ツールも同一のものを使用する[31]。

4 下部消化管疾患

下部消化管疾患では，腹痛と便秘・下痢などの便通障害の症状が特徴的症状となる。腹痛の不快感と，他人には気軽に話すことのできない下痢による日常生活への制限が大きな障害となる。

a. 炎症性腸疾患／クローン病および潰瘍性大腸炎

クローン病や潰瘍性大腸炎は慢性の経過をたどり，頻回の下痢のための行動制限，疾患治療のための食事制限，また長期にわたる入院あるいは自宅療養など，日常生活に多大な影響を与える。さらに炎症性腸疾患は若年者に発症することが多く，成長期，あるいは活発に動くことの多い青年期の生活様式に多大な制限を与えることになる。

SIP(sickness impact profile)による検討では，炎症性腸疾患患者は身体的な障害よりも社会的，心理的な面の障害が顕著であり，またクローン病と潰瘍性大腸炎の比較では，クローン病で心理的な面の障害度が強い[9]。手術を受けた群ではさらにQOLの低下が指摘されている。SF-36を用いた報告でも，クローン病では身体機能異常以外は全般的にQOLが低下しており，在宅経腸栄養が健康感の低下と社会生活に障害をもたらすことが指摘されている。ステロイド投与はQOLの低下を起こすが，ステロイドの副作用というよりも，原疾患の重症度に起因することが推測される[32]。また，炎症性腸疾患症例を対象に，精神社会機能指数は，心理学的苦悩をSymptom check list-90(SCL-90R)で，精神社会的機能をSIPで，心理的処理能をRosenbaum self-control schedule(SCS)で検討したものもある[33]。

炎症性腸疾患に特異的なQOL質問紙としては，Inflammatory Bowel Disease Questionnaire (IBDQ)[34]やRating Form of IBD Patient Concerns (RFIPC)[35]がある。32項目からなるIBDQのうち10項目に短縮したshort IBDQ(SIBDQ)も考案されている。このうち，日本語での信頼性および妥当性が確立しているのはIBDQである[36]。

IBDQは「腹部症状」10項目，「全身症状」5項目，「精神状態」12項目，「社会活動」5項目の4下位尺度で，計32項目からなる。最近2週間について，各項目を7段階(1：最悪，7：最良)で評価する。日常臨床での使いやすさを考慮したSIBDQは計10項目からなるものである。

わが国では厚生省班会議でIBDQを日本語に訳し，さらに日本人用に改変した質問紙が用いられた[36]。これは①「腹部症状」8項目，「全身症状」3項目，「精神状態」9項目，「社会活動」5項目と「性行動」4項目を含めた計29項目，②患者の主観的QOLを評価するため，最近1カ月の日常生活に対する満足度と身体的健康度，および1年間の身体的健康度を10点満点で自己評価，③就業・就学状況から構成されている(表1)。回答は視覚評価法で行われる。

この質問紙を用いた検討[37]では，クローン病の活動性が同じでも女性より男性のほうが，30歳以上の患者より30歳未満の患者のほうがQOLが低いことが報告されている[37]。

IBDQによる検討では，疾患の活動性に伴ってQOLが改善することが確認される[34,36,37]。一方，IBDQは急性期で症状が急激に改善していく段階の状況把握には適しているが，安定期の患者が直面する機能的問題を包括できない点が問題として指摘される。また，症状による直接的な影響と病気をもっていることにより生じる社会的・精神的影響を質問内で分けて

いないため患者が答えにくい点，さらに治療による影響が反映されない点が問題点としてあげられ，その点に改良を加えた質問紙も提唱されている[38]。炎症性腸疾患の活動度が必ずしもIBDQでみるQOLを予見しないという報告もあるが，病気の活動度に，精神社会的機能指数を組み入れることで，炎症性腸疾患特有のQOLを出すことができると報告する研究も，同一の問題点を指摘している[33]。この研究の中でIBD患者のQOLに対して最も影響の強い因子は感情機能，次に全身状態，社会機能，腸状態の順であるとしている[33]。その点を補足するために，精神社会機能指数をSCL-90 Rで，精神社会的機能をSIPで，そして心理的処理能をRosenbaum self-Control Schedule (SCS)で補足・検討することを提唱している[33]。

クローン病患者で非活動期在宅経腸栄養群と活動期薬物療法群との比較では，「腹部症状」のみが経腸栄養群で有意に高かったが，「合計平均」のQOLに差はなかった。これは多少の症状があっても，薬物療法下に食事をとれることのほうがQOLの面からは望ましいことを示唆している。患者の主観的QOLをみると，「挫折感」が複数の報告に共通している。

また，潰瘍性大腸炎の激症型や難治例の多くは手術に至る症例も少なくない。潰瘍性大腸炎術後の疾患特異性尺度として，排便回数の負担，漏便の負担，排便状況による日常生活への影響，病気に対する不安，性生活への影響，社会的サポートの有無を選び，SF-36にこの尺度を加えた検討が厚生省斑会議で報告[39]されている。これによると排便状況による日常生活への影響，病気に対する不安，性生活への影響は，排便回数や漏便の有無が大きく影響していた。SF-36のうち，精神的機能，全般的健康感，社会的機能は，病気に対する不安をもつ例で低下し，社会的サポートのある例では改善がみられている。このようなQOLの結果から，潰瘍性大腸炎術後の社会復帰には，排便回数の減少，漏便の防止，術後の周囲からのサポートが重要と考えられる。

b. 機能性腸障害/過敏性腸症候群

過敏性腸障害を含む機能性腸障害は，便通異常，腹痛，腹部膨満感などの腹部症状を有し，かつこれらの症状を説明するだけの器質的病変を腸管および関連臓器に見いだせない疾患をさす。消化器疾患の中では頻度が高く，わが国でもストレスの増加に伴い患者数は増加してきている。生命予後は良好であるが，患者の日常生活に支障をきたし，腹痛による不快感と，便通

表1　IBDQ質問紙の内容[36]

Ⅰ．最近1ヵ月間についての調査項目
　腹部症状
　　排便回数は1日平均何回程度ですか。（排便）
　　下痢・軟便回数は1日平均何回程度ですか。（下痢）
　　腹痛がありましたか。（腹痛）
　　腹痛の程度はどうですか。（程度）
　　腹痛の持続時間は？（時間）
　　腹痛・下痢により睡眠が妨げられることがありましたか。（睡眠）
　　排ガスで困ることがありましたか。（ガス）
　　腹がはって困ることがありましたか。（腹満）
　全身症状
　　何をするにも非常に疲れやすいですか。（疲労）
　　体力が落ちたと思いますか。（体力）
　　食欲はどうですか。（食欲）
　精神状態
　　気分が優れないことがありましたか。（不快）
　　挫折感を感じることがありましたか。（挫折感）
　　急にトイレに行かなくてはならなくて困ることがありましたか。（トイレ）
　　いつまでも治らないのではと不安に思うことがありましたか。（病気に対する不安）
　　腹部症状のため，イライラしたことがありましたか。（イライラ）
　　病気について将来どのように思っていますか。（将来に対する不安）
　　自分の病気を周囲の人がよく理解してくれてないと思いますか。（周囲）
　　手術（再手術）をしなければならないのではないかという不安はありますか。（手術）
　　早く手術をして欲しいと考えたことがありますか。（手術の希望）
　社会活動
　　腹部症状のため学校もしくは仕事に行けないことがありましたか。（仕事）
　　病気のためにスポーツやレジャーが出来ないと思うことがありますか。（スポーツ）
　　2泊以上の旅行もしくは出張に対し，病気が悪い影響を与えますか。（旅行）
　　頻回にトイレにいくため外出を控えたことがありますか。（外出）
　　腹部症状のために約束に遅れたり断ったことがありますか。（約束）
　性行動
　　病気のためにsexがいやになる様なことがありましたか。
　　病気のために性行動が制限されることがありましたか。
　　病気が性的能力に悪影響を与えていると感じたことがありましたか。
　　病気のために性的満足がえられないことがありましたか。
Ⅱ．最近1ヵ月の日常生活における満足度は何点ですか。（主観的QOL）
　　健康な同世代の人を10点とした場合，身体的健康度は何点と思いますか。
　　この1年間の身体的健康度は何点ですか。
　　この1年間の精神的健康度は何点ですか。
Ⅲ．就業・就学状況について

障害による日常生活への影響からQOLを低下させる。

Whiteheadらの検討では，SF-36を用いてIBS患者，IBS非患者（IBS症状があるが医療機関での治療を受けていないもの）および健常コントロール間でQOLの比較を行ったところ，QOLの障害は，IBS患者，IBS非患者，健常コントロールの順であった[40]。筆者らのインターネットによる質問では，日常生活に対する障害として質問した単一項目の設問で，同様の結果が得られている[41]。

GSRSによる検討では，対象症例が腹部不快感と便秘もしくは下痢を訴える症例であるだけに，便秘および下痢の尺度のスコアが高値を示した[11]。

過敏性腸症候群のQOLを正しく評価するために，疾患特異的なQOL質問紙として，Irritable Bowel Syndrome Quality of Life Questionnaire(IBS-QOL)[42]やFunctional Digestive Disorders Quality of Life Questionnaire(FDDQL)[43]などが開発されている。IBSQOLはemotional health, mental health, health belief, sleep, energy, physical functioning, diet, social role, sexual relationsといった10領域におけるQOLを測定する。これを用いてIBS患者と他の消化器症状をもつ患者を比較すると，IBS患者でQOLの低下が確認される[42]。また，FDDQLは機能性胃腸症とIBSのために開発されたものであるが，これは現在，英語，ドイツ語，フランス語で作られており，国際比較ができるようになってきている。IBSと消化性潰瘍患者を対象としたSchedule for the Evaluation of Individual Quality of Life(SEIQoL)もある[44]。いずれも日本語での信頼性および妥当性の評価はされていない。

Hahnらによると，残便感以外の消化器症状や精神症状の重症度とIBSの重症度には関連がなく，QOLは患者の自覚的IBS重症度と相関があると報告している[45]。自覚的IBSの重症度は，症状よりも病気によって生じる生活の制限に規定され，生産性が低下したりQOLの指標の多くの機能が低下している患者では，自らのIBSの症状を「重症」にランクしていると述べている。

また，炎症性腸疾患患者では，治療のための大腸切除により人工肛門を造設することがあり，そのためのQOLの障害も重要な検討項目となる[46,47]。

わが国ではようやく機能性腸障害や過敏性腸症候群のQOLに対する関心が高まってきた段階である。今後の研究が期待される。

5 肝胆膵疾患

a. 慢性肝炎/肝硬変

慢性肝炎は経過が長く，完治することの困難な病態である。成因としてウイルス性，アルコール性などがあげられるが，病態は様々であり，軽症のものから肝硬変，肝癌へと進行し死に至る重篤なものまである。感染症という観点からみると，ウイルス性肝炎患者においては世間的な偏見などを受けることも起こりうる。また，副作用の強いインターフェロン療法による治療期間中のQOLの障害も看過できない問題である[48,49]。さらに，病状によっては日常生活に制限がかかる例もあり，そのような患者では病気の進行や肝癌，食道静脈瘤などの合併症への不安は大きく，このため慢性肝炎患者のQOLが低下しているであろうことは容易に想像できる。

しかし，肝障害による特異的症状が少ないため，肝疾患患者のQOLは包括的尺度による検討がほとんどである[50~52]。また新しい検討として，肝移植を受けた患者でのQOLの検討も行われている[53]。

b. 胆囊および胆道疾患

胆石症手術の後に様々な愁訴が出現する胆囊摘出後症候群は，胆石そのものよりも長期的な経過をたどり，またその愁訴は患者にとっては極めて不快なものである。胆石症の手術自体が，開腹手術から内視鏡下手術に変わり，その後の愁訴についても検討が必要である[54]。

c. 慢性膵炎

慢性膵炎の本態は，膵実質の脱落を伴う間質の線維化であり，その結果生じる膵外・内分泌機能障害である。臨床経過は長く，その臨床像も成因，病期により多彩である。慢性膵炎の多くは進行性，不可逆性である。代償期では腹痛などの臨床症状が，非代償期では膵外・内分泌機能障害，すなわち消化吸収障害と糖尿病が重要な問題となる。現時点で報告されているものは，痛みに関連したQOLが報告されている[55]。

慢性膵炎の成因として最も多いのがアルコールであり，約60％を占める。アルコール性慢性膵炎は，病態が進行して高度なことが多いのに対し，非アルコール性には様々な成因が含まれるため，臨床像も多彩である。成因の観点から，アルコール性では飲酒習慣，

生活の乱れなどの影響も加わって，非アルコール性に比べ患者のQOLが低い。

原因の如何を問わず，慢性膵炎ではアルコール摂取および脂肪摂取には十分な配慮が必要であり，糖尿病を併発した場合には糖尿病に対する食事療法とインスリン療法が加わるため，不快な自覚症状とあいまってQOLの低下が出現する。さらに長期の経過により，身体的要素のみならず精神的，特に社会的要素にも多大な影響が出現する。Pedersenらは，慢性膵炎では就業状況が悪く，social status が低い患者が多いと報告している[56]。わが国では，就業状況の面から「生活の質の変化」を調査した結果，勤労可能な年齢にもかかわらず失業または生活保護となった深刻なQOL低下例がアルコール性で20％，非アルコール性で5％と報告されている[57]。慢性膵炎のQOLを考えるうえで問題となるのは，アルコール性とはいえ，臨床症状のみならず飲酒癖による社会生活への影響をいかにして把握し評価するかが課題といえる。

6 おわりに

消化器症状は，それ自体が快適な摂食行動を障害し，また食事に対する制限を加えることによる障害を引き起こす。また，排便障害は日常生活に様々な影響を与えることになる[58]。したがって，消化器症状の出現は生命予後にかかわるような悪性疾患でなくともQOLには多大な影響を与えることが容易に推測される。

包括的QOL尺度はそのような状況を評価するうえで有用な手段であり，また疾患特異的な症状に焦点をあてたQOL評価は，内視鏡や生化学的指標で数量あるいは客観評価の困難な病態の評価に有用である。しかし，QOL評価にあたっては，それぞれの病態の特性にあわせたQOLのツールの選択も必要となる[31]。

◆文献

1) Eggleston A, et al: The Domestic/International Gastroenterology Surveillance Study (DIGEST); Design, subjects and methods. Scand J Gastroenterol 34 (Suppl 231): 9-14, 1999
2) Stanghellini V: Three-month prevalence rates of gastrointestinal symptoms and the influence of demographic factors; Results from the Domestic/International Gastroenterology Surveillance Study (DIGEST). Scand J Gastroenterol 34 (Suppl 231): 20-28, 1999
3) Enck P, et al: Quality of life in patients with upper gastrointestinal symptoms; Results from the Domestic/International Gastroenterology Surveillance Study (DIGEST). Scand J Gastroenterol 34 (Suppl 231): 48-54, 1999
4) Hays RD, et al: RAND 36-item health survey 1.0. Health Econ 2: 217-227, 1993
5) Dimenas E, et al: Well being and gastrointestinal symptoms among patients referred to endoscopy owing to suspected duodenal ulcer. Scand J Gastroenterol 30: 1046-1052, 1995
6) Zigmond AS, et al: The hospital anxiety and depression scale. Acta Psychiatr Scand 67: 361-370, 1983
7) Zigmond AS, et al, 北村俊則(訳)：The hospital anxiety and depression scale(HAD尺度). 精神科診断学 4：371-372, 1993
8) 東あかね・他：消化器内科外来における hospital anxiety and depression scale(HAD尺度)日本語版の信頼性と妥当性の検討. 日消誌 93：884-892, 1996
9) Drossman DA, et al: Health related quality of life in inflammatory bowel disease; Functional status and patients worries and concerns. Dig Dis Sci 34: 1379-1386, 1989
10) Svedlund J, et al: GSRS - a clinical rating scale for gastrointestinal symptoms and in patients with irritable bowel syndrome and peptic ulcer disease. Dig Dis Sci 33: 129-134, 1988
11) 本郷道夫・他：消化器疾患における QOL 日本語版 GSRS による QOL 評価. 診断と治療 87：731-735, 1999
12) Hongo M, et al: Validation of the Japanese version of the gastrointestinal symptom rating scale (GSRS-J). Gastroenterology 116: A65, 1999
13) Dimenas E, et al: Relevance of norm values as part of the documentation of quality of life instruments for use in upper gastrointestinal disease. Scand J Gastroenterol 31 (Suppl 221): 8-13, 1996
14) Dimenas E, et al: Quality of life in patients with upper gastrointestinal symptoms; An improved evaluation of treatment regimens. Scand J Gastroenterol 28: 681-687, 1993
15) AGA clinical practice and practice economics committee (Talley NJ, Silverstein MD, Agreus L, Nyren O, Sonnenberg A, Holtman G): AGA technical review; Evaluation of dyspepsia. Gastroenterology 114: 582-595, 1998
16) Renvicki DA, et al: The impact of gastroesophageal reflux disease on health-related quality of life. Amer J Med 104: 252-258, 1998
17) Glise H, et al: Quality of life; A reflection of

symptoms and concerns. Scand J Gastroenterol 31 (Suppl 221): 14-17, 1996

18) Glise H, et al: Quality-of-life assessments in evaluation of laparoscopic Rosetti fundoplication. Surg Endosc 9: 183-189, 1995

19) Carlsson R, et al: The usefulness of a structured questionnaire in the assessment of symptomatic gastroesophageal reflux disease. Scand J Gastroenterol 33: 1023-1029, 1998

20) 永野公一・他：GERD の診断に関する研究―上部消化管症状を訴える患者におけるアンケート（QUEST）による検討．新薬と臨床 47：841-851，1998

21) Glise H: Quality of life and cost of therapy in reflux disease. Scand J Gastroenterol 30 (Suppl 210): 38-42, 1995

22) Glise H, et al: Quality of Life assessments in the evaluation of gastroesophageal reflux and peptic ulcer disease before, during and after treatment. Scand J Gastroenterol 30 (Suppl 208): 133-135, 1995

23) McDougall NI, et al: The effect of treating reflux oesophagitis with omeprazole on quality of life. Eur J Gastroenterol Hepatol 10: 459-464, 1998

24) Havelund T, et al: Quality of life in patients with heartburn but without esophagitis; Effects of treatment with omeprazole. Amer J Gastroenterol. 94: 1782-1789, 1999

25) 本郷道夫・他：アカラシア―疾患の理解と精神に及ぼす影響．総合消化器 CARE 2：123-128，1997

26) Talley NJ, et al: Impact of functional dyspepsia on quality of life. Dig Dis Sci 40: 584-589, 1995

27) Jones R, et al: Prevalence of symptoms of dyspepsia in the community. Br Med J 298: 30-32, 1989

28) Kawakami H, et al: Personality deviation and gastric motility in patients with functional dyspepsia. J Clin Gastroenterol 21 (Suppl 1): S179-S184, 1995

29) McColl K, et al: Symptomatic benefit from eradicating *Helicobacter pylori* infection in patients with nonulcer dyspepsia. N Engl J Med 339: 1869-1874, 1998

30) Talley NJ, et al: Validity of a new quality of life scale for functional dyspepsia; A United States multicenter trial of the Nepean Dyspepsia Index. Am J Gastroenterol 94: 2390-2397, 1999

31) Moyer CA, et al: Measuring health-related quality of life in patients with upper gastrointestinal disease. Dig Dis 16: 315-324, 1998

32) 櫻井俊弘・他：クローン病患者の Quality of life（第 2 報）．厚生省特定疾患難治性炎症性腸管障害調査研究班 平成 10 年度研究報告書（班長　下山孝），38-41，1999

33) Turnbull GK, et al: Quality of life in inflammatory bowel disease; The interaction of disease activity with psychosocial function. Am J Gastroenterol 90: 1450-1454, 1995

34) Guyatt G, et al: A new measure of health status for clinical trials in inflammatory bowel disease. Gastroenterology 96: 804-810, 1989

35) Drossman DA, et al: The rating form of IBD patient concerns; A new measure of health status. Psychosom Med 53: 701-712, 1991

36) 八尾恒良・他：炎症性腸疾患の Quality of life についての検討―適切な質問項目の選定について．厚生省特定疾患難治性炎症性腸管障害調査研究班　平成 5 年度研究報告書（班長　武藤徹一郎），74-77，1994

37) 桂島佳子・他：外来クローン病患者における Quality of life（QOL）の評価に関する研究．日本大腸肛門病会誌 52：696-708，1999

38) 橋本秀樹・他：慢性期クローン病患者の QOL モデル．厚生省特定疾患調査研究班社会医学研究部門特定疾患に関する QOL 研究班　平成 9 年度研究報告書（班長　福原信義），37-147，1998

39) 杉田　昭・他：潰瘍性大腸炎手術例の QOL；SF36 と新しい疾患特異性尺度による検討．厚生省特定疾患難治性炎症性腸管障害調査研究班　平成 10 年度研究報告書（班長　下山孝），141-144，1999

40) Whitehead WE, et al: Impact of irritable bowel syndrome on quality of life. Dig Dis Sci 41: 2248-2253, 1996

41) Endo Y, et al: Demographic and psychosocial analysis of irritable bowel syndrome in Japan; Use of an internet in studying functional gastrointestinal disorders. Gastroenterology 116: A989, 1999

42) Harn BA, et al: Evaluation of a new quality of life questionnaire for patients with irritable bowel syndrome. Alim Pharm Therap 11: 547-552, 1997

43) Chassany O, et al: Validation of a specific quality of life questionnaire for functional digestive disorders. Gut 44: 527-533, 1999

44) McGee HM, et al: Assessing the quality of life of the individual; The SEIQoL with a healthy and a gastroenterology unit population. Psychol Med 21: 749-759, 1991

45) Harn BA, et al: Patient-perceived severity of irritable bowel syndrome in relation to symptoms, health resource utilization and quality of life. Alim Pharm Therap 11: 553-559, 1997

46) Yazdanpanah Y, et al: Impact of surgery on quality of life in Crohn's disease. Amer J Gastroenterol 92: 1897-1900, 1997

47) Hjortswang H, et al: Health-related quality of life in Swedish patients with ulcerative colitis. Amer J Gastroenterol 93: 2203-2211, 1998

48) Hunt CM, et al: Effect of interferon-alpha treat-

ment of chronic hepatitis C on health-related quality of life. Dig Dis Sci 42: 2482-2486, 1997
49) Foster GR: Hepatitis C virus infection; Quality of life and side effects of treatment. J Hepatol 31 (Suppl 1): 250-254, 1999
50) Foster GR, et al: Chronic hepatitis C virus infection causes a significant reduction in quality of life in the absence of cirrhosis. Hepatology 27: 209-212, 1998
51) Rodger AJ, et al: The impact of diagnosis of hepatitis C virus on quality of life. Hepatology 30: 1299-1230, 1999
52) Ware JE Jr, et al: Health-related quality of life in chronic hepatitis C; Impact of disease and treatment response, The Interventional Therapy Group. Hepatology 30: 550-555, 1999
53) Singh N, et al: Quality of life, functional status, and depression in male liver transplant recipients with recurrent viral hepatitis C. Transplantation 67: 69-72, 1999
54) Borch K, et al: Prevalence of gallstone disease in a Swedish population sample; Relations to occupation, childbirth, health status, life style, medications, and blood lipids. Scand J Gastroenterol 33: 1219-1225, 1998
55) Glasbrenner B, et al: Evaluating pain and the quality of life in chronic pancreatitis. Internat J Pancreatol 22: 163-170, 1997
56) Pedersen NT, et al: Chronic pancreatitis in Copenhagen. Scand J Gastroenterol 17: 925-931, 1982
57) 三宅哲文：慢性膵炎の経過と予後に関する研究；第2編 疼痛経過，生活の質の変化および治療法について．岡山医誌 103：473-481, 1991
58) 本郷道夫・他：消化器症状とクオリティ・オブ・ライフ(QOL)．日本醫事新報 3937：24-27, 1999

7 精神科領域―うつ，睡眠を中心に

1 はじめに

　精神科領域におけるQOLと他の領域でのQOLとの一番の違いは，疾患そのものの症状とQOLが大いに重なり合っていることであろう。例えば，がんの領域では，治療の影響を評価する際に，以前は生存時間や腫瘍縮小効果などの指標に注意が向けられてきた。しかし最近になって，従来とは異なる視点として，行動上，機能上の影響，すなわちQOLにも関心が向けられるようになってきた。一方，精神疾患においては，死という出来事に直接結びつくことはあまりないので，QOLはほとんど問題にされなかった。その代わりに，精神疾患は生活(life)と密接な関わりがあるため，精神疾患の治療上の評価はもっぱらQOLの評価であったという見方も可能である。そこで本項では，精神症状の測定方法もQOL評価方法に含めると考え，以下に紹介することとする。

2 精神症状尺度使用の意義と包括的QOL尺度利用の問題点

a. 一般科患者における精神症状尺度使用の意義

　SF-36[1]をはじめとする包括的なQOL尺度は，1つの質問紙でQOLを多角的に評価できるので便利である。また，社会機能，日常の生活状況なども網羅していることは，個別的な精神症状尺度にはない利点である。しかし，包括的な尺度では精神科的な側面が十分把握しきれず，その結果，全体としてのアウトカムを正確に反映できない危険性がある。特に一般科の患者であっても，次の点から精神科の症状を把握することが重要である点に留意する必要がある。第一に，プライマリケアの患者や身体疾患による入院患者を対象にした調査によると，うつ・不安・不眠などの精神症状を呈する患者の多いこと，症状のみならず気分障害など精神疾患の診断基準を満たす状態に至っている患者の少なくないこと。第二に，これら精神症状の合併は，QOLのもう1つの構成要素である，仕事や日常生活などの社会機能の低下をもたらすこと。したがって，一般科患者を対象とする場合も，常に精神症状の測定の必要性を検討し，必要である場合には，より鋭敏かつ厳密に測定できる精神症状の評価尺度や精神疾患の診断基準を併用することによって，精神医学的な検討が十分できるよう準備しておくべきである。以上の観点から，本項では一般科でも比較的容易に活用できるうつと睡眠に関する尺度を中心に解説する。

b. 精神科患者における包括的QOL尺度の問題点

　最近，精神科患者に対しても，包括的自己記入式質問紙を使用しようとする試みがある。しかし，使用にあたっては次の点に留意する必要がある。第一に，精神分裂病や重度のうつ病などではその精神症状によって，自己記入式質問紙の妥当性が損なわれる可能性があるので，その測定の妥当性を慎重に検証した後で研究を行うべきである。もちろん，昏迷など意識障害が存在する場合には，自己記入式質問紙は使用できない。自己記入式質問紙が不適当な場合には，面接による評価が必要となる。第二に，包括的自己記入式尺度を用いる場合にも，既存の精神症状・精神疾患の測定・診断方法の代用にはならず，それらを省略すべきではない。身体疾患と異なり精神疾患では，QOLと精神症状の重なる部分が多いがゆえに，QOL尺度を用いれば精神症状の評価を別にしなくてもよいのではないかという誤解がしばしば存在する。しかし，精神疾患患者において本来正確に把握しておくべき，うつ

や不安などの基本的な精神症状の把握がおろそかになってはならない。精神症状の把握が不十分だと精神医学的な検討ができなくなり、結局何を観察したのか、QOLが何を意味しているのかわからなくなってしまう。

3 精神症状の評価手法を選択する際の留意点

精神症状の評価手法には、様々なものがある[2]。これらの中から、目的に応じた手法を選択することになるが、その基準を「目的」と「方法」の2つに大別して考える。

まず、「目的」に関する留意点としては、第一に評価したい症状の種類、第二に重症度評価かスクリーニングかということ、第三に評価したい症状の程度(重症度)、第四に評価したい症状の程度の範囲(重症度の範囲)を、各々明確にすることである。手法に対してこれらの点をよく検討してみることが必要である。

「方法」としては、General Health Questionnaire (GHQ)のように対象者自身が質問紙の設問を読みながら回答する自己記入式質問紙、ハミルトンうつ病評価尺度[3]のように評価者が患者の状態を観察・面接によって把握し、尺度の基準に照らして評点をつける評価尺度、Composite International Diagnostic Interview(CIDI)[4]のように構造化された面接によって診断を行う面接基準、の3つが代表的なものである。このうち、評価尺度と面接基準には評価者が不可欠であるが、実施に当たっては、その評価者が看護婦などを含めた精神科の専門家である必要があるか否か、評価者のトレーニングが必要か否か、などに留意すべきである。一方、自己記入式質問紙は評価者の準備が必要ないので簡便である。したがって、症状の程度などを対象全体で数量的に分析する際には有用であるが、個別的な診断の際には、スクリーニングには使用できても、それ以上に精緻な把握には、構造化された面接基準などを使用する必要がある。

最後に、信頼性と妥当性がどの程度確立されているかにも注意する必要がある。特に精神科領域の尺度の場合は、疾患、重症度、年齢など背景が異なれば、信頼性や妥当性も変わる可能性がある。したがって、過去にその尺度がどのような対象で検証されたかを確認し、自分の研究対象に対しても信頼性、妥当性を検討

したうえで使用する必要がある。すでに同様の集団で信頼性、妥当性が検証されていても、自分が行おうとしている研究において信頼性と妥当性が必ずしも保証されるわけではない。また、自己記入式質問紙の場合は研究者自身が事前に回答すると、評価尺度や診断基準の場合には研究者同士でロールプレイをしてみると、その特徴をよく理解することができ、研究を円滑に運用するための有益な示唆が得られる。

4 質問紙を用いた代表的な精神症状の評価法と精神分裂病のQOL評価法

一般に出現頻度の高い精神症状は、うつ、不安、睡眠障害であるので、本節ではこれらの自己記入式質問紙による評価方法を紹介する。また、これまで医学領域であまり着目されていなかった陽性感情の評価方法を紹介する。これらは、一般人口や身体疾患の患者、プライマリケアの患者を対象とした研究で使用可能である。最後に、精神疾患固有のQOL評価として精神分裂病のQOL評価方法を紹介する。

a. うつや不安の自己記入式質問紙(表1)

うつ、不安、睡眠障害は代表的な軽症精神症状であり、一般にこれらの有病率はかなり高い。したがって、QOLの構成要素の1つとして精神状態をとらえる場合、うつ、不安、睡眠障害の評価が中心になる。実際、汎用されているQOL質問紙の精神状態を評価する部分は主にうつと不安で構成されており、これらの中から代表的な4つについて解説する。これらを使用する際には、開発された目的に十分留意して選ぶ必要がある。なお、質問紙による方法のほかに、ハミルトンうつ病評価尺度[3]などの評価尺度、Composite International Diagnostic Interview(CIDI)[4]、Structured Clinical Interview for DSM(SCID)[5]な

表1 うつ、不安の自己記入式質問紙

質問紙名	開発目的	項目数	開発年
GHQ	軽症精神症状のスクリーニング	12〜60	1972
HADS	身体疾患患者のうつ、不安の評価	14	1983
CES-D	一般人口対象の疫学調査におけるうつの評価	20	1977
SDS	うつの重症度評価	20	1965

どの構造化面接基準などがあり，これらはより厳密に症状の重症度を評価したり，精神医学的診断をつける場合には必要となるが，専門家による他者評価であるので，QOL 評価方法には一般に含まれない。

1) 一般健康質問紙
(General Health Questionnaire; GHQ)

General Health Questionnaire(GHQ)は，非精神病性精神障害(non-psychotic psychiatric illness)をスクリーニングするための自己記入式質問紙で最も一般的なものである。ここでいう非精神病性精神障害とは，精神分裂病症状，重度の抑うつ症状，躁症状以外の精神症状と考えてよく，ほぼ，抑うつと不安を示すと考えてよい。GHQ はスクリーニングだけでなく，重症度評価にも用いられている。英国の Goldberg により開発され[6]，信頼性と妥当性に優れるため多くの言語に翻訳されて世界中で広く使われている。60 項目版，30 項目版，28 項目版，20 項目版，12 項目版があり，各項目は 4 段階評価となっている。得点が高いほど状態が悪いことになる。日本語版の信頼性妥当性は福西によって確認されており，同論文の中で「GHQ 短縮版は GHQ 60 項目版と同程度の判別能力を有して」いると述べられている[7]。GHQ は日本文化科学社から出版されている[8]。

2) Hospital Anxiety and Depression Scale
(HADS)

Hospital Anxiety and Depression Scale(HADS)は，英国の Zigmond らによって作成された 14 項目からなる自己記入式質問紙で，anxiety(不安度)に関する 7 項目と depression(抑うつ度)に関する 7 項目の 2 つのスケールに分けられる[9]。HADS の特徴は，身体疾患をもつ患者に対して不安，抑うつを測定できることである。すなわち，不安，抑うつによる症状(例えば食欲の低下や不眠)には，身体疾患による症状と区別が付きにくいものがあるため，身体疾患を有する患者を評価するならば，不安や抑うつを身体疾患に影響されないように測定する必要がある。そこで，HADS は不安や抑うつの認知的部分に焦点を当て，身体症状による修飾を受けにくい質問項目で構成されている。不安度の項目には，「何かひどいことが今にも起こりそうな感じがしますか」，「のんびりと腰を下ろしてくつろぐことができますか」などがあり，抑うつ度の項目には「以前楽しんでいたことを現在も楽しめますか」，「物事をおもしろく感じたり，笑ったりできますか」などがある。これらの項目について 0 点から 3 点までの 4 段階評価を行い，不安度と抑うつ度の各スケールの得点は最低 0 点から最高 21 点に分布する。そして，得点が高いほど不安・抑うつ度が高いことを意味する。日本語版(図 1)は北村によって作成され[10]，その信頼性および妥当性は，がん患者を対象にした Kugaya らの研究によって検証されている[11]。なお，Kugaya らによると，DSM-IIIR の大うつ病性障害を外的基準とした場合の HADS の区分点は，不安度得点と抑うつ度得点の合計得点で 19/20 であり，その場合の敏感度は 82.4%，特異度は 96.3% である。HADS は，発表の際に日本語版の紹介論文[10]および原著[9]を引用すれば，自由に使用することができる。

3) Center for Epidemiologic Studies Depression Scale(CES-D)

Center for Epidemiologic Studies Depression Scale(CES-D)[12]は，米国国立精神衛生研究所(NIMH)の疫学研究センターで開発された自己記入式質問紙で，疫学研究における抑うつ状態を評価することを目的として作成された。20 項目 4 段階評価で，得点は 0 点から 60 点に分布し，得点の高い者ほど抑うつ度が高い。日本語版は島らによって作成され，信頼性・妥当性も島らにより検討されている。それによると，感情障害 34 例(DSM-III の大うつ病 28 例，気分変調性障害 1 例，非定型うつ病 5 例)と正常対照 224 例を比較して，区分点は 15/16 が妥当であるとされている[13]。

4) 自己評価式抑うつ尺度
(Self-rating Depression Scale; SDS)

Self-rating Depression Scale(SDS)は，抑うつ症状の重症度を評価するための代表的な自己記入式質問紙である。重症度評価だけでなく，スクリーニングなどにも用いられる。20 項目 4 段階評価で，得点は 20 点から 80 点に分布し，得点の高い者ほど抑うつ度が高い。Zung により 1965 年に開発され[14]，福田らによって 1973 年に訳され，信頼性・妥当性が検証されている[15]。高齢者に施行する場合には，うつ病と関係のない身体愁訴が多いために，うつ病でなくても高得点となることに注意する必要がある。SDS は三京房より出版されている[16]。

b. 睡眠状態の評価法

睡眠障害は最も頻度の高い精神医学的問題の 1 つで

HAD 尺度

この質問紙はあなたが最近どのように感じているかお尋ねするよう編集されています。

次に挙げてある 14 の設問を読み，それぞれについて 4 つの答えのうち，あなたのこの 1 週間の御様子に最も近いものに○をつけて下さい。それぞれの設問に長く時間をかけて考える必要はなりません。パッとまず頭に浮かんだ答えの方が正しいことが多いからです。

御名前：＿＿＿＿＿＿＿＿＿＿＿＿　　　日　付：＿＿＿年＿＿＿月＿＿＿日

1. 緊張感を感じますか？
    - [1] ほとんどいつもそう感じる
    - [2] たいていそう感じる
    - [3] 時々そう感じる
    - [4] 全くそう感じない
2. 以前楽しんでいたことを今でも楽しめますか？
    - [1] 以前と全く同じ位楽しめる
    - [2] 以前より楽しめない
    - [3] すこししか楽しめない
    - [4] 全く楽しめない
3. まるで何かひどいことが今にも起こりそうな恐ろしい感じがしますか？
    - [1] はっきりあって，程度もひどい
    - [2] あるが程度はひどくない
    - [3] わずかにあるが，気にならない
    - [4] 全くない
4. 笑えますか？　いろいろなことのおかしい面が理解できますか？
    - [1] 以前と同じように笑える
    - [2] 以前と全く同じようには笑えない
    - [3] 明らかに以前ほどには笑えない
    - [4] 全く笑えない
5. くよくよした考えが心に浮かびますか？
    - [1] ほとんどいつもある
    - [2] たいていある
    - [3] 時にあるが，しばしばではない
    - [4] ほんの時々ある
6. 気げんが良いですか？
    - [1] 全くそうでない
    - [2] しばしばそうではない
    - [3] 時々そうだ
    - [4] ほとんどいつもそうだ
7. のんびり腰かけて，そしてくつろぐことができますか？
    - [1] できる
    - [2] たいていできる
    - [3] できることがしばしばではない
    - [4] 全くできない
8. まるで考えや反応がおそくなったように感じますか？
    - [1] ほとんどいつもそう感じる
    - [2] たいへんしばしばそう感じる
    - [3] 時々そう感じる
    - [4] 全くそう感じない
9. 胃が気持ち悪くなるような一種おそろしい感じがしますか？
    - [1] 全くない
    - [2] 時々感じる
    - [3] かなりしばしば感じる
    - [4] たいへんしばしば感じる
10. 自分の身なりに興味を失いましたか？
    - [1] 明らかにそうだ
    - [2] 自分の身なりに充分な注意を払っていない
    - [3] 自分の身なりに充分な注意を払っていないかもしれない
    - [4] 自分の身なりには充分な注意を払っている
11. まるで終始動きまわっていなければならないほど落ちつきがないですか？
    - [1] 非常にそうだ
    - [2] かなりそうだ
    - [3] 余りそうではない
    - [4] 全くそうではない
12. これからのことが楽しみにできますか？
    - [1] 以前と同じ程度にそうだ
    - [2] その程度は以前よりやや劣る
    - [3] その程度は明らかに以前より劣る
    - [4] ほとんど楽しみにできない
13. 急に不安に襲われますか？
    - [1] 大変しばしばにそうだ
    - [2] かなりしばしばにそうだ
    - [3] しばしばでない
    - [4] 全くそうでない
14. 良い本やラジオやテレビの番組を楽しめますか？
    - [1] しばしばそうだ
    - [2] 時々そうだ
    - [3] しばしばでない
    - [4] ごくたまにしかない

全ての質問にお答え下さったでしょうか。もう一度見直して下さい。

図 1　HADS

(北村俊則：Hospital Anxiety and Depression Scale. 季刊　精神科診断学　4：372, 1993 の HAD 尺度を転載)

あり，成人の年間有病率は30〜40％といわれている。不眠には，入眠障害，中途覚醒，早朝覚醒などがある。

Pittsburgh Sleep Quality Index(PSQI)は，過去1カ月間の主観的な睡眠の質を評価するための自己記入式質問紙で，18項目4段階評価で構成され，7つの領域(主観的睡眠の質，入眠時間，睡眠時間，有効睡眠時間，睡眠障害，睡眠剤の使用，および日常生活における障害)を評価できる[17]。スコアが高いほど睡眠の質がより悪いものとして評価する。ピッツバーグ大学で開発され標準化された。日本語版は土井らによって作成されている[18]。

c. 陽性感情の評価法 (WHO主観的幸福感尺度)

これまで，精神医学的な症状，すなわち，精神的不健康というべき状態を評価する方法を紹介してきたが，陽性感情，すなわち幸福感，達成感や自信のようなポジティブな精神的側面を評価する方法を以下に紹介する。

WHO主観的幸福感尺度(WHO Subjective Well-Being Inventory, SUBI)は，世界保健機関(WHO)が作成した40項目の自己記入式質問紙で，個人がそれぞれの経験の中で，身体的，精神的，社会的にどの程度幸福(well-being)であるかを測定しようとしたものである[19]。この質問紙は個人の感情のみならず，その個人が置かれている現実をどのように認知しているかという側面を含めた，総合的な健康に焦点を当てたものである。尺度は陽性感情(Positive affect)と陰性感情(Negative affect)の2軸から構成されており，ネガティブな心理状態だけでなく，達成感や自信などのようなポジティブな心理的側面も測定できるようになっている。さらに，11の下位尺度をもつように構成されている。

下位尺度の内容は，

(1) 一般的幸福感・肯定的感情(General Well-Being - Positive Affect；人生に対する前向きの気持ち)
(2) 期待と達成の一致(Expectation-Achievement Congruence；達成感)
(3) 対処行動に関する自信(Confidence in Coping；自信)
(4) 超越(Transcendence；至福感)
(5) 家族による支援(Family Group Support；近親者の支え)
(6) 社会的支援(Social Support；社会的な支え)
(7) 子供や配偶者との関わり(Primary Group Concern；家族との関係)
(8) 不十分な心的支配(Inadequate Mental Mastery；精神的なコントロール感)
(9) 不健康の認知(Perceived Ill Health；身体的不健康感)
(10) 社会的関わりの欠如(Deficiency in Social Contacts；社会的なつながりの不足)
(11) 一般的幸福感・否定的感情(General Well-Being - Negative Affect；人生に対する失望感)

である。それぞれの尺度のスコアが高いほど，状態がよいことになる。日本語版は大野によって作成され，その信頼性，妥当性は藤南ら[20]によって確認されている。

d. 精神疾患固有のQOL尺度—精神分裂病のQOL: Quality of Life Scale(QLS)

精神分裂病治療の評価においては，これまでもっぱら分裂病特有の症状変化に関心が向けられてきた。しかし近年，QOLの概念を導入しようという試みがなされている。

Quality of Life Scale(QLS)は，感情の平板化や意欲の低下などのいわゆる陰性症状がもたらす患者の生活上の支障を，治療がどの程度まで改善できるかを評価する目的で，Heinrichs DWらによって開発された[21]。日本語版は宮田らによって翻訳され，信頼性，妥当性が確認されている[22]。「対人関係と社会的ネットワーク」，「仕事・学校・家事などの役割遂行」，「精神内界の基礎」，「一般的所持品と活動」の4つの因子から構成される21項目の評価尺度である。各評価項目は7段階で評価される。スコアが高いほど状態がよいことになる。対象となるのは精神分裂病の非入院患者であるが，慢性の気分障害や人格障害などにも使える可能性がある。評価は，一定のトレーニングを受けた看護婦などを含めた精神科の専門家が面接によって行い，約45分を要する。

5 うつと不安の自己記入式質問紙を使った最近の研究の一例

Watson Mらは，578人の早期乳癌患者(stage IとII)を対象に，心理的反応が生存期間に与える影響について研究を行った[23]。患者は診断後4週から12週

の時点でHADSを施行された。そして，過去のがん患者を対象とした妥当性研究による基準を準用し，HADSの抑うつ尺度と不安尺度それぞれに対して，7点以下を正常，8点から10点を境界症例，11点以上をうつ状態または不安状態とした3群に患者を分けた。その3群の人数は，抑うつ尺度については，それぞれ順に，541人，27人，10人であり，不安尺度については，それぞれ順に，407人，102人，68人であった。5年後，395人が再発がなく生存しており，50人が生存しているものの再発しており，133人が死亡していた。HADSの抑うつ尺度により判定されたうつ状態は，5年後の死亡の有意な危険因子（ハザード比＝3.59）となっていた。一方，HADSの不安尺度の得点は生存期間と有意な関連がみられなかった。しかし，彼らはこの研究では対象数が少ないので，結果の解釈に注意が必要であるとしている。

6 おわりに

最近，「QOL」という用語が多用され，QOLを測定する研究が増えてきている。しかし包括的尺度において，うつや不安などの精神症状が尺度構成要素の1つとなっていることは確かに多いが，それだけでは精神症状を厳密に把握することはできない。したがって，精神症状が重要になると思われるQOL研究においては，すでに信頼性や妥当性について検証され，永年にわたって使用経験が蓄積されている精神症状の測定方法を，包括的QOL尺度と併用するのが望ましい。それによって，包括的QOL尺度の評点の変化や差異が，精神症状に起因するのか否かなどの詳細な分析が可能になり，包括的QOL尺度を使用する意義を高めることにもなる。

◆文献

1) Hays RD, et al: RAND 36-item health survey 1.0. Health Econ 2: 217-227, 1993
2) 北村俊則：精神症状測定の理論と実際（第2版），海鳴社，1995
3) Hamilton M: A rating scale for depression. Neurol Neurosurg Psychiatry 23: 56-62, 1960
4) World Health Organisation: Composite International Diagnositc Interview (Version 1.1). World Health Organisation, Geneva, 1993
5) First MB, et al: Structured Clinical Interview for DSM-IV Axis I Disorders-Clinician Version (SCID-CV). American Psychiatric Press, Washington DC, 1997
6) Goldberg DP, et al: Users' Guide to the General Health Questionnaire. NFER-Nelson, Windsor, 1988
7) 福西勇夫：日本版General Health Questionnaire (GHQ)のcut-off point. 心理臨床3：228-234, 1990
8) 中川泰彬・他：日本版GHQ精神健康調査票，日本文化科学社，1985
9) Zigmond AS, et al: The Hospital Anxiety and Depression Scale. Acta Psychiatri Scand 67: 361-70, 1983
10) 北村俊則：Hospital Anxiety and Depression Scale. 精神科診断学4：371-372, 1993
11) Kugaya A, et al: Screening for psychological distress in Japanese cancer patients. Jpn Clin Oncol 28: 333-338, 1998
12) Radloff L: The CES-D scale; A self-report depression scale for research in the general population. Applied Psychological Measurement 1: 385-401, 1977
13) 島 悟・他：新しい抑うつ性自己評定尺度について. 精神医学27：717-723, 1985
14) Zung WWK: A Self-rating Depression Scale. Arch Gen Psychiatry 12: 63-70, 1965
15) 福田一彦・他：自己評価式抑うつ性尺度の研究. 精神経誌75：673-679, 1973
16) 福田一彦・他：日本語版SDS自己評価式抑うつ性尺度. 三京房，1983
17) Buysse DJ, et al: The Pittsburgh Sleep Quality Index; A new instrument for psychiatric practice and research. Psychiatry Res 28: 193-213, 1989
18) 土井由利子・他：ピッツバーグ睡眠質問票日本語版の作成. 精神科治療学13：755-763, 1998
19) Sell H, et al: Assessment of subjective well-being; The subjective well-being inventory (SUBI). Regional Office for South-East Asia, World Health Organisation, New Delhi, 1992
20) 藤南佳代・他：主観的健康感尺度(SUBI)日本語版の作成と信頼性，妥当性の検討. 健康心理学研究8：12-19, 1995
21) Heinrichs DW, et al: The Quality of Life Scale; An instrument for rating the schizophrenic deficit syndrome. Schizophr Bull 10: 388-398, 1984
22) 宮田量治・他：クオリティ・オブ・ライフ評価尺度——解説と利用の手引き，星和書店，1995
23) Watson M, et al: Influence of psychological response on survival in breast cancer; A population-based cohort study. Lancet 354: 1331-1336, 1999

8 神経内科疾患

1 神経内科領域の疾患特異的尺度の特徴

神経内科領域で取り扱う疾患は，筋萎縮性側索硬化症のように，徐々に呼吸筋麻痺をきたし死に至るといった患者にとって極めて過酷な疾患から，片頭痛のように通常時は全く無症状で患者の苦悩が周囲から理解されにくい疾患まで多岐にわたる。さらにパーキンソン病のように症状の変動が著しいもの，痴呆のように患者自身の認知機能の問題がある疾患もある。この場合，主観的評価と客観的評価の明らかな相違にどう折り合いをつけるべきだろうか。QOLは患者の主観的評価であるというものの，結果の具体的な数値を現実の政策決定に使用するにあたって，判断に迷うことも少なくない。

Bachら[1]が行った人工呼吸器装着の筋ジストロフィー患者についての調査によると，患者自身が認識している満足度と，周りの医療関係者が推定したその患者の満足度にはかなりの相違がある。さらに神経疾患に伴う症状は，脳機能の多様性ゆえに多岐にわたる傾向が強い。そのうえで，他分野と同様に病期や重症度，加齢，合併症(Co-morbidity)などの関与も考慮しなくてはならない。その結果どうしても領域(domain)が多様となり，実施にあたっては時間もかかるし，回答も難しくなる。このため簡単に測定でき，かつ各病期に対応して，実用性もあるような尺度の作成は難しくなる。よって何を調べるのが重要かを念頭に置いた項目の取捨選択が重要となる。

総論でも述べられるように，まず調査にあたっては，他疾患や他の集団との比較において重要な包括的尺度と，疾患に特有な事情を考慮した疾患特異的尺度の両方を使用すべきである。そして後者は，疾患に応じて改善を要する。例えばてんかんでは，自尊心や疾患をコントロールする能力，社会的な烙印を押されているという意識も考慮しなくてはならない。

2 神経内科領域の尺度

現在，てんかん，片頭痛，パーキンソン病，アルツハイマー型痴呆，筋萎縮性側索硬化症などについて疾患特異的QOL尺度が作成されているので，それらを中心に次項で紹介する。

脳梗塞や多発性硬化症では，頻度も高く，種々の臨床試験なども多く行われている。アウトカムにQOLを用いたRCT(ランダム割付け比較試験)は，現状では見当たらないが，少しでも文献検索をすれば，当該疾患について開発された評価尺度がかなりあることに気づくだろう。実際のところ，妥当性など十分な評価がされないままの尺度はたくさんある。一方で，きちんとした特性の評価がされてはいるものの，使われないままの尺度もある。研究を志す者は，新たな尺度を開発する前に十分な文献検索を行うべきである。

また，一般的には重症度がかなりQOLに影響を与えることから，疾患によって引き起こされる行動面の変化をみるものとしてSIP(Sickness Impact Profile)がある。

SIPは自立面，身体面，心理社会面の3つのカテゴリーからなり，自立面では一日の多くを座って過ごすかなどの項目をきく①睡眠と休息，経管栄養をしているかなどの項目の②食事，仕事をしていないかなどの項目の③仕事，その他④家事，⑤リクリエーション・娯楽などからなる。身体面では①歩行，②移動活動，③整容・身のこなし，心理社会面では①社会との交流，②まとまった行動，③感情，④他者とのコミュニケーションがその下位尺度である。

3 各神経疾患の疾患特異的 QOL 尺度

a. てんかんの QOL

どの神経疾患でも同様かと思われるが，患者は大きく3つの集団に分けることができる。第1群の患者はてんかんによる明らかな悪影響がない患者群である。第2群は，重大な合併症がなくても，QOLの様々な面で困難を体験している患者群である。一見，ケアはうまくいっているように見えるので，医療者は患者の状態を見過ごすことがある。第3群は多くの問題のためQOLが明らかに障害されている患者群である。この群の患者のてんかん発作は脳疾患の後遺症でもあり，身体・精神の機能が影響を受ける。

時間経過によって，患者はこれらの群の間を移動することもある。患者の生活上の最大の苦痛は，予測できない発作に対する恐怖感といわれているが，QOLを規定する大事な要素として発作の重症度とともに，患者がこの問題をどう処理・受容するかをあげなくてはならない。また，社会的烙印・自尊感情についての考慮も重要である。

ところでこのてんかんについては，様々なQOL測定法が開発されてきた。DevinskyとVickreyは『てんかんとQOL』というモノグラフ[3]の第9章で，QOLIE(Quality of life in epilepsy)の開発について述べている。彼らは，全般的な核となる測定法として，信頼性・妥当性のデータが完備していたので，36項目版のランド健康質問紙(SF-36のことと思われる)を選択した。彼らはさらにてんかんに特異的な領域として，発作に関する悩み，注意力と集中力，記憶力，言語能力，就労や自動車運転の制限，薬物効果，社会的援助，社会的孤立を加えた。このほか，このモノグラフでは多くの尺度が紹介されている。その中で，てんかん特異的であり，かつ有用性が高く，妥当性や信頼性が高いとされているものとしては発作重症度尺度(13設問からなり，他のQOL尺度と併用でき，てんかんの臨床試験に多く使われている)，てんかんの影響度尺度(8設問からなる)や生活の充実感尺度がある。時間を経ての尺度の反応性については十分な検討はこれまでなかったが，つい最近QOLIE-31やQOLIE-89についての検討が報告された[4]。報告では全般的な尺度より，疾患特異的(この文献ではdisease-targeted)な尺度のほうが反応性は高い(疾患に重要な変化を敏感にとらえている)としている。

b. アルツハイマー型痴呆の QOL

アルツハイマー型痴呆あるいはアルツハイマー病におけるアウトカムについてはMcKeithらが編集したモノグラフによくまとまっている[5]。この本の第5章でSelaiとHarveyはQOLについて述べている。それによるとQOLの通常の要素である身体的，心理的，社会的well-being(望ましいあり方)だけでは痴呆の患者のQOLを測定できず，従来から多くのモデルが提案されてきたものの，変性が進み，痴呆が悪化する中ではその測定はより難しいと指摘している。その理由としては，①認知能力が落ち，患者自身が評価できなくなる，②コミュニケーション能力が低下する，③患者自身の主観的な視点と介護者など周囲の客観的な視点に差ができる，④病態の失認や否認がある，⑤認知能力障害に加えて，神経心理症状や行動上の問題についての評価も必要である，⑥痴呆の各段階により能力に大きな差違がある，などをあげている。

この難しさのためか多くの研究がなされてはいるが，厳しい吟味がされているコクラン共同計画において，現在のところ痴呆の治療薬についてのメタアナリシスは1つだけである。Donepezil for mild and moderate Alzheimer's disease(Birks & Melzer)[6]がそれであり，認知機能テストでは一部有効性があったものの，患者が自己評価するrelationships, eating and sleeping, social and leisure activityをQOLとしてみているが，これらの項目は全く効果がなかったという。

痴呆の研究で使われているQOL尺度には表1[5]のようなものがある。SEIQOLとQOLASは患者一人ひとりが大切と感じている要素を引き出し，それを評価させる形となっている。例えば前者は，患者が重要と考える要素を5つ指定させ，これに相対的な重要度

表1 痴呆の QOL 尺度

The Schedule for the Evaluation of Individual Quality of Life (SEIQoL)
The Quality of Life Assessment Schedule (QOLAS)
Quality of Life-AD (QOL-AD)
Dementia QOL (DQOL)
The Community Dementia QOL Profile (CDQLP)
Blau QOL Scale
The York Scale
Cognitively Impaired Life Quality Scale (CILQ)
Byrne-MacLean QOL index

を勘案した重み付けを行って合計するというものである。痴呆について妥当性が検討されているが,非常に軽い痴呆の患者集団にのみ有用とされている。

QOL-AD は患者と介護者の両方からの評価を得る方法で,13項目(physical health, energy, mood, living situation, memory, family, marriage, friends, chores, fun, money, self, life as a whole)より構成されており,各々を poor, fair, good, excellent で評価する。実施が簡単であり,患者と介護者両方をみていることで臨床試験に向いているとされる。

c. 筋萎縮性側索硬化症(ALS)の QOL

本症は大脳皮質や脊髄前角細胞が選択的に侵され,運動麻痺・筋力低下が徐々に進行し,四肢の麻痺だけではなく,嚥下や構音障害,呼吸筋麻痺をきたし,最後には死に至る疾患である。欧米では本症の宣告は癌告知以上の重みをもって受け止められ,呼吸器装着をせずに死を迎えることが一般的である。一方わが国では,呼吸器装着をしながら在宅で療養を続けることも珍しいことではなくなっている。

従来は全般的な尺度やそれらを準用したもの,例えば SF-36, SIP, McGill Scale, SIP/ALS-19, ALS functional rating scale(ALSFRS)などが使用されていたが,本症に特異的な QOL 尺度,the ALSAQ-40 が最近開発され,妥当性も確認された。筆者は現在この日本語版の翻訳作業中である(表2に試案の一部を示す)。

表2 ALSAQ 40 日本語版の試案(抄)

```
筋萎縮性側索硬化症(ALS)についての QOL 調査票
        (ALSAQ 40)
次の文章は,ここ2週間であなたが歩いているときに生じた
かもしれない問題について説明したものです。それぞれにつ
いてその状況がどれくらいあなたに起こったか,最もよくあ
てはまる番号に○をつけて下さい。
あなたがまったく歩けない場合は,5. いつもそうだった/
まったく歩けないに○をつけて下さい。
(答えの選択肢)それぞれの問いに対して,ひとつだけ○をつ
けて下さい ↓

1. まったくなかった  2. ほとんどなかった  3. ときどき
  あった  4. しばしばあった  5. いつもそうだった/まった
  く歩けない

1. 歩いている途中で,バランスを失ったことがある
2. 歩くことに神経を集中しなければ歩けなかったことがあ
   る
3. 歩いていて,へとへとに疲れたことがある
4. 歩いていて,足に痛みを感じたことがある
```

ところで患者の QOL は患者個人だけではなく,周囲からの働きかけによって大いに変化することは想像に難くない。根本的な治療法のない本症においても,たとえ対症療法であったとしてもその効果,すなわち疼痛やうつ感情の増減により,患者の苦痛が異なることが報告されている[8]。また,痴呆のところで紹介したのと同様な手法を用いて患者個人にあわせて項目を抽出し重み付けする,SEIQOL-DW(the schedule for the evaluation of individual quality of life-direct weighting)も使用されている。

d. パーキンソン病の QOL

パーキンソン病は,振戦,筋固縮,無動,姿勢反射障害を4大症状とする,慢性進行性変性疾患である。薬物効果は当初はあるものの,時間の経過とともに減弱し,血中濃度の変化により,あるいは血中濃度とは無関係に突然に症状が変動するようになる。

頻度が高く,症状も多様な本症については the Parkinson's Disease Questionnaire-39(PDQ-39)と the Parkinson's Disease Quality-of-Life(PDQL)の2つの疾患特異的尺度が代表的である。この2つについて,Damiano ら[9]は文献検索や専門家や患者の意見を参考にして,本症に関連する12の領域,physical function, mental health/emotional being, self-image, social function, health-related distress, cognitive function, communication, sleep and rest, eating, role function, energy/fatigue, sexual function をあげている。PDQ-39 は self-image と sexual function 以外はカバーしている(表3)。PDQL は eating と role function 以外はカバーしている。ともに適切な内部整合性や断面的調査での妥当性をもち,PDQ-39 は再現性や反応性も現状ではよいとしている。PDQ-39 について筆者らは日本語版(著者より供与)について,厚生省の班研究でその妥当性・信頼性などを検討中である(表4)。

e. 片頭痛の QOL

欧米においては,片頭痛の社会生産性に対する影響はうつ病や慢性関節リウマチに匹敵するとの認識が広まっており,薬物効果の判定にも QOL が使われている。その簡単なレビューが,Mannix と Solomon によって出されている[9]。

The 24-hour Migraine-Specific Quality of Life Questionnaire は急性の片頭痛発作が起こった後24時間の QOL を測るもので,5つの領域(work fun-

表3 パーキンソン病の疾患特異的健康関連QOL尺度とその測定する領域

HQL area	PDQ39	PDQL
Physical function		
Self-care activities	X	
Ambulation	X	X
Mobility	X	X
Bodily discomfort/pain	X	X
Mental health		
Depression	X	X
Paranoia		
Anxiety	X	
Panic disorders		
Loneliness	X	
Embarrassment	X	X
Fear of social stigma	X	
Isolation	X	
Sense of autonomy/control	X	
Sense of loss		X
Frustration		X
Self-image		X
Social function		
Participation in social activities	X	X
Interpersonal relationships	X	
Health-related distress	X	X
Cognitive function		
Concentration	X	X
Memory	X	X
Language skills		
Alertness		
Confusion		
Visual hallucinations	X	
Communications	X	
Speech	X	X
Facial expressions		
Lack of body language		
Handwriting	X	X
Typing		
Sleep and rest		X
Problems falling asleep		
Waking during night		
Waking too early		
Daytime drowsiness	X	
Nightmares, vivid dreams	X	
Sleep walking		
Eating	X	
Using utensils	X	
Chewing		
Swallowing		
Reduced appetite		
Role function		
Employment		
Home management	X	
Energy/fatigue	X	X
Sexual function		X
Perceived attractiveness		
Impotence		
Decreased libido		
Hypersexuality		

表4 パーキンソン病日本語版：PDQ-39（抄）

●パーキンソン病が原因で，次のようなことを経験することはどのくらい頻繁にありましたか？ この1ヶ月についてお答え下さい。（それぞれの質問について，一番よくあてはまる番号に○印をつけて下さい）
●選択肢
全くなかった
たまにあった
時々あった
よくあった
いつもあった（もしくは全くできない）

質問項目（抄）
●やりたい余暇の活動を行うのに支障を感じましたか
●家のことをするのに支障を感じましたか，例えば日曜大工，家事，料理など
●買い物の荷物をもつのに支障を感じましたか
●1,000メートルを歩くのに困難を感じましたか
●望む以上に家に引きこもらなければなりませんでしたか
●自分の身体を洗うのに不都合を感じましたか
●着替えをするのに不都合を感じましたか
●ボタン掛けや靴ひもを結ぶのに苦労しましたか
●字をきれいに書くのに苦労しましたか
●疎外感，孤独を感じましたか
●自分がパーキンソン病であることを人に隠さなければならないと感じましたか
●人前で食べたり飲んだりするような状況を避けましたか
●パーキンソン病であるために人前で恥ずかしい思いをしましたか
●他人の自分に対する反応を心配しましたか
●人間関係に問題がありましたか
●いやな夢や幻覚を見ましたか
●話をするのに支障がありましたか

ctioning, social function, energy, concerns, symptoms)をカバーする15の質問からなっている。The Migraine-Specific Quality of Life(MSQOL)は長期間のQOLを測定するもので，筆者らはすでに日本語版で調査を開始している（表5）。

もう1つの主な尺度としては，the Migraine-Specific Quality of Life Questionnaireがある。これはrole-function restrictive（片頭痛によって通常の活動が制限されたか），role-function preventive（正常の活動を控えなくてはならなかったか），emotional functionの3領域をカバーする16項目の質問からなっている。

このほか，どのくらい生活や生産性に支障があるかについて測定するThe Migraine Disability Assessment（MIDAS）が，その簡便性もあって使われてきている。これは過去3カ月間に頭痛のために何日間仕事・学校を休まなければならなかったか，家事ができなかったか，社会的活動ができなかったかを数字で聞き，それを足すというものである。さらに仕事の出来

表5　MSQOL（抄）

片頭痛は人々の生活にさまざまな影響をあたえます。片頭痛がおさまっている時にどのように感じるか次の中から一番近いものを選んで，番号を○で囲んでください。

1　片頭痛のためにあまり疲れないように努めている。
| 1 とても努めている | 3 あまり努めていない |
| 2 かなり努めている | 4 まったく努めていない |

2　片頭痛のためにはいつも同じような環境に自分を置くことが大切だ。
| 1 とても大切だ | 3 あまり大切ではない |
| 2 かなり大切だ | 4 まったく大切ではない |

3　片頭痛が始まるとどうにもならないと感じる。
| 1 とてもそう感じる | 3 少しそう感じる |
| 2 かなりそう感じる | 4 まったくそうは感じない |

4　片頭痛が起こるのが恐いので，過度の活動はしないように努めている。
| 1 とても努めている | 3 あまり努めていない |
| 2 かなり努めている | 4 まったく努めていない |

5　遠くに出かけなければならない場合，片頭痛になるのではないかと心配だ。
| 1 とても心配だ | 3 少し心配だ |
| 2 かなり心配だ | 4 まったく心配でない |

6　片頭痛のために親しい人との関係がぎくしゃくする。
| 1 とてもぎくしゃくする | 3 あまりぎくしゃくしない |
| 2 かなりぎくしゃくする | 4 全然そんな影響はない |

7　片頭痛患者であることを考えると沈んだ気持になる。
| 1 とてもそうなる | 3 少しそうなる |
| 2 かなりそうなる | 4 まったくそんな気持ちにならない |

8　片頭痛のためにみんなをがっかりさせているのではないか心配だ。
| 1 とても心配だ | 3 少し心配だ |
| 2 かなり心配だ | 4 まったく心配でない |

9　片頭痛が原因で，私は自分の仕事をうまくできない。
| 1 とてもそう思う | 3 あまりそう思わない |
| 2 かなりそう思う | 4 まったくそう思わない |

10　片頭痛のためには日課を守ることが大切だ。
| 1 とても大切だ | 3 あまり大切ではない |
| 2 かなり大切だ | 4 まったく大切ではない |

具合（performance），例えば仕事を早くできるか，うるさい中でできるかなどを定量化してみようとするThe Migraine Work and Productivity Loss Questionnaire Version 1（MWPLQ）も提案されている。

f．その他の疾患

脳血管障害や多発性硬化症については，症状の多様性からか，各種の既存の尺度を用いての報告が多い。重症度の測定で後者ではExpanded Disability Status Scale（EDSS）などがよく使われているが，一般的な重症度尺度である，SIPやNottingham Health Profile（NIP）なども準用される。また健康関連QOLについては，SF-36などの全般的な尺度が用いられることが多い。

◆文献

1) Bach JR, et al: Life satisfaction of individuals with Duchenne muscular dystrophy using long-term mechanical ventilatory support.　Am J Phys Med Rehabil 70: 129-135 1991
2) Bergner M, et al: The sickness Impact Profile; Conceptual formation and methodology for the development of a health status measure.　Int J Health Serv 6: 393-415, 1976
3) 久郷敏明（監訳）：てんかんとQOL（Epilepsy and Quality of Life Edited by Trimble MR and Dodson WE），星和書店，1998
4) Birbeck GL, et al: Quality of life measures in epilepsy; How well can they detect change over time?　Neurology 54: 1822-1827, 2000
5) McKeith IG, et al (eds): Outcome measures in Alzheimer's disease, Martin Dunitz Ltd, London, 1999
6) Birks JS, et al: Donepezil for mild and moderate Alzeheimer's disease C Cochrane Review, The Cochrane Library, Issue 3, 2000.　Oxford: Update Software
7) Jenkinson C, et al: Development and validation of a short measure of health status for Individuals with amyotrophic lateral sclerosis/motor neurone disease: the ALSAQ-40.　J neurol 246 (suppl 3) III/16-21, 1999
8) Ganzini L, et al: Correlates of suffering in amyotrophic lateral sclerosis.　Neurology 52: 1434-1440, 1999
9) Damiano AM, et al: A review of health-related quality-of-life concepts and measures for Parkinson's disease.　Quality of Life Research 8: 235-243, 1999
10) Mannix LK, et al: Quality of Life in Migraine. Clinical Neuroscience 5: 38-42, 1998

9 リウマチ疾患

1 なぜリウマチのQOLか？

a. リウマチは命に別条のない予後良好の疾患とされていたが,果たしてそうか？

関節リウマチ(以下,RA)は,かつては予後良好な比較的良性の疾患と考えられていた。1960年代から1970年代にかけて行われたいくつかの疫学調査によると,ARA(American Rheumatism Association)診断基準(1958)を満足するRA患者の70%以上は,3年ないし5年後には関節炎症状は消退していたという[1,2]。リウマチ病学の2つの世界的教科書[3,4]にも,1985年版までは「リウマチは概して予後良好な疾患で,多くの場合通常の保存的療法でコントロール可能である」と書かれている。

しかし臨床分野での多くの研究成績をみると,疫学調査成績とは全く異なり,大部分の症例は3ないし5年後には病気は明らかに悪化・進行している[5〜12]。多くの疫学調査群のリウマトイド因子陽性率はわずかに25%程度にとどまるが,臨床調査群のリウマトイド因子陽性率は75%から85%に達する点からみても,診断基準で拾い出される疫学上のRAと,治療を求めて病院を受診する臨床分野のRAは,明らかに内容の異なる対象群である[13]。RAを良性疾患と見做した疫学上の見解は,その後の臨床分野における多くの長期追跡調査成績によって大幅な改変を迫られる結果となった。

b. RA患者の病苦…その1：肢体不自由

RAは慢性・進行性に経過する原因不明の多発関節炎で,多関節の破壊性病変に基づく運動機能障害により,高率に肢体不自由を引き起こす疾患である。RAの肢体不自由の最大の問題点は,それが進行性であることである。

RA 1,274例について12年間追跡調査を行ったWolfeら[14]によれば,RA患者の50%は初診後2年内に中等度の,6年内に重度の,10年内に極めて重度の肢体不自由に陥るという。肢体不自由の進行は最初の数年間が最も速く,発病2年で60%以上の症例にX線上の骨病変の発生が認められるという[15,16]。

平成10年の厚生省の調査では,わが国における寝たきり要介護者はおよそ35万6千人で,その6.6%にあたる2万3千人がリウマチ・関節炎によるとされる。特に40歳から64歳までの働き盛りの年齢層においては,寝たきり要介助者の9.6%がリウマチ・関節炎によるもので,リウマチは寝たきり原因第一位の脳血管障害の37.8%に次ぐ第二位の原因疾患となっている。

c. RA患者の病苦…その2：経済的,社会的,精神的困苦

肢体不自由が進行すれば職業や家事労働の継続が困難となり,ついには休職や失職,家事介助を必要とする困難な状況に追い込まれる。Makisaraら[17]およびYelinら[18]によれば,RA患者の50%が10年以内に,2/3が15年以内に働けなくなるという。RAにおける稼働障害は発病の極早期から始まり,積極的な治療を行ったにもかかわらず発病10年内にその44%が仕事を続けられなくなるというフィンランドからの報告[19]もある。RA患者の4人に1人は発病わずか1年で収入の減少を余儀なくされ[20],女性では年齢,人種,性,結婚暦が同一条件の健康人の収入の27%,男性では48%に過ぎなかったという調査報告[21]もある。

肢体不自由が重度になるにつれ,医療費は増大する。Yelinらの報告[22]によれば,1995〜1996年のRA患者1人当たり年間直接医療費の平均は5,919ドルで,最も肢体不自由の強い第四4分画群の年間医療費は,最も軽い第一4分画群の年間医療費の2.55倍,

病院費は6.97倍であったという。Meenanら[23]によれば、Stage 3のRA患者の直接医療費は国民平均医療費の3倍、失職による所得損失は直接医療費の3倍以上と推計され、患者の58％が結婚生活の破綻（離婚、別居など）、家族構成・家族労働形態の変化（介護親族との同居、家族が働きに出るなど）、転居（住居費の節減）、精神障害など、何らかの大きな家庭・社会生活の変容を体験するという。リウマチ患者一人当たりの生涯医療費は1977年代の米国でおよそ2万ドル強と推計され、その額は脳卒中、冠動脈疾患の生涯医療費に匹敵するといわれる[24]。医療費の増大と、収入の減少による経済的困難の増大につれ、患者を取り巻く人間関係が緊張に曝され、患者の精神的困苦が増幅していく様子が窺われる。

d. RA患者の病苦…その3： 生存余命の短縮

RA患者の平均生存余命は、性・年齢の合致する一般人口の平均生存余命より5年から15年短縮している[7,25〜32]。特に多関節罹患（30関節以上）、ADL遂行能80％以下の重症RAの5年生存率は40％ないし60％で、冠動脈3枝罹患の心疾患やStage 4のHodgkin病と同じという[33]。RAはかつて考えられていたような命に別条のない良性疾患では決してなく、肢体不自由や経済・社会・精神的困苦、さらには生存余命の短縮まで引き起こす危険性をもった、対応困難な難治疾患と考えねばならない。リウマチ病学の2つの世界的教科書にも、1989年版以降は「RAはひとたびその病態が確立されれば、関節破壊は容赦なく進行し、それを避けることは不可能である」[34]。「RAは患者のライフスタイルや生計のみならず、生命そのものにも深刻な脅威を及ぼす疾患である」[35]と書き改められている。

e. リウマチ医療におけるQOL測定の意義

このようなRA患者の当面する多彩で深刻な病苦を的確に捉え、それに対する適切な対策を立て、その結果を正しく評価していくためには、従来からの病状・経過の評価指標のみでは対応不可能である。Hawleyら[36]のRA 157例についての2年、5年、10年の長期追跡調査結果をみると、経過年数が長くなるにつれHAQ-DI（Health Assessment Questionnaire - Disability Index: HAQ機能障害指数）[37]は上昇し、病気の着実な進行を明確に示しているにもかかわらず、従来からルーチンのRA病態評価指標として用いられてきた朝のこわばり、関節点数、握力、概括評価などの身体測定指標や、ESR、Hbなどの臨床検査指標は10年の全経過を通じ、ほとんど不変かわずかの変動を示したに過ぎなかった。従来の評価指標でRAの経過を追う限り、RA患者の病苦の根底にある肢体不自由の進行を検出し得ず、Smithが指摘したように「何年も、ずーっと長い間、"doing well"とカルテに記載し続けてきたその医師の目の前で、患者は日増しに身体障害者となっていく」[38]というRAの医療現場における不幸な現実が避けられない。

RA患者の病苦の根底にあるものは、病気の長期継続の結果もたらされる関節破壊とそれに伴う運動機能障害、すなわち肢体不自由である。肢体不自由は稼働障害をもたらし、稼働障害は患者の経済的、社会的、精神的困苦の増大、すなわち健康関連QOL(health related quality of life)の低下へと繋がっていく。WHOの定義によれば、健康であるということは、その個人が単に病気でないとか病弱でないというだけではなく、身体的にも精神的にも社会的にもよい状態にあることを意味している。

1980年代に入って患者の病態を単に身体面からだけでなく、精神的・社会的側面を含むより多面的な視野、すなわち健康関連QOLの観点から総合的に評価して行こうとする試みが生まれてきた。つまり、自己記入式質問紙による健康関連QOL評価法の登場である。

2 リウマチ特異的QOL質問紙の特徴

a. 自己記入式質問紙を用いた健康関連QOL質問紙

自己記入式質問紙を用いた健康関連QOL調査紙はアンケート形式の質問表を用いた健康レベルの調査紙で、「階段を登るのは容易か、困難か」といった身体的健康レベル、「痛みは弱いか、強いか」といった感覚的健康レベル、「気分は暗いか、明るいか」といった心理的健康レベル、「精神的な緊張や不安に曝されていないかどうか」といった精神的健康レベルなど、多面的視野からみた健康障害の程度を測る質問に○×で答えてもらうことにより、結果が自動的に点数に変換され、患者の健康障害の程度が数量的に示される仕組みになっている。

例えば，「痛み」は患者が医療側に真っ先に対応を求める最も普遍的な病苦であるが，その苦痛の程度は患者本人にしかわからず，血圧のように他覚的に測ることができない。Aという患者とBという患者の痛みのどちらが強いかは比べようがないのである。しかしこのとき「初めの痛みを10とすれば，今の痛みはどれくらい？」と尋ねれば，患者は直ちに「いくつくらい」と数値で答えることができる。AとBとの痛みの強さを比べることはできないが，患者個人に関する限り，前の痛みと今の痛みはどちらが強いか比べることは可能である。VAS(visual analog scale：視覚評価法)はこのような自覚的苦痛を半定量的に測定する目的で考え出された評価法で，全く痛みのない状態を0，考えられる最大の痛みを10とした仮想目盛上に現在の痛みに相当する点をマークしてもらうことにより，痛みの大きさを数量的に表すことが可能となる。

運動機能障害についても，全身の関節可動域や筋力を測定すれば障害の程度を数量的に測ることができるが，膨大な時間と手間を要し医療側の負担が大きく，臨床現場での実用は不可能である。しかし「階段を上るのは容易か困難か」，「顔を洗ったり着替えをするのは容易か困難か」などのADL遂行能についてのマークシート方式の質問紙に答えてもらい，容易であれば0点，困難であれば1点，非常に困難であれば2点，全く不能であれば3点に採点するとすれば，肢体不自由の程度を半定量的に測ることができる。これがHAQ-DI[37]と呼ばれるもので，このような評価法を用いれば今まで重要ではあるが手が付けられなかった「痛み」や「肢体不自由」などのRA患者が抱える最大の病苦の大きさを測定し，その量的変動を追うことによって病気の自然経過や治療法の効果を数量的に証明できるようになる。

評価スコアは患者側からの医療評価にもなっているわけで，医療側にとってこのような貴重な情報をわずかな負担で手に入れられるメリットは極めて大きい。このような評価方法が日常の臨床現場で使用可能となった背景には，膨大な量の情報を瞬時に処理できるマイクロコンピュータや計算ソフトウェアなど，近年におけるコンピュータテクノロジーの著しい進歩と発達がある。

b. リウマチ特異的QOL質問紙の指標

平成5年度厚生省リウマチ調査研究QOL班がRA 691例を対象に行った全国調査[39]では，RA患者が最も改善を希望する病苦の第一位は「痛み」，第二位が「歩行能」で，それぞれ66％，53％の患者が優先的に改善を希望する3指標の1つにあげており，次いで第三位以下，手指機能，家事，仕事，移動能，上肢機能，身の回りなどの優先改善希望順位であった(図1)。「痛み」は医師および患者の双方とも，病状概括評価の第一寄与因子と考えており，治療薬選択の際の最も重要な参考指標であり，また後続する機能障害を最もよく予測させる指標である[40]。「痛み」はリウマチ患者の健康関連QOLに最大のインパクトを与える病苦であるため，痛みの程度を測る指標はリウマチ特異的QOL評価指標として必要不可欠である。

RAは高率に「肢体不自由」を引き起こす疾患で，しかもこの肢体不自由は進行性であるため，患者QOLレベルは病年が経過するに従って進行性に低下

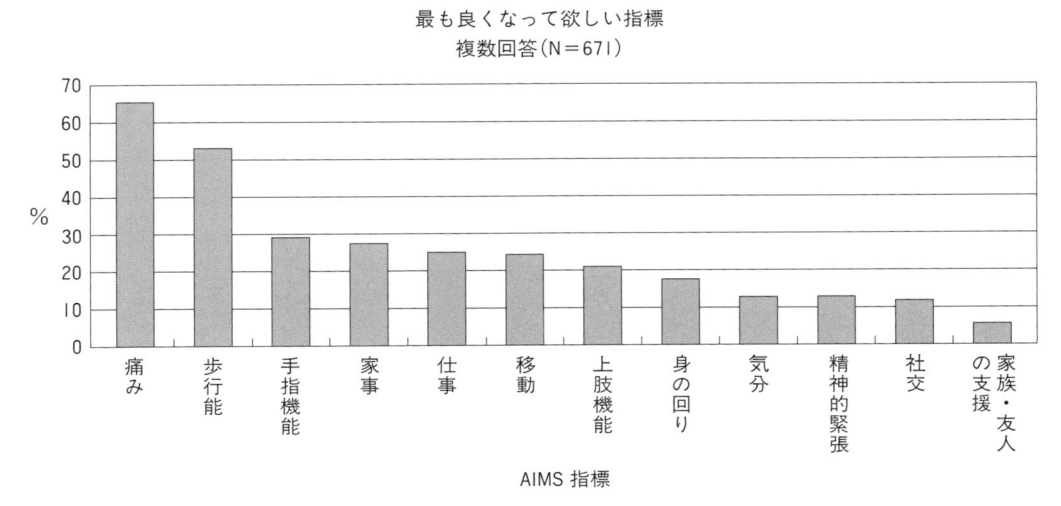

図1 Q60「12指標中最も良くなって欲しい指標を3つ選べ」に対する回答

する。手指機能，上肢機能，歩行能，家事・身の回り動作などADL関連領域(domain)は最も重要で，運動機能障害を測定するADL関連指標はリウマチ特異的QOL指標として欠くことができない。

また，肢体不自由が進行すると職業継続が困難となり，それに伴って患者を取り巻く経済的・社会的困難が増大し，患者のQOLレベルは著しく低下する。稼働障害は患者QOLに極めて大きな影響を及ぼす重要因子であるため，稼働障害を測定する指標も是非必要である。

RAにおける恒常的な痛みや進行性の肢体不自由は，患者の気分をうつ状態に傾け，将来に対する不安や緊張をかきたてる。精神状態，気分の明暗も患者の健康関連QOLを支配する大きな因子と考えられる[41～43]ため，精神面・情緒面の測定指標も重要である。

c. QOL評価指標の信頼性，妥当性，および指標得点の再現性

QOL質問紙における評価指標は，患者QOLに影響を及ぼす可能性のあるすべての指標を含んでいることが望ましいが，中にはQOLの観点から極めて重要と思われる性生活など，通常の方法では測定困難な領域もある。リウマチのQOL質問紙は，通常主要領域として身体面，感覚面(痛み)，職業・社会・家庭生活面，精神・情緒面におけるQOL測定指標から構成されている。1つの指標は4ないし5つの質問群から構成され，各質問項目は困難度や苦痛の程度に応じて点数が配分されている。選択された質問に対する回答の得点平均から指標得点が計算される仕組みになっている。

指標得点の因子分析では，各指標ごと，単一因子に最大因子負荷量があることが望ましく，内的整合性係数 α (Cronbach's α)[44]で示される指標の信頼性が高くなければならない。

また指標の妥当性については，各指標得点が別枠で設けられた健康満足度，病気による障害度などの質問に対する回答得点とよく相関することが必要である。各指標を構成する質問群は質問内容が具体的で分かりやすく明確であることが重要で，具体性を欠いた曖昧な質問の場合には，指標の信頼性と回答の再現性は低下する。

3 代表的なリウマチ特異的QOL質問紙

現在，リウマチ性疾患の臨床研究分野で最も広く利用されているQOL質問紙はHAQ(Health Assessment Questionnaire)[37]とAIMS(Arthritis Impact Measurement Scales)[45]で，両者とも多くの言語圏別バージョン[46～56]やショートバージョン[57,58]が生み出されており，国際的に広く活用されている。

a. HAQ (Health Assessment Questionnaire)

HAQはFriesらが1980年に発表した自己記入式の健康関連QOL質問紙[37]で，"5 Ds"：Death, Disability, Discomfort, Drug toxicity, Dollar costsの5領域をQOL構成の主要成分としている。しかしFriesの最初の論文では，専ら機能障害の領域に重点が置かれ，いわゆる機能障害指数(DI)が集中的に論じられているため，HAQと言えば一般的に機能障害の質問紙，または機能障害指数を指す言葉と受け取られてきた。本来のHAQは"5 D"のドメインを軸に長期フォローアップを目的にデザインされたQOL質問紙で，20ページ以上のシートからなり，記入に30分から60分を要する。これをfull HAQまたはcomplete HAQと呼び，機能障害の領域だけを抜粋した短いフォームのHAQ(short HAQ)と区別して取り扱うのが普通である。Full HAQは機能障害はもとより，医療費，薬剤，副作用，合併症などの医療分野および人種，結婚歴，家族構成，職種，教育歴などの社会的，人口統計学的分野までカバーする広範で詳細なQOL質問紙である。

Short HAQ(または単にHAQ)はADLの8領域(着替え，起立，食事，歩行，衛生，リーチ，グリップ，移動)についての20の質問から構成されているが，これに加えて痛みや病気の重篤度についてのVAS尺度を含んだものもHAQと呼んでいる。HAQ-DIは，各ADL動作について可能なら0点，やや困難であれば1点，非常に困難であれば2点，不可能なら3点と採点し，その平均数値をDIとして機能障害の程度を数値で表したものである。HAQ-DIの信頼性は質問紙に記入された回答結果とその前後に実施された面接調査結果との高い相関によって確かめられており，その妥当性については回答結果とその後

の専門ナースによる機能障害測定結果との高い相関によって，また肢体不自由レベルを各ADL項目達成度の等荷重平均値で表す手法の合理性は測定値の主成分分析によって確かめられている[37]。HAQ-DIは記入に数分しか要さず，簡便かつ有用で，多数の国際的バージョン[46~49]があり，臨床領域で広く活用されている。

MHAQ(Modified Health Assessment Questionnaire)[57]はfull HAQをコンパクト化し，臨床分野での使用をより容易にする目的で考案された自己記入式の健康関連QOL質問紙で，short HAQのADL 20項目を8項目に減らし，代わって満足感，こわばり，包括的(身体)機能，身体の調子，無力感などの評価指標を加え，痛み，胃腸障害，疲労感，健康感に関する4つのVAS尺度と合併症，薬剤の効果と副作用，および教育歴，結婚歴，職業などの社会的，人口統計学的の領域も評価指標に加えられている。MHAQとHAQスコア間には高度の相関があり，ADL達成度に関する質問項目が元の20項目から8項目に減ったにもかかわらず，それによる情報量の損失はほとんどないことが確かめられている。MHAQは国際的に最も汎用されている健康関連QOL質問紙の1つである。

b. AIMS(Arthritis Impact Measurement Scales)

AIMSはMeenanらが1980年に発表した自己記入式の健康関連QOL質問紙[45]で，ADL 5指標と社会活動，痛み，デプレッション，不安などの計9指標から構成されている。各指標の信頼性，妥当性，再現性は統計学的に確立されており，因子分析によるとこれら9指標は下肢機能，上肢機能，情動，症状，社会生活の5因子から成るとされる。

AIMS質問紙は記入に20分から30分を要し，計算が複雑で，社会的活動や精神的領域の指標が病勢の変化に対して鈍感であるなど，臨床使用の面で不便な点があり，それを改善する目的で1992年にMeenanらによりAIMS 2質問紙[59]が発表された。AIMS 2ではoriginal AIMSの9指標に新たに3指標が加えられ，測定領域は移動能，歩行能，手指機能，上肢機能，身の回り，家事遂行能のADL関連6指標と社交，家族・友人からの支援，痛み，稼働障害，精神的緊張，気分の6指標の計12指標に拡張された。また新たに各領域における健康満足度，疾患起因性障害度，改善優先度の3セクションを設け，非効率・不適切な質問を削除することによって，最も広範かつ緻密なリウマチ性疾患特異的健康関連QOL質問紙となった。12指標の信頼性と再現性は内的整合性係数 α および反復調査で確立されており，因子分析によって各指標とも単一因子に最大負荷量を有することが証明されている。AIMS 2質問紙は各国語に訳され[52~56]，国際的に広く用いられている。

4 わが国におけるリウマチ特異的QOL質問紙を用いた最近の臨床研究報告

近年わが国においてもリウマチ性疾患のQOLに対する関心が高まり，医療の質を患者のQOLの観点から見直していこうとする試みが始まった[60~63]。平成2年(1990)には厚生省によって全国規模のリウマチ調査研究班が組織され，臨床研究の一翼としてQOL班が設けられQOLに関する調査研究が開始された。ここにその研究成果の一部を示す。

a. AIMS 2日本語版の作成とその信頼性および妥当性の検討

1993年，研究班は原著者の許可を得てAIMS 2日本語版を作成し，これを用いて班構成11施設で加療中のリウマチ患者691例を対象にQOL調査を行った[39]。AIMS 2日本語版のQOL評価12指標の内的整合性係数 α は0.82~0.94，因子分析による主成分寄与率は0.58~0.84で，指標の信頼性は良好と考えられたが反復調査による再現性は0.49~0.89(N=83)[64]と，一部再現性の悪い指標がみられた。

翌1994年，研究班はAIMS 2質問紙中の質問項目をさらに平易な日本語の文章に書き改めるとともに記入を容易にするため回答欄を再配置し，この改訂日本語版質問紙(**表1**)を用いて班構成11施設で加療中の古典的および確定的(1958年アメリカリウマチ協会の診断基準に基づく)の関節リウマチ患者1,643例を対象に大規模なQOL調査を実施した[65]。改訂日本語版のQOL評価12指標の内的整合係数 α は0.84~0.94，主成分寄与率は0.62~0.85，反復再現性は0.75~0.93(N=75)に改善され，指標の信頼性はさらに良好となった[66]。

表1 AIMS2改訂日本語版質問紙

AIMS2指標	No	質問：この1カ月を振り返って，次の質問に答えて下さい	回答形式
S1 移動能	Q1	バスや電車など公共の乗り物を利用するか，車を運転するなどして，ひとりで外出できた。	(1)毎日，(2)ほとんど毎日，(3)何日か，(4)たまに，(5)1日もない
	Q2	一日のうち，少なくとも数時間以上，ひとりで屋外に出る事ができた。	同上
	Q3	ひとりで近所の用足しができた。	同上
	Q4	屋外に出る時，誰かに手助けしてもらわなければならなかった。	同上
	Q5	一日中，ベッドか椅子から離れられなかった。	同上
S2 歩行能	Q6	走ったり，重いものを持ち上げたり，スポーツなどの激しい運動をするのが困難だった。	同上
	Q7	街を400〜500メートル歩いたり，2〜3階の階段を登ったりするのが困難だった。	同上
	Q8	背中を曲げ伸ばししたり，屈み込んだりすることが困難だった。	同上
	Q9	街を40〜50メートル歩いたり，階段を1階登のが困難だった。	同上
	Q10	誰かに支えてもらうか，杖，松葉，歩行器などを使わなければ歩けなかった。	同上
S3 手指機能	Q11	ペンや鉛筆を使ってらくに書くことができた。	同上
	Q12	シャツやブラウスのボタンをらくにかけたりはずしたりできた。	同上
	Q13	錠の鍵をらくに廻すことができた。	同上
	Q14	紐で蝶結びや結び目を作ることがらくにできた。	同上
	Q15	ジャムや他の食品の入った新しい広口ビンの蓋をらくに開けることができた。	同上
S4 上肢機能	Q16	ナプキンでらくに口を拭くことができた。	同上
	Q17	セーターや丸首シャツのような，頭から被って着る衣類を，らくに着ることができた。	同上
	Q18	髪を梳かしたり，ブラシをかけることが，らくにできた。	同上
	Q19	手で背中の腰のあたりを，らくに掻くことができた。	同上
	Q20	頭より高い棚にあるものを，らくに取ることができた。	同上
S5 身の回り	Q21	入浴やシャワーをするのに，手助けが必要だった。	(1)いつも，(2)たびたび，(3)時々，(4)ほとんどない，(5)全くない
	Q22	服や着物を着るのに，手助けが必要だった。	同上
	Q23	トイレで用を足すのに，手助けが必要だった。	同上
	Q24	ベッド(寝床)に入ったり出たりするのに，手助けが必要だった。	同上
S6 家事	Q25	もしスーパーマーケットに行けたとすれば，ひとりで買い物ができた。	同上
	Q26	もし台所設備が揃っていれば，ひとりで自分の食事を作ることができた。	同上
	Q27	もし家事用具が揃っていれば，ひとりで家事をこなすことができた。	同上
	Q28	もし洗濯設備が揃っていれば，自分の洗濯物は，ひとりで洗濯できた。	同上
S7 社交	Q29	友人や親戚の人たちと時間を共にした。	(1)毎日，(2)ほとんど毎日，(3)何日か，(4)たまに，(5)1日もない
	Q30	友人や親戚の人たちが，あなたの自宅を訪ねてくれた。	同上
	Q31	友人や親戚の人たちの家庭を訪問した。	同上
	Q32	親しい友人や親戚の人たちと，電話で話をした。	同上
	Q33	クラブや同好会，寄り合いなど，付き合いの会合に出席した。	同上
S8 支援	Q34	あなたが助けを必要とする時，力になってくれる家族や友人が，周りにいてくれると感じていた。	(1)いつも，(2)たびたび，(3)時々，(4)ほとんどない，(5)全くない
	Q35	あなたの家族や友人は，あなたの個人的な依頼によく応えてくれると感じていた。	同上
	Q36	あなたの家族や友人は，あなたが困った時，進んで手を貸してくれると感じていた。	同上
	Q37	あなたの家族や友人は，あなたの病気をよく理解してくれていると感じていた。	同上
S9 痛み	Q38	あなたが日頃感じているリウマチの痛みはどの程度ですか？	(1)激烈，(2)中くらい，(3)軽い，(4)非常に軽い，(5)全くない
	Q39	リウマチによる激痛は何日くらいありましたか？	(1)毎日，(2)ほとんど毎日，(3)何日か，(4)たまに，(5)1日もない
	Q40	同時に2関節，またはそれ以上の数の関節が痛む日は何日くらいありましたか？	同上
	Q41	起床後，朝のこわばりが1時間以上続いた日は何日くらいありましたか？	同上
	Q42	痛みのため眠れなかった日は何日くらいありましたか？	同上
S10 仕事	Q43	あなたの主なお仕事は？	(1)有給の仕事，(2)家事，(3)学生，(4)失業中，(5)身体障害者，(6)定年退職者
	Q44	病気のため仕事(勤務，家事，学校)を休まなければならなかった日は何日くらいありましたか？	(1)毎日，(2)ほとんど毎日，(3)何日か，(4)たまに，(5)1日もない
	Q45	病気のため仕事(勤務，家事，学校)の時間を短縮しなければならなかった日は何日くらいありましたか？	同上

(次ページにつづく)

表1(つづき)

AIMS2 指標	No	質問：この1カ月を振り返って，次の質問に答えて下さい	回答形式
	Q46	病気のため仕事(勤務，家事，学業)が思うようにうまく，きちんとできないと感ずる日は何日くらいありましたか？	同上
	Q47	病気のため仕事(勤務，家事，学業)がいつものようにうまくできず，やり方を変えなければならなかった日は何日くらい？	同上
S11 精神的緊張	Q48	病気のため何回くらい，気が張り詰めた，精神的緊張状態に陥りましたか？	(1)いつも，(2)たびたび，(3)時々，(4)ほとんどない，(5)全くない
	Q49	病気のため何回くらい，神経質になったり，神経過敏になって困ったことがありましたか？	同上
	Q50	何回くらい，らくに，リラックスすることができましたか？	同上
	Q51	何回くらい，精神的緊張感から解放されて，のびのびとした精神状態になりましたか？	同上
	Q52	何回くらい，静かで落ち着いた，平和な気持ちになれましたか？	同上
S12 気分	Q53	何回くらい，物事を楽しくやることができましたか？	同上
	Q54	病気のため何回くらい，沈滞した，憂鬱な気分になりましたか？	同上
	Q55	病気のため何回くらい，［何一つ思うようにならない］と感ずることがありましたか？	同上
	Q56	病気のため何回くらい，「自分が死んだ方が，人の迷惑にならない」と感ずることがありましたか？	同上
	Q57	病気のため何回くらい，「何一つ楽しいことがない」と気持ちが沈み，ふさぎ込むことがありましたか？	同上
S13 健康満足度	Q58	あなたはS1～S12の各項目における，あなた自身の健康状態に，どの程度満足していますか？	(1)非常に，(2)或程度，(3)満足でも不満足でもない，(4)少々不満足，(5)全く不満足
S14 疾患関連度	Q59	あなたはS1～S12の各項目における，あなた自身の健康状態に，リウマチがどの程度関連しているとお考えですか？	(0)障害なし，(1)全く他のことが原因だ，(2)殆ど他のことが原因だ，(3)リウマチと他の原因が半々だ，(4)大部分はリウマチが原因だ，(5)全部リウマチが原因だ
S15 改善優先度	Q60	あなたはS1～S12の各項目における，あなた自身の健康状態(障害)中，最も良くなって欲しい項目を3つ挙げて下さい。	S1～S12の12項目から3項目
S16 自覚的健康度	Q61	全体的にみて，今のあなたの健康状態は，どのような状態にあるのでしょうか？	(1)非常によい，(2)よい，(3)まあまあ，(4)悪い
	Q62	全体的にみて，今のあなたの健康状態に，どの程度満足していますか？	(1)非常に，(2)或程度，(3)満足でも不満足でもない，(4)少々不満足，(5)全く不満足
	Q63	全体的にみて，今のあなたの健康状態に，リウマチがどの程度関連しているとお考えですか？	(0)障害なし，(1)全く他のことが原因だ，(2)殆ど他のことが原因だ，(3)リウマチと他の原因が半々だ，(4)大部分はリウマチが原因だ，(5)全部リウマチが原因だ
	Q64	全体的にみて，今のあなたの健康状態は，10年後，どのような状態にあると予測されますか？	(1)非常によい，(2)よい，(3)まあまあ，(4)悪い
	Q65	10年後，あなたのリウマチは，あなたにとってどの程度問題になると予測されますか？	(1)全く問題にならないだろう，(2)たいした問題にならないだろう，(3)かなりな問題になるだろう，(4)大問題になるだろう
S17 病気(リウマチ)による障害度	Q66	病気があなたに及ぼす影響のすべてを考慮に入れて考える時，あなたの生活全体は，同年代の他の人と比べてどのようなレベルにあるとお考えですか？	(1)非常によい，(2)よい，(3)まあまあ，(4)悪い，(5)非常に悪い
	Q67	あなたの関節炎は次の病気のうち，どれに由来するものですか？(削除)	リウマチ，骨関節炎，SLE，その他，
	Q68	リウマチになって何年ですか？	＿＿＿年
	Q69	この1カ月を振り返って，リウマチの薬を何日くらいのまなければなりませんでしたか？	(1)毎日，(2)ほとんど毎日，(3)何日か，(4)たまに (5)1日ものまなかった
	Q70	リウマチ以外に次のような病気があったら，○印を付けて下さい。	1.高血圧症，2.心臓病，3.精神病，4.糖尿病，5.ガン，6.アルコールまたは薬物依存症，7.肺疾患，8.腎疾患，9.肝疾患，10.胃潰瘍または他の胃疾患，11.貧血または他の血液病
	Q71	あなたはリウマチ以外の病気で，毎日薬をのんでいますか？	(1)はい，(2)いいえ
	Q72	あなたは昨年の1年間に，3回以上，リウマチ以外の病気で医師に診てもらったことがありますか？	(1)はい，(2)いいえ
	Q73	今，何才ですか？	＿＿＿才
	Q74	性別は？	(1) 男，(2) 女
	Q75	人種は？(削除)	白人，黒人，その他

表1(つづき)

AIMS2 指標	No	質問：この1カ月を振り返って，次の質問に答えて下さい	回答形式
	Q76	結婚歴は次のどれですか？ ○印を付けて下さい．	(1)既婚，(2)別居，(3)離婚，(4)寡婦，やもめ，(5)未婚
	Q77	最終学歴は次のどれですか？ ○印を付けて下さい．	(1)小卒，(2)中卒，(3)高卒，(4)専門学校卒，(5)短大卒，(6)大卒，(7)大学院卒
	Q78	あなたを含め，あなたご一家のおよその年収総額は，次のどの範囲にありますか？ パート賃金，給与，障害年金，保険年金など全て含めて下さい．	(1)300万円以下，(2)301〜500万円，(3)501〜750万円，(4)751万円以上
研究班独自の調査項目	Q79	リウマチ治療のための費用は1カ月当たりどれくらいかかりますか？ (1)病院・薬局への支払，(2)入院費，(3)民間療法費(鍼，灸，マッサージなど)，(4)保険適応外治療費(漢方薬など)，(5)通院交通費，(6)ヘルパーなどの介護費，(7)その他	(1)¥　　，(2)¥　　(3)¥　(4)¥　　(5)¥　　(6)¥　(7)¥
	Q80	この調査票を書くのに何分くらいかかりましたか？	＿＿＿分
	Q81	この調査票を書くのは難しかったですか？	(1)やさしかった，(2)あまりやさしくなかった，(3)難しかった

註1 AIMS2 日本語版の得点化方法[69]
　各質問に対して用意されている(1)から(5)までの5段階の回答中，最高健康関連QOLに相当する回答に対して0点，健康関連QOLが1段下降するごとにそれぞれ2.5，5.0，7.5点が配点され，最低健康関連QOL相当回答に対して10点が配点される．回答が4段階しか用意されていない質問については，同様に最高健康関連QOL相当回答が0点，最低回答が10点となるよう比例配分で配点される．各指標(Scale)スコアは指標内質問に対する配点の平均値で，健康関連QOLが最高の状態が0点，最低の状態が10点と表される．

註2 AIMS2 健康関連QOLの5成分モデル[69]
1. 身体機能面のQOL　　S1, S2, S3, S4, S5, S6指標スコアの平均値
2. 社会生活面のQOL　　S7, S8指標スコアの平均値
3. 症状(痛み)面のQOL　S9指標スコア
4. 職業(仕事)面のQOL　S10指標スコア
5. 精神・気分面のQOL　S11, S12指標スコアの平均値
　　　　　　　　　　　［S：指標(Scale)番号］

註3 AIMS2質問紙の使用に際しての注意[69]
　AIMS2は著作権法で保護された質問紙である．コマーシャルベースでの使用に際しては原著者の許可を得なければならない．研究者がアカデミックな目的で使用する場合はAIMS2の使用は自由である．

Robert F. Meenan, MD, MPH, MBA
Professor of Medicine, Boston University
School of Medicine
80 East Concord Street, Boston, Massachusetts

b．RA患者のQOL：肢体不自由を中心とした解析[67]

　AIMS2改訂日本語版質問紙を用いた多施設共同調査成績から，社会的，人口統計学的因子のRA肢体不自由に及ぼす影響をみると，病年の長い群ほど(A)，教育年限の短い群ほど(B)，また年収の低い群ほど(C)機能障害指標スコア(Functional Disability Score; FDS)が高く(図2)，FDSで表される肢体不自由水準が重度の群ほど稼働障害(A)や精神・気分の障害(B)が強く，医療費負担も増大している(C)ことが窺われる(図3)．RAの肢体不自由は病年とともに進行し，低学歴，低収入群ほど重度で，肢体不自由が重度になるに従って患者の職業的，精神的困難は増大し，医療費負担も重くなるというRA患者の病苦の実態がみえてくる．RA患者の抱える病苦は単に身体面のみにとどまらず，患者の精神・社会・経済面を含む生活全体に及んでいる．このようなRA患者の多面的な病苦は通常の臨床検査やカルテに記載された病歴からは窺い知ることができず，自己記入式形式の健康関連QOL評価法による以外に把握する手段がない．

5　まとめ

　もともと医療の質は，医療の直接受益者たる患者によって評価されるべきものである．HAQやAIMSといった健康関連QOL評価法によって得られるデータは即患者側からの医療評価情報であり，このような情報を日常診療に取り入れていくことは，患者QOLの向上を使命とする医療にとって極めて重要な命題といえる．

　HAQやAIMS評価法によって得られる患者の健康関連QOL値の再現性は極めて高く，従来から用いられている臨床指標(関節点数，X線所見，臨床検査，運動機能検査など)とよく相関し，単一指標としては最もよく患者の総合的健康レベルを表わす指標と考えられる[68]．ベースラインにおける健康関連QOL

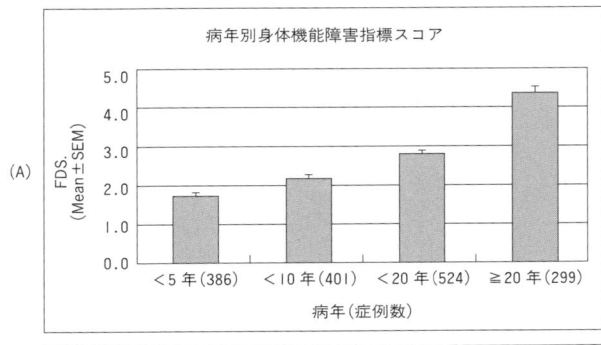

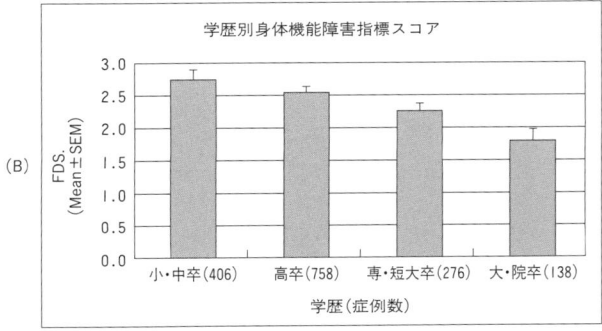

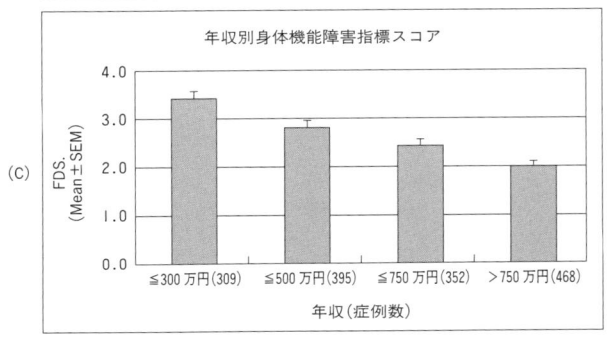

図2 病年，学歴，年収別にみたRA患者の身体機能障害指標スコア ♯FDS：身体機能障害指標スコア（Functional Disability Scores）

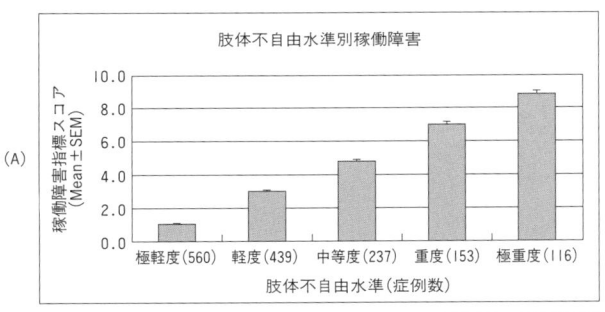

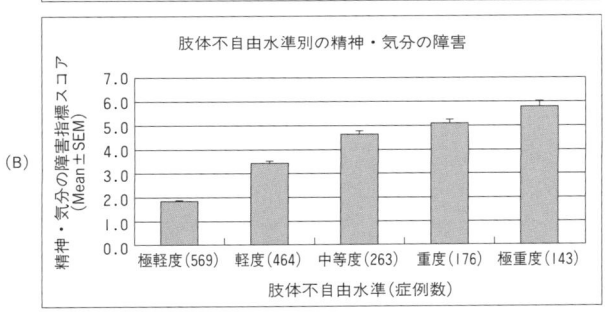

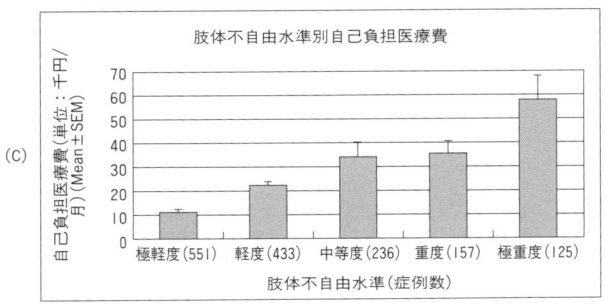

図3 肢体不自由水準別にみたRA患者のAIMS-QOL指標スコアと自己負担医療費 ♯肢体不自由水準
極軽度：身体機能障害指標スコア FDS＜1.0
軽度　：　〃　　　　　　　　1.0≦FDS＜3.0
中等度：　〃　　　　　　　　3.0≦FDS＜5.0
重度　：　〃　　　　　　　　5.0≦FDS＜7.0
極重度：　〃　　　　　　　　7.0≦FDS

値は多くの場合「数年後の身体機能を予測させる」ものであり，健康関連QOL値の経年的推移は肢体不自由の進行，職業継続の困難，生存余命の短縮など，疾患の最終転帰を予測するうえで最も信頼性の高い情報を提供する。

健康関連QOL評価法はRA患者の最大の病苦である肢体不自由の進行を，10年，20年の長期にわたって正確に，より定量的に測定する。この方法以外のいかなる臨床指標・検査指標を用いても，肢体不自由を定量的に測定することは不可能である。

リウマチ患者の重要な病苦であり評価が困難な精神的・心理的障害についても，健康関連QOL評価法は障害の経時的・定量的測定を可能にし，この面からの対応に必要な基本情報を提供する。健康関連QOLの経時的測定は，治療効果とそのアウトカムを予測させるものであり，航海における羅針盤のように，それなくしては正しい治療の道筋を進むことはできない。

リウマチ診療に携わるすべての医師は健康関連QOL測定に関心を持ち，日常診療の視標にすべきと思われる。また医師はもとより，リウマチ医療に関わる看護・介護者，PT，OT，MSWなどの専門職，政策立案者を含む行政部門の関係者のすべてが，患者とその家族を取り巻く深刻で多面的な病苦と障害に目を向け，患者QOLの向上に力を合わせて努力していくことが望まれる。

◆文献
1) Mikkelsen WM, et al: A four year follow-up of suspected rheumatoid arthritis; The Tecumseh, Michigan, Community Health Study. Arthritis Rheum 12: 87-91, 1969
2) O'Sullivan JB, et al: The prevalence of

rheumatoid arthritis; Follow-up evaluation of the effect of criteria on rates in Sudbury, Massachusetts. Ann Intern Med 76: 573-577, 1972

3) Ruddy S: The management of rheumatoid arthritis, Kelley WN (ed): Textbook of Rheumatology (ed 1), p1000, WB Saunders, Philadelphia, 1981

4) Lightfoot RW Jr: Treatment of rheumatoid arthritis, McCarty DJ (ed): Arthritis and Allied Conditions; A Textbook of Rheumatology (ed 10), p675, Lea & Febiger, Philadelphia, 1985

5) Mikkelsen WM, et al: Estimates of the prevalence of rheumatic diseases in the population of Tecumseh, Michigan, 1959-60. J Chronic Dis 20: 351-369, 1967

6) Pincus T, et al: Severe functional declines, work disability, and increased mortality in seventy-five rheumatoid arthritis patients studies over nine years. Arthritis Rheum 27: 864-872, 1984

7) Pincus T, et al: Questionnaire, walking time and button test measures of functional capacity as predictive markers for mortality in rheumatoid arthritis. J Rheumatol 14: 240-251, 1987

8) Rasker JJ, et al: The natural history of rheumatoid arthritis; A fifteen year follow up study; The prognostic significance of features noted in the first year. Clin Rheumatol 3: 11-20, 1984

9) Scott DL, et al: Progression of radiological changes in rheumatoid arthritis. Ann Rheum Dis 43: 8-17, 1984

10) Scott DL, et al: Long-term outcome of treating rheumatoid arthritis; Results after 20 years. Lancet 1: 1108-1111, 1987

11) Sherrer YS, et al: The development of disability in rheumatoid arthritis. Arthritis Rheum 29: 494-500, 1986

12) Wolf F, et al: Remission in rheumatoid arthritis. J Rheumatol 12: 245-252, 1985

13) Pincus T, et al: What is the natural history of rheumatoid arthritis? Rheum Dis Clin North Am 19: 123-151, 1993

14) Wolfe F, et al: The assessment and prediction of functional disability in rheumatoid arthritis. J Rheumatol 18: 1298-1306, 1991

15) Brook A, et al: Radiographic changes in early rheumatoid disease. Ann Rheum Dis 36: 71-73, 1977

16) Fuchs HA, et al: Evidence of significant radiographic damage in rheumatoid arthritis within the first 2 years of disease. J Rheumatol 16: 585-591, 1989

17) Makisara GL, et al: Prognosis of functional capacity and work capacity in rheumatoid arthritis. Clin Rheumatol 1: 117-125, 1982

18) Yelin E, et al: The work dynamics of the person with rheumatoid arthritis. Arthritis Rheum 30: 507-512, 1987

19) Sokka T, et al: Work disability in rheumatoid arthritis 10 years after the diagnosis. J Rheumatol 26: 1681-1685, 1999

20) Albers JM, et al: Socio-economic consequences of rheumatoid arthritis in the first years of the disease. Rheumatology (Oxford) 38: 423-430, 1999

21) Mitchell JM, et al: The importance of age, education, and comorbidity in the substantial earnings losses of individual with systemic polyarthritis. Arthritis Rheum 31: 348-357, 1988

22) Yelin E, et al: An assessment of the annual and long-term direct costs of rheumatoid arthritis; The impact of poor function and functional decline. Arthritis Rheum 42: 1209-1218, 1999

23) Meenan RF, et al: The costs of rheumatoid arthritis; A patient-oriented study of chronic disease costs. Arthritis Rheum 21: 827-833, 1978

24) Stone CE: The lifetime economic costs of rheumatoid arthritis. J Rheumatol 11: 819-827, 1984

25) Cobb S, et al: Length of life and cause of death in rheumatoid arthritis. N Engl J Med 249: 553-556, 1953

26) Monson RR, et al: Mortality among arthritics. J Chronic Dis 29: 459-467, 1976

27) Allebeck P, et al: Increased mortality among persons with rheumatoid arthritis, but where RA does not appear on death certificate; Eleven year follow-up of an epidemiological study. Scand J Rheumatol 10: 301-306, 1981

28) Rasker JJ, et al: Cause and age at death in a prospective study of 100 patients with rheumatoid arthritis. Ann Rheum Dis 40: 115-120, 1981

29) Vandenbroucke JP, et al: Survival and cause of death in rheumatoid arthritis; A 25-year prospective followup study. J Rheumatol 11: 158-161, 1984

30) Mutru O, et al: Ten year mortality and causes of death in patients with rheumatoid arthritis. Br Med J 290: 1811-1813, 1985

31) Mitchell DM, et al: Survival, prognosis, and causes of death in rheumatoid arthritis. Arthritis Rheum 29: 706-714, 1986

32) Vollertsen RS, et al: Rheumatoid vasculitis; Survival and associated risk factors. Medicine (Baltimore) 65: 365-375, 1986

33) Pincus T: Is mortality increased in rheumatoid arthritis? J Musculoskel Med 5: 27-46, 1988

34) Harris ED Jr: Management of rheumatoid arthritis, Kelley WN (ed): Textbook of Rheumatology (3 ed), pp983, WB Saunders, Philadelphia, 1989

35) McCarty DJ: Clinical picture of rheumatoid arthritis, McCarty DJ (ed): Arthritis and Allied Conditions (11 ed), pp735, Lea & Febiger, Philadelphia, 1989
36) Hawley DJ, et al: Sensitivity to change of the health assessment questionnaire (HAQ) and other clinical and health status measures in rheumatoid arthritis; Results of short-term clinical trials and observational studies versus long-term observational studies. Arthritis Care Res 5: 130-136, 1992
37) Fries JF, et al: Measurement of patient outcome in arthritis. Arthritis Rheum 23: 137-145, 1980
38) Smith T: Questions on clinical trials [editorial]. Br Med J 287: 569, 1983
39) 橋本 明・他：和訳 AIMS2 および QOL 班調査票を用いた RA 患者 QOL 調査結果について—第一報．厚生省リウマチ調査研究事業 平成5年度研究報告書，235-242，1994
40) Kazis LE, et al: Pain in the rheumatic diseases; Investigation of a key health status component. Arthritis Rheum 26: 1017-1022, 1983
41) Smedstad LM, et al: The relationship between psychological distress and traditional clinical variables; A 2 year prospective study of 216 patients with early rheumatoid arthritis. Br J Rheumatol 36: 1304-1311, 1997
42) Wolfe F, et al: The relationship between clinical activity and depression in rheumatoid arthritis. J Rheumatol 20: 2032-2037, 1993
43) Hawley DJ, et al: Anxiety and depression in patients with rheumatoid arthritis; A prospective study of 400 patients. J Rheumatol 15: 932-941, 1988
44) Novick MR, et al: Coefficient alpha and the reliability of composite measurements. Psychometrika 32: 1-13, 1967
45) Meenan RF, et al: Measuring health status in arthritis; The arthritis impact measurement scales. Arthritis Rheum 23: 146-152, 1980
46) Ranza R, et al: The Italian version of the Functional Disability Index of the Health Assessment Questionnaire; A reliable instrument for multicenter studies on rheumatoid arthritis. Clin Exp Rheumatol 11: 123-128, 1993
47) Bruhlmann P, et al: Evaluation of a German version of the physical dimensions of the Health Assessment Questionnaire in patients with rheumatoid arthritis. J Rheumatol 21: 1245-1249, 1994
48) Shehab D, et al: Validation of the Arabic version of the Health Assessment Questionnaire (HAQ) in patients with rheumatoid arthritis. Rev Rhum Engl Ed 65: 387-392, 1998
49) Koh ET, et al: Cross cultural adaptation and validation of the Chinese Health Assessment Questionnaire for use in rheumatoid arthritis. J Rheumatol 25: 1705-1708, 1998
50) Brekke M, et al: Disease activity and severity in patients with rheumatoid arthritis; Relations to socioeconomic inequality. Soc Sci Med 48: 1743-1750, 1999
51) Brandao L, et al: Health status in rheumatoid arthritis; Cross cultural evaluation of a Portuguese version of the Arthritis Impact Measurement Scales 2 (BRASIL-AIMS2). J Rheumatol 25: 1499-1501, 1998
52) Riemsma RP, et al: Evaluation of a Dutch version of the AIMS2 for patients with rheumatoid arthritis. Br J Rheumatol 35: 755-760, 1996
53) Archenholtz B, et al: Reliability, validity, and sensitivity of a Swedish version of the revised and expanded Arthritis Impact Measurement Scales (AIMS2). J Rheumatol 24: 1370-1377, 1997
54) Pouchot J, et al: Validation of the French version of the arthritis impact measurement scales 2 and comparison with the French version of the Nottingham Health Profile. "Quality of Life in Rheumatology" Task Force. Rev Rhum Engl Ed 63: 389-404, 1996
55) Abello-Banfi M, et al: Quality of life in rheumatoid arthritis; Validation of a Spanish version of the Arthritis Impact Measurement Scales (Spanish-AIMS). J Rheumatol 21: 1250-1255, 1994
56) Jackel WH, et al: Epidemiologie rheumatischer Beschwerden in der Bundesrepublik Deutschland: Daten zur Prävalenz und zur körperlichen und psychosozialen Beeinträchtigung. Z Rheumatol 52: 281-288, 1993
57) Pincus T, et al: Assessment of patient satisfaction in activities of daily living using a modified Stanford Health Assessment Questionnaire. Arthritis Rheum 26: 1346-1353, 1983
58) Wallston KA, et al: Comparing the short and long version of the Arthritis Impact Measurement Scales. J Rheumatol 16: 1105-1109, 1989
59) Meenan RF, et al: AIMS2; The content and properties of a revised and expanded arthritis impact measurement scales health status questionnaire. Arthritis Rheum 35: 1-10, 1992
60) 本間光夫（編著）：慢性関節リウマチと長期療法；より良き Quality of Life のために，メディカルレビュー社，1990
61) 川合真一・他：慢性関節リウマチ患者の quality of life 測定の試み．リウマチ 31：502-510，1991
62) 村田紀和・他：ADL と QOL の改善．日本臨床 50：552-557，1992

63) 川合真一：慢性関節リウマチと患者の quality of life. リウマチ 35：609-620, 1995
64) 佐藤 元・他：AIMS2 日本語版の作成と慢性関節リウマチ患者における信頼性および妥当性の検討. リウマチ 35：566-574, 1995
65) 橋本 明・他：AIMS2 改訂日本語版の作成およびその信頼性・再現性の検討. 厚生省リウマチ調査研究事業 平成6年度研究報告書, 184-187, 1996
66) Sato H, et al: Validity and reliability of a revised Japanese version of the Arthritis Impact Measurement Scales 2 (AIMS2). Modern Rheumatol 10: 247-255, 2000
67) 橋本 明・他：RA 患者の QOL；AIMS2 改訂日本語版調査書を用いた多施設共同調査成績リウマチ 1(1), 2001, in press
68) Pincus T: Assessment of long-term outcomes of rheumatoid arthritis; How choices of measures and study designs may lead to apparently different conclusions. Rheum Dis Clin North Am 21: 619-654, 1995
69) Meenan RF, et al: ALMS2 users guide, Boston University Arthritis Center, Boston, 1991

10 骨粗鬆症

1 骨粗鬆症特異的尺度の特徴

a. 骨粗鬆症の定義と分類

骨粗鬆症は全身の骨格の病変であり,骨量の減少,骨組織の微細構造の劣化,その結果として骨脆弱性の増加および骨折しやすい状態などの特徴を有している。

骨粗鬆症は以下のように一般的に分類される。①原発性では閉経後,老人性,若年性に細分類されるが,②続発性では内分泌・代謝性疾患,炎症性疾患,消化器疾患,薬剤性,栄養性,不動性,その他に伴うものがある。この中でも不適切な栄養摂取あるいは不動は,原発性骨粗鬆症の発症の危険因子と考えられている。

b. 原発性骨粗鬆症の診断基準

骨粗鬆症特異的な QOL 評価尺度を使用する場合に,対象が骨粗鬆症か否かをまず十分な鑑別診断を行ってから使用する必要がある。原発性骨粗鬆症の診断基準は 1994 年 WHO によって,骨量測定に基づいた白人女性における診断基準が発表された(Kanis, 1994)[1]。その診断基準では骨密度(bone mineral density, BMD)の若年成人女性の young adult mean (YAM)を基準にその 1 標準偏差 SD 以内が正常(normal),−1.0 から−2.5 SD 未満が低骨量(low bone mass),−2.5 SD 以下が骨粗鬆症(osteoporosis)と分類した。さらに骨粗鬆症のうち 1 個かそれ以上の椎体骨折を有する場合を重度骨粗鬆症(severe or established osteoporosis)と呼んだ。

本邦においては日本骨代謝学会が 1995 年腰椎の単純 X 線側面像および BMD を使用した診断基準を作成したが,1996 年には骨量を骨密度測定法で判定する場合,測定部位別に % 表示による骨密度のカットオフ値の採用をして診断基準を作成した[2]。

さらに骨粗鬆症診断基準検討委員会は退行期骨粗鬆症診断基準 2000 年度改訂版を発表した[3]。1996 年度版と基本的には変わっていないが,より細かく規定されている。

(1) 低骨量の評価には原則として骨密度値を用い,脊椎 X 線像は骨密度の測定または評価が困難な場合に用いる。
(2) 脆弱性骨折ありとなしの 2 つに分けて基準を作成した。
(3) 脊椎 X 線像の所見を骨粗鬆化という用語で示す。
(4) 脊椎 X 線像の所見を骨粗鬆化なし,疑いあり,ありの区分とする。

低骨量をきたす骨粗鬆症以外の疾患または続発性骨粗鬆症を認めず,骨評価の結果が**表 1** の条件を満たす場合,原発性骨粗鬆症と診断する。

c. 骨粗鬆症の QOL に関連する重要な因子

骨粗鬆症を基盤にして骨折が起こりやすい部位は,脊柱の胸椎および腰椎である。それは椎骨の前方部分

表 1 原発性骨粗鬆症の診断基準(2000 年改訂版)

Ⅰ. 脆弱性骨折あり 注 1)		
骨密度が YAM の 80% 未満,あるいは脊椎 X 線像で骨粗鬆化がある場合		
Ⅱ. 脆弱性骨折なし		
	骨密度値 注 2)	脊椎 X 線像での骨粗鬆症化 注 3)
正常	YAM の 80% 以上	なし
骨量減少	YAM の 70% 以上〜80% 未満	疑いあり
骨粗鬆症	YAM の 70% 未満	あり

注 1:脆弱性骨折とは低骨量が原因で軽微な外力で発生した脊椎,大腿骨頸部,橈骨遠位端,その他の部位の非外傷性骨折。
注 2:骨密度は原則として腰椎骨密度とする。ただし,高齢者において,脊椎変形などにより腰椎骨密度の測定が適当でないと判断される場合には大腿骨頸部骨密度とする。これらの測定が困難の場合は,橈骨,第二中手骨,踵骨の骨密度を用いる。
注 3:脊椎 X 線像での骨粗鬆症化の評価は,従来の骨萎縮度判定基準を参考にして行う。

である椎体に起こり，後方部分である椎弓根，椎弓，棘突起には起こりにくい。骨折の形状として単純X線側面像で楔状変形を示す骨折，単純X線やCTで椎体の海綿骨や皮質骨の小骨片が示される粉砕骨折，単純X線側面像で椎体上下終板の陥凹を示す魚椎変形などがある。これらは骨量減少，骨構造の劣化により骨強度の低下した結果として，大多数の場合非外傷性に起こる。しかし，新しい骨折が起こっても背腰痛などの症状が必ずしも起こらない。

一方，骨粗鬆症患者には他のいろいろな障害が起こりうる。例えば入浴，食事の支度，庭仕事，階段の上下，外出でバスや電車など公共の交通機関の利用などがやや困難になったり，背腰痛やそれらの日常生活での障害が患者の気分に影響したり，ひいてはうつ状態にしたりする。骨粗鬆症の治療によって骨量の増加と骨折率の減少が期待されるとともに，QOL評価は骨粗鬆症治療のエンドポイントであり，個々の患者治療の指標としても重要である。

骨粗鬆症特異的QOL尺度には通常次のようなQOLの領域(domain)が含まれる。

(1) 身体面：これには疼痛，体形，姿勢などがある。
(2) 機能面：これには日常生活活動がある。
(3) 社会面：対象者の社会活動あるいは家族支援などがある。
(4) 心理面：これには骨粗鬆症に対する不安あるいは転倒した結果骨折を起こす恐怖心などがある。

このような領域があるが，病因としては原発性，続発性がある。対象者は女性が大多数であるが，男性も含まれる。年齢としては，原発性では女性で閉経期以降，脊椎骨折，大腿骨頸部骨折が起こりやすくなる65歳以降が多いが，続発性では小児あるいは若年成年あるいは男子も含まれる。したがって，この疾患には多彩な症状があり，その結果として，受診する科が非常に多数にのぼる。それゆえ前述したような診断基準を用いて，対象とする疾患をしっかり把握する必要がある。

2 骨粗鬆症特異的尺度を選択する際の留意点

骨粗鬆症臨床研究において尺度を選択する際には，次にあげる事柄について留意する必要がある。今回ここで，原発性骨粗鬆症について述べているのであるが，①対象が主に女性，そして65歳以上のことが多いが，このような選択をする場合に閉経前後の45歳あるいは50歳以上の約80歳くらいまでの患者が対象となっている。それで，どの年齢を中心にしているかということである。②QOLのうち，どの領域を中心にして検討するかなどである。

まず，この尺度を選択する場合，それらの年齢の幅があることを留意する必要がある。対象が比較的若い50～60歳代であれば，質問数がたとえ多くても詳細な情報が得られるような尺度，あるいは複数の尺度を同時に回答してもらうものが選択でき，経時的に複数の調査に耐えうるし協力もしてもらえるであろうが，年齢が70～80歳の場合にはできるだけ平易でかつ質問数が少ない尺度の選択が望ましい。後述するような日本骨代謝学会のQOL質問表は40問まで，回答時間は慣れれば20分くらいを目標としているが，高年齢の人ではより長い時間がかかるということが予想される。

骨粗鬆症特異的尺度では比較的QOLが良好な対象を想定している。日本骨代謝学会のQOL質問表では対象は日常生活が自立しており，そして1人で食事，家事ができ，かつ外出する際杖をついてもできることを予測して作成してある。

次に，予定している研究において真に重視するQOLの領域は何か。また治療群の間の差，あるいは経時的な変化などが統計的に有意な差が得られることが予想されるか，それらについて事前に十分に検討して仮説を立てておくことも重要である。実際に，老人性の骨粗鬆症の研究の場合には脊柱変形が起こり，身長の短縮，老人性円背・変形の増悪などが非常に問題となりうるが，今後このような変形を中心にするような尺度の開発が本邦において望まれる。SF-36などの包括的尺度を併用するということも1つの選択肢である。

骨粗鬆症の臨床研究では，今後治療など何らかの介入の前と途中，後などの，複数回のQOL測定を行う縦断的な研究のデザインを行うことが必要だと思われるが，このような場合は横断研究とは異なり，介入の前後でスコアが変動しやすいような尺度(すなわち経時応答性がよい)を選択する必要がある。しかし，骨粗鬆症特異的な尺度で今後の研究および調査が必要であり，特に日本におけるライフスタイルを考慮する際に，海外の尺度をそのまま使用してよいかどうかも今後の検証の必要性がある。いずれにせよ本格的な研究の際には，まず対象母集団の数十例ほどにパイロット

的な調査を行い，実施にあたっての可能性や問題点を抽出して，既存の尺度にさらに質問を何項目か加えて行う必要性も考えられる。

3 代表的な骨粗鬆症特異的尺度

ヨーロッパおよび北米では，骨粗鬆症臨床研究で使用されている骨粗鬆症特異的尺度がいくつか開発されてきている。しかし，本邦ではそれらに相当する尺度は少ない。ただ日本骨代謝学会で，1997年から骨粗鬆症患者QOL評価検討委員会が活動していて，その骨粗鬆症特異的な尺度の開発に着手している。
ここにそれらを説明する。

a. ヨーロッパ骨粗鬆症財団QOL質問表 (Questionnaire for Quality of Life by European Foundation for Osteoporosis)

ヨーロッパ骨粗鬆症財団(The Europe Foundation for Osteoporosis)は，脊柱変形を伴う脊椎骨粗鬆症患者に対する質問表を開発することになり，Lipsが中心となって作成することになった。質問表は英語のオリジナル版から仏，独，イタリア，ユダヤ，スウェーデン，オランダの各語に翻訳され，次に逆翻訳されて適切な翻訳であることが確認された。

●Qualeffo[4,5]

この質問表は質問48項目および直線尺度6項目から成る。領域は疼痛(9)，日常活動(4)，家事(5)，移動(8)，娯楽・社会活動(9)，一般健康認知(4)，気分(9)の7分野である。(　)内の数は各要素の質問項目数を示す。

●Qualeffo-41[6]

Lipsらは1997年12月10日に"Qualeffo"を"Qualeffo-41"と改訂，質問数を減らして使用し始めた。疼痛(5)，日常活動(4)，家事(5)，移動(8)，娯楽・社会活動(7)，一般健康認知(3)，気分(9)の7要素で質問数は41項目である。(　)内の数は各要素の質問数を示す。

b. Osteoporosis Assessment Questionnaire (OPAQ)[7]

Silvermanによるこの質問表は質問79項目から成り，18健康尺度に分類される。それらは次の4健康要素に分類される。第一の要素として身体機能(physical function)には移動，歩行あるいは前屈，柔軟性，自己管理，家事，位置の変化，仕事を含み，第二の心理状態(psychological status)には転倒の恐れ，緊張のレベル，気分，体形感，自立性があり，第三の症状(symptoms)として骨粗鬆症に関連した背痛，背部不快感，睡眠，疲労感があり，第四の社会的相互作用(social interaction)には社会的活動，家族および友人の援助がある。

c. Osteoporosis Quality of Life Questionnaire (OQLQ)[8,9]

Cookらは脊椎骨折による背痛がある高齢女性100名を対象として横断的な骨粗鬆症QOL評価を行った。25健康項目，5要素(ドメイン)を調査し，障害は疼痛，移動，日常生活活動，感情にあることがわかった。QOLとX線所見，あるいは骨密度との相関関係は低かった。

d. Osteoporosis-targeted Quality of Life Questionnaire (OPTQoL)[10]

この質問表は，Lydickらによって一般人口の中での骨粗鬆症による影響を知るために作成された。最終的にまとめられたのは3要素で得点をつける26項目の質問および得点をつけない骨粗鬆症の変化と診断に関する6項目から構成されている。第1要素として，①身体機能(7)，②適用(社会的活動)，③恐れ(6)，④骨粗鬆症変化(3)，⑤健康度および人口統計上の質問(7)がある。

この質問表作成段階では，骨粗鬆症のない癌，うつ病，関節炎，他の運動疾患を含みOsteoporosisの結果と比較している。この質問表は特に骨粗鬆症QOL評価を目的として，他の疾患も含まれる一般人口の検査によいと著者は言っている。スコアの点は高いほどQOLがよい。

e. その他の脊椎圧迫骨折および脊柱変形についての質問表

●Osteoporosis Functional Disability Questionnaire (OFDQ)[11]

Helmesらは疼痛，うつ尺度，ADLスコア，社会活動，プログラム向上信頼性について，脊椎骨折による背痛のある81名の患者と37名の健常者とを比較して測定した。この質問表の5要素中4要素で背痛患者と健常者とを区別できた。さらに，運動療法が行われた81名中45名と行われなかった36名とがこの質問

表で比較され,運動の効果が認められた.

●Clinical Grading of Spinal Osteoporosis[12]

Leidig-Bruckner らは脊椎骨粗鬆症(OP)の高齢女性63名と慢性腰痛(CLBP)高齢女性77名とを腰痛の病歴,疼痛尺度,well-being(健康度)尺度,うつ尺度,障害スコアで評価した.OPでは臥位になることによって疼痛がCLBPより軽快し,家事をすることにより悪化することがわかった.OPでは脊柱変形の程度がQOLの機能制限と関係が深いことがわかった.

f. 日本骨代謝学会骨粗鬆症患者QOL評価質問表(1999年度版)[12]

日本骨代謝学会では,1997年に骨粗鬆症患者QOL評価検討委員会を設置した.そして,委員として整形外科,内科,産婦人科,リハビリテーション科の医師および理学療法士から成る委員で構成された委員会によって,次のような作成基本方針を決めた.①この質問表によってQOL評価を行い,発表する際に国際的な理解が得られやすいように海外の他の質問表と整合性がある質問表とする,②日本固有の文化,生活様式などを反映するものとする,③回答時間に配慮して,質問総数は40問以内とする.

以上の方針に基づいて,最初に米国のSilvermanが作成したOPAQ(Osteoporosis Assessment Questioner)を著者から許可を得て,和訳した.この際,著者からはOPAQの70問版[14]の供与を受けた.その質問表を用いて調査した結果を,第16回学術集会では委員長が発表し,第17回では岩谷委員が発表した.そして,全体で評価スコアと相関の高い36問版,22問版が作成された.次にヨーロッパ14カ国でそれぞれの国の翻訳があるQualeffo-41[6]をLipsから許可を得て和訳質問表を作成した.その結果を第17回で揖場委員が発表した.それらの調査の結果に基づき質問表1999年度版を第17回学会のワークショップで発表し,その討論結果および一般会員の意見を入れて,1999年度版を作成した(表2).

この質問表は,回答者(調査の対象者)が記入する現状調査表および評価質問表,医師または調査担当者が記入する基本調査表から構成されている.現状調査表によって回答者の病歴および居住環境を含む現状を調査する.評価質問表は回答者自身の評価を聞く質問であり,その内容は症状としての疼痛,日常生活活動(身の回りのこと,家事,移動を含む),娯楽・社会的活動,総合的健康度,姿勢・体形,転倒・心理的要素,家族支援・総括の7領域,40問である.基本調査表にBMDなどの実際的な測定値を記録する.

g. QOL評価質問表2000年度版

日本骨代謝学会骨粗鬆症患者QOL評価検討委員会は,1999年度版質問表(JOQOL '99と略)を試用した.JOQOL '99と比較のために併用したSF-36にそれぞれ全問回答,腰椎BMD値,胸椎・腰椎X線フィルムがすべてそろっている症例198例,平均年齢70.49±9.41 SD(歳)について調査した.QOL評価点は加齢によって低下したが,BMD値とは相関しなかった.胸椎・腰椎X線像に基づき診断した「骨折なし」群症例のQOL評価点は「骨折あり」群症例より有意に高値であった.Cronbach α 判別関数で示された全質問評価点の内的整合性は0.81と良好であった.SF-36による年齢対応の国民標準平均値・標準偏差を基準にして算出したそれら対象者の偏差値では国民標準値と大きな差がなかった.JOQOL '99評価点とSF-36評価点とをそれぞれ0-100スケールに変換して比較すると0.78と高い相関を示した.83例で行われたtest-retestでは,0.92と高い相関関係があった.

JOQOL '99について次に述べる項目について改訂した.QOL質問表は現状表,評価表,基本表の3部から構成される.字句の訂正はQ 8,15,17,21,23,24,25,26,28,29;削除Q 38;質問番号繰り上げQ 39→38;Q 40→39.ただし,新Q 39は総括質問であり,Q 1〜Q 38の質問と矛盾がないことを確認するために使う.したがって今回は評価の加算からは除外した.原尺度を0〜4点の評価点に換算すると,合計最小点数0点,最大点数152点となる.比較に便利なように「JOQOL点数」を0-100尺度に換算する.この点数が高いほど,QOLが高い.この改訂版を2000年度版とした[15].今後,JOQOLを使用希望者は日本骨代謝学会事務局(〒170-0003 東京都豊島区駒込1-43-9駒込TSビル3F,TEL 03-5395-6366,FAX 03-5395-6876)に登録していただければ,委員会からの「最新のお知らせ」をお伝えする.

表2　日本骨代謝学会骨粗鬆症患者QOL評価質問表 1999年度版

Ⅰ．痛み
1. 先週，何日くらい背中や腰に痛みがありましたか．
2. 背中や腰に痛みがあった時，日中どのくらい続きましたか．
3. 身体をじっとしている時，背中や腰に痛みはどの程度でしたか．
4. 身体を動かす時，背中や腰に痛みはどの程度でしたか．
5. 先週，背中や腰に痛みのために眠れないことがありましたか．

Ⅱ．日常生活活動
A．身のまわりのこと
6. 服や着物の着替えは一人でできますか．
7. トイレに入って一人で用が足すことができますか．
8-1. 用を足す時(大便をする)，普段は和式と洋式トイレのどちらをお使いですか．
8-2. 普段洋式トイレを使用している方にお聞きします．和式トイレを使うことができますか．
9. お風呂に一人で入っていますか．

B．家事
10. 自分で食事の支度ができますか．
11. 家の掃除ができますか．
12. 手を伸ばして頭の上の棚からものをとることができますか．
13. 日用品(食料品など)の買い物を一人でできますか．
14. 5kg位のもの(例：一升びん2本，あるいは2リットル入りのペットボトル2本)を10メートルくらい運べますか．

C．移動
15. 椅子から立ち上がれますか．
16. 畳から立ち上がれますか．
17. 立った姿勢で前屈して手を床につけられますか．
18. 50メートル以上連続して歩けますか．
19. 屋外を歩くとすれば，杖を使いますか．
20. 1階から2階までの階段で昇り降りを一人でできますか．
21. バスや電車(自家用車やタクシーを除く)などの公共の乗り物を利用できますか．

Ⅲ．娯楽・社会的活動
22. 先週，何日くらい外出しましたか．
23. 最近3カ月間に，何回くらい友人や親戚の家を訪問しましたか．
24. 最近3カ月間に，何回くらいお祭りや集会などの地域の行事に参加しましたか．
25. 最近3カ月間に，何回くらい旅行や行楽などにいきましたか．
26. 最近3カ月間に，庭仕事，園芸，その他ゲートボールなどをしていますか．

Ⅳ．総合的健康度
27. あなたはご自分のお身体の健康状態は年齢相応と思いますか．
28. 1年前と比べて，あなたの現在の健康状態はいかがですか．
29. 1年前と比べて，あなたの現在の生活に満足を感じていますか．

Ⅴ．姿勢・体形
30. 10年前と比べて身長が低くなりましたか．
31. 10年前と比べて背中が丸くなりましたか．
32. 体形が変わったことは気になりますか．
33. 背中が丸くなった方にお聞きします．次のような症状が出やすくなりましたか．もし当てはまる症状があれば，いくつでも選び，○をおつけください．

Ⅵ．転倒・心理的要素
34. 転倒するのではないかという不安を感じましたか．
35. 転倒の不安のために，やりたいことを諦めたことがありましたか．
36. 朝，目覚めた時さわやかと感じましたか．
37. 神経質でくよくよ思い悩んだことがありましたか．

Ⅶ．家族支援・総括
38. あなたが困った時ご家族か友人が手助けをしてくれると思いますか．
39. 家族や他人に完全に頼る生活になるのではないかと心配ですか．
40. 骨粗鬆症と診断されている方にお尋ねします．
    あなたが骨粗鬆症のため最もお困りのことは以下のどれですか．最も当てはまるものを3つ以内選んで，困る順番にあげてください．
    1) 背中や腰の痛みがあること
    2) 身の回りのことや家庭の仕事が思うように出来ないこと
    3) 長く立っていると身体が苦しくなること
    4) 近所とのお付き合い，外出，旅行などに自由に行けないこと
    5) 身長が低くなり姿勢が悪くなったこと
    6) 気分が落ちつかなかったりいらいらすること
    7) 転倒または骨折するのではないかという心配があること
    8) 寝たきりになるのではないかという恐れがあること
    9) 今のところ困ることはない

各質問についての評価方法
例：
1. 先週，何日くらい背中や腰に痛みがありましたか．
    1) 全くなかった
    2) 1週間に1日以下
    3) 1週間に2, 3日
    4) 1週間に4〜6日
    5) 毎日あった
10. 自分で食事の支度ができますか．
    1) 自分一人で容易にできる
    2) 何とか自分一人でできる
    3) 難しいが自分一人でできる
    4) 他の人の手助け(介助)があればできる
    5) 全く自分ではできない
16. 畳から立ち上がれますか．
    1) 容易に立ち上がれる
    2) なんとかつかまらずに立ち上がれる
    3) ものにつかまれば一人で立ち上がれる
    4) 少しの手助け(介助)があれば立ち上がれる
    5) 他の人の手助け(介助)があれば立ち上がれる
22. 先週，何日くらい外出しましたか．
    1) 毎日
    2) 5〜6日
    3) 3〜4日
    4) 1〜2日
    5) 1度もない
27. あなたはご自分のお身体の健康状態は年齢相当と思いますか．
    1) 最高に良い
    2) とても良い
    3) 年齢相応に良い
    4) あまり良くない
    5) 良くない
30. 10年前と比べて身長が低くなりましたか．
    1) 全く変化はない
    2) 少し低くなった
    3) 低くなった
    4) かなり低くなった
    5) 非常に低くなった
34. 転倒するのではないかという不安を感じましたか．
    1) いつも不安を感じた
    2) しばしば不安を感じた
    3) 時々不安を感じた
    4) ほとんど不安を感じなかった
    5) 全く不安を感じなかった

質問表の原評価尺度と評価採点方法(scoring)
　質問表の回答方法で40問中回答肢の単一選択が38問(内1問は単一選択を二回：Q8)，複数選択が2問(Q33, 40)ある．原評価尺度で5段階評価が33問，4段階評価が3問(Q23, 24, 25)，3段階評価が4問(Q8, 26, 33, 40)ある．回答肢配列順序としてQOL評価が高い回答肢を先に配列したが，質問に答えやすいように逆に配列したのが4問(Q32, 34, 35, 37)ある．QOL評価点表Ⅰは評価点を2, 1, 0と3段階，Ⅱ．は評価点を4, 3, 2, 1, 0の5段階の評価区分とし，満点をそれぞれ80点，160点とした(1999.9.3)．その後，QOL評価委員会(2000.7.19)ではQOL評価表Ⅱを採用，総評価点は各質問の評価点を加算して求め，評価可能範囲を最低0点，最高160点とした．

4 骨粗鬆症特異的尺度を使用した最近の臨床研究報告

a. Qualeffo を使用した最近の報告

(1) Oleksik ら[14]は，Raloxifene 評価の開始時で大腿骨あるいは腰椎 BMD，T-score －2.5SD 以下の女性 751 名の健康関連 QOL を，脊椎骨折の有無について Qualeffo を使って調査した。全スコアは 100 尺度に変換され，最良の QOL は 0 と対応した。脊椎骨折がない場合とある場合とを比較すると，前者が年齢ではより若く，Qualeffo の全スコアでもより低値を示した。この調査から脊椎骨折を有する患者の健康関連 QOL は低下し，低い BMD の患者は高い Qualeffo 全スコアを示し，骨折数が増すと全スコアは増加した。

(2) 揖場ら[17]は，高齢女性 143 人 (在宅 86 人，養護老人ホーム在住 57 人) を対象として Qualeffo-41 (QL-41) および SF-36 を使用した。両方とも総スコアを 100 点満点に換算して表現した。在宅者およびホーム入所者とも QL-41 の総スコアは年齢に影響された。在宅者はホーム入所者より骨塩量が低いのに総スコアの有意差はみられなかった。骨折群 (47 人) は骨折なし群 (55 人) と比較して，年齢，体格に有意差はないが，総スコアは前者が後者より有意に高値であった。すなわち，脊椎骨折があると QOL は低下した。ホーム入所者に行った QL-41 と SF-36 との総スコアを比較すると，有意の負相関を示した。すなわち QL-41 でよい QOL を示せば，SF-36 でもよい QOL であった。

b. OPAQ を使用した最近の報告

(1) Randell ら[18]は，女性 36 名，男性 4 名，計 40 名を対象として OPAQ 79 問版による評価を行った。信頼性，一貫性，妥当性は適切で，18 健康項目を 7 領域に分類した。大腿骨頸部骨折患者は脊椎骨折患者より低いスコアを示した。

(2) 岩谷ら[19]は高齢女性 291 名を対象として OPAQ 70 問版による QOL 評価を行った。18 健康項目があり，総スコアが高いほど QOL が低いと判定される。年齢が高いほど総スコアは高く，骨折回数が多いほど総スコアは高かった。因子分析を行い統計解析に適さない質問を削除して，11 因子が残った 36 問版と 8 因子がある 22 問版を作成した。

c. Mini-OQLQ を使用した最近の報告

Cook ら[20]は 30 項目の OQLQ から，症状，身体機能，日常生活活動，感情，娯楽の 5 領域から各 2 問選択し，10 項目の mini-OQLQ を作成，脊椎骨折のために背痛がある 200 名の高齢女性を調査した。臨床における限定的使用では，mini-OQLQ は脊椎骨折患者の QOL 評価に有用であると報告した。

d. OPTQoL を使用した最近の報告

Chandler ら[21]は OPTQoL を使用して，一般人口からの骨粗鬆症の QOL 評価を行っている。対象は重度骨粗鬆症 50 例，骨量減少 50 例，正常 50 例，BMD が正常な変形性関節症 50 例，43 歳から 84 歳の計 200 例であった。それによって，この質問表が非常に効果的に骨粗鬆症の QOL 評価ができたことを説明している。

5 おわりに

長寿世界一を今なお続ける本邦において，ますます増加している高齢者の骨粗鬆症の予防および治療は非常に重要な問題である。特に原発性骨粗鬆症の治療の評価には，従来は疼痛，骨密度，現在では骨折率が用いられている。一方，骨粗鬆症患者に対する予防および治療に際して，QOL 評価という観点が今まで少なかった。最近，骨粗鬆症を基盤とする脊椎圧迫骨折による円背などの脊柱変形がある患者では，確実に QOL が低下することが知られてきた。したがって骨粗鬆症に対する薬物効果判定のための群間比較のみでなく，1 人ひとりの患者に対する予防，治療の評価にも QOL 評価が重要である。今後，QOL 評価が日常診療で行われることが期待される。

◆文献

1) Kanis JA: WHO Study Group; Assessment of fracture risk and its application to screening for postmenopausal osteoporosis; Synopsis of a WHO report. Osteoporosis Int 4: 368-381, 1994
2) 折茂　肇・他：原発性骨粗鬆症の診断基準 (1996 年度改訂版). 日骨代謝誌 14：219-233, 1996
3) 折茂　肇・他：原発生骨粗鬆症の診断基準 (2000 年度改訂版). 日骨代謝誌 18：76-82, 2001
4) Lips P, et al: The development of a European questionnaire for quality of life in patients with

vertebral osteoporosis. Scand J Rheumatol 25 (Suppl 103): 84-85, 1996
5) Lips P, et al: Quality of life as outcome in the treatment of osteoporosis; The development of a questionnaire for quality of life by the European Foundation for Osteoporosis. Osteoporosis Int 7: 36-38, 1997
6) Lips P: European Foundation for Osteoporosis Quality of Life Questionnaire. Qualeffo 41, 1997 (Personal communication)
7) Silverman SL, et al: The Osteoporosis Assessment Qestionnaire (OPAQ); A reliable and valid self assessment measure of quality of life in osteoporosis. J Bone Miner Res 8: S343, 1993
8) Cook DJ, et al: Quality of life issues in women with vertebral fractures due to osteoporosis. Arthritis Rheum 36 : 750-756, 1993
9) Osteoporosis Quality of Life Study Group: Measuring quality of life in women with osteoporosis. Osteoporosis Int 7: 478-487, 1997
10) Lydick E, et al: Development and validation of a discriminative quality of Life questionnaire for osteoporosis (The OPTQoL). J Bone Miner Res 12: 456-463, 1997
11) Helmes E, et al: A questionnaire to evaluate disability in osteoporotic Patients with vertebral compression fractures. J Gerontol 50A: M91-M98, 1995
12) Leidig-Bruckner G, et al: Clinical grading of spinal osteoporosis; Quality of life components and spinal deformity in women with chronic low back pain and women with vertebral osteoporosis. J Bone Miner Res 12: 663-675, 1997
13) 高橋榮明・他：日本骨代謝学会骨粗鬆症患者QOL評価質問表1999年度版．日骨代謝誌 17：65-84, 1999
14) Silverman SL: Osteoporosis Assessment Questionnaire. 1997 (Personal communication)
15) 高橋榮明・他：骨粗鬆症患者QOL評価質問表1999年度の試用と2000年度版の作成．日骨代謝誌 18：83-101, 2001
16) Oleksik A, et al: The impact on health-related quality of life (HRQOL) in postmenopausal women with low BMD and prevalent vertebral fractures. Bone 23: S398, 1998
17) 揖場和子・他：質問表Qualeffo-41とShort Form 36を用いた骨粗鬆症に関する健康関連QOLの検討．日骨代謝誌 17：140-142, 2000
18) Randell AG, et al: Quality of life in osteoporosis; Reliability, consistency and validity of the osteoporosis assessment questionnaire. J Rheumatol 25: 1171-1179, 1998
19) 岩谷　力・他：OPAQによる骨粗鬆症患者のQOL評価―日本版骨粗鬆症患者QOL質問表作成の試み．日骨代謝誌 17：136-140, 2000
20) Cook DJ, et al : Development and validation of the mini-osteoporosis quality of life questionnaire (OQLQ) in osteoporotic women with back pain due to vertebral fractures; Osteoporosis Quality of Life Study Group. Osteoporosis Int 10 : 207-213, 1999
21) Chandler JM, et al: Reliability of an osteoporosis-targeted quality of life survey instrument for use in the community; OPTQoL. Osteoporosis Int 8: 127-135, 1998

座談会
アウトカム評価における QOL 研究

アウトカム評価におけるQOL研究

池上　直己　慶應義塾大学名誉教授・医療政策・管理学
福原　俊一　京都大学大学院教授・医学研究科理論疫学分野
下妻晃二郎　立命館大学教授・生命科学部・生命医科学科
池田　俊也　国際医療福祉大学大学院教授・薬学・薬科学研究科

「QOL研究」について

池上〈司会〉　本日は「アウトカム評価におけるQOL研究」というテーマの座談会を行いたいと思います。

まず，「アウトカム評価」という言葉について説明しますと，アウトカムというのは，治療の結果を指すわけですが，最近の臨床現場では，「一命を取りとめた」というような明確な治療結果が出ないことがあります。特に，生活習慣病や慢性疾患がそれに該当します。そこでこれらを総合的に判断して，「どの程度よくなったのか」ということを判定する必要が生じてきました。その際に「検査値」や「医師の所見」だけでなく，「患者の視点」から判定する必要性が認識され，「アウトカム研究において患者のQOLを客観的に計測する」ことが重要になってきました。

まず最初に，福原先生，このアウトカム研究におけるQOL研究についてご説明願えますか。

福原　まず申し上げたいのは，池上先生が解説されたアウトカム研究そのものが医療評価研究として非常に重要であるということです。そして医療評価のために行うときQOL研究もアウトカム研究の一部であり，特殊視する必要はないということです。これまで，QOL研究というと，曖昧で科学的に測定できないようにみられていました。しかしアウトカム研究の流れの中で，欧米ではすでに20年前くらいから，QOLは重要な患者立脚型のアウトカムの1つであり，しかも科学的に測定し定量化できるものであるという認識が定着し，スタンダードな尺度も開発され広範に使われるようになりました。一流の雑誌にもアクセプトされるような論文が出ています。例えば，現在UCサンフランシスコ校内科部長のリー・ゴールドマン（Lee Goldman）教授が行ったペースメーカー治療をQOLで評価する研究の結果は，雑誌"New England Journal of Medicine"巻頭論文として発表されました（図1：38頁，図4再掲）。

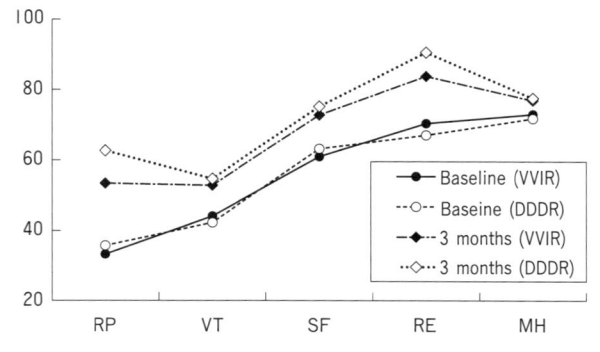

「包括的尺度」

池上　そうした経緯から「QOL研究」が始まりましたが，これには様々な側面があります。大きく分けると，患者の状態を問わず包括的にQOLを計ろうとする「包括的尺度」と，それぞれの病気の側面について着目する「疾患特異的尺度」があります。

福原先生，次に「包括的尺度」についてご説明いただけますか。

福原　包括的尺度というのは，その測定対象を特定の疾患をもつ患者に限定しないQOL尺度です。しかも，病気をもっていない，いわゆる「健康人」を対象にしても利用可能であることも大きな特徴です。これまで，臨床家は患者さんを「病気の人」と「病気でな

図1　SF-36スコアによる心臓ペースメーカーの治療効果（Lamas, et al, 1998）
Source: Lamas, NEJM 1998

い人」という，2つのカテゴリーに分類することを医学教育で学び，実践してきたといえます。しかし，QOLの観点からいうと，果たしてこういう二元的な考え方が妥当であるかどうかという疑問が根底にあると思います。すなわち，「健康人」にも「病気をもっている人」にも適用が可能な包括的尺度を使うことによって，健康状態を連続的に捉えることが可能になりました。これは包括的尺度の画期的な特徴の1つであると思います。

包括的尺度の指標としましては，Sickness Impact Profile(SIP)，Nottingham Health Profile(NHP)，WHOQOL，SF-36など多くの種類があります。

池上 その中でも，「SF-36」が国際的に最もよく使われ，妥当性が証明されている標準的な指標ですが，その理由は何でしょうか。

福原 いま申し上げたように，健康人も病人も選ばない包括的な尺度であるということ，誰でも簡単に理解し短時間に答えられる簡便性，測定する内容を健康に起因する基本的な要素に限定していること，もう1つはタイミングもあったと思います。

アウトカム研究の重要性が指摘され始めたのは，今から20年ほど前で，アウトカム研究の先駆けといわれる「Medical Outcomes Study(MOS)」は，1980年代中盤に行われた大規模な研究です。これは全米の5大都市に在住し糖尿病，高血圧，心疾患，関節疾患などの主要な慢性疾患を有する外来患者を対象にした縦断的な観察研究です。この研究では，死亡率，罹患率，合併症の発症率，医療費の消費など，様々なアウトカム指標が用いられましたが，さらに「患者立脚型のアウトカム指標」であるQOLを主要なアウトカムとして用いたことは，当時画期的なことでした。

SF-36は，この研究で用いられましたが，「MOS質問票（ロングフォーム）」という尺度はその原型でした。このロングフォームは100以上の項目があって，記入に30分以上もかかり，回答者に大きな負担を強いました。そこでできるだけ，その計量心理学的な特性を損なわない範囲で36項目までに減らし，その結果，ほぼ5〜10分で，16歳以上の成人であれば誰もが理解でき，回答できる尺度を作り上げたわけです。

そして，1990年から先進7カ国で協力した国際QOL研究プロジェクトが開始されました。これによって，SF-36が北米だけではなく，国際的に汎用される尺度として使われるようになりました。

下妻 計量心理学的なものを損なうことなくショートフォームにしたということですが，QOLの概念の構造も変わっていないのでしょうか。

福原 ええ。もともと「身体」と「精神」という2つの基本的な概念的枠組みの下に，さらに8つの下位尺度の仮説をもとに作られた尺度で，ロングフォームでもショートフォームでも不変の構造です。しかし，この8つの下位尺度の仮説が他の国でも妥当であるのかをみるためには，この国際QOL研究プロジェクトを行う必要がありました。

SF-36に限りませんが，健康に関連したQOLを測定するための尺度では，「身体機能」「メンタル・ヘルス」——これは主にどの程度落ち込んでいるか，不安であるかという基本的な心理状態——，そして，WHOの健康の定義もあるように，健康状態によって社会的機能が妨げられていないか，という「社会生活機能」，この3つの基本的な構成要素を含んでいることがほとんどです。さらに仕事や家事などの「日常生活役割機能」が含まれることも一般的です。このへんについては，下妻先生のご意見をお聞きしたいと思います。

下妻 1947年のWHOにおける健康の定義では，健康とは，「単に病気でない状態を指すのではなく，身体的，心理的，社会的に満足のゆく状態にあること」とされ，1998年にはさらに踏み込んで，霊性・実存面（スピリチュアリティ）のよさも定義に含めるかどうかについて議論されているところです。このWHOの健康の定義が，元来QOLの概念を考える際の拠り所とされてきた経緯があり，それから考えると，身体機能や精神状態，日常生活役割機能のみでは，QOLの概念構造としては不十分という考え方がありうると思います。しかし，われわれが測定・評価したいのは，QOLの中でも特に，医療やケアの介入によって改善あるいは悪化しうる可能性のある領域（いわゆる，健康関連QOL）でありますから，SF-36が主に含む概念構造は妥当かと思います。後で私が述べますような，ある疾患や治療特異的なQOL評価においては，介入によって変化しにくいと予想される社会面や霊性・実存面のQOLについても，必要に応じて注意深く測定・評価する，ということでいいのではないか，と思います。

福原 特にスピリチュアルな問題などは，文化的，宗教的な側面にかなり影響を受けます。QOLのどのような要素を測定するかは，研究者の目的によって使い分ければいいのではないかと思います。その中で，「身体機能」「メンタル・ヘルス」「社会生活機能」「日常役割生活機能」というのは，健康に関連するQOL

を構成する最も基本的な要素で，比較的文化的な影響を受けないと考えられ，国際的にもかなりコンセンサスが得られていると思います。

池上 どうして多次元的に見る必要があるかというと，生活習慣病などで長期にわたって薬剤を投与された場合，身体面の改善はみられても，精神面で，例えばうつ症状が出てくることもあります。また，精神面の機能が低下し，その結果，社会生活機能面も低下することもあります。

今まで医師は，とかく身体のある断面だけ診がちですが，それでは患者の総合的なQOLは改善されていないという問題もあったわけです。

QOLの効果測定という点では，包括的尺度であろうと，疾患特異的尺度であろうと，多次元的に見る必要があることには変わりありません。

福原 おっしゃるとおりです。これに関してですが，「身体機能」はMETSのような客観的な指標を測ればいいではないか，「精神状態」はSDSのような特異尺度を使えばいいではないかという議論があります。しかし，慢性疾患がほとんどを占める現代にあっては，患者であっても日常生活を送る生活者であり続けます。QOL尺度は，生活者として言葉で表現された項目で構成されており，このような尺度を用いることによって，患者の健康度や機能状態を，患者の日常生活の言葉に還元して理解するデータを得ることができます。このようなところにQOL尺度のQOL尺度たるゆえんがあるのではないかと考えています。

「選好に基づく尺度」と「効用理論」

池上 「アウトカム評価」が重要になってきたもう1つの理由に，医療費の高騰があります。

それだけのお金を投入してどれだけ社会全体の福祉が向上したかという視点，わかりやすく言えばコストパフォーマンス，つまり「費用対効果」ということです。新しい薬剤や技術を投入したときに，従来と比較してどれだけ向上したかということです。これを，evidenceとして見せる必要が生じてきたので，QOL尺度の中には経済的評価のために用いられている尺度もあります。その点について，池田先生から説明をお願いできますか。

池田 「選好に基づく尺度(preference-based measure)」は，患者さんのQOLを多面的に捉える質問紙ですが，最終的に単一のサマリースコアが算出できるという特徴をもつQOL尺度です。

領域によって優劣が別れる場合，最終的な価値判断をどうするかという点が，いわゆる多次元的QOL尺度では困難な場合があるわけです。期待効用理論というモデルに従ってこれを単一の尺度である「効用値」にまとめ上げるというのが選好に基づく尺度と呼ばれるものです。

「効用理論」とは？

池上 「効用理論」について簡単に説明していただけますか。

池田 3つの仮定がありますが，まとめると**表1**のようになります。このモデルはシンプルで，大変わかりやすいのですが，いくつか矛盾するような状況が報告されています。しかし，これに代わる優れたより理解しやすい理論はこれまで開発されていないので，これが現在では最もよく使われています。

EuroQOLやHealth Utilitie Indexなどが代表的な尺度で，両方とも日本語版が利用可能になってきています。これは医療技術の経済評価にも使うことができます。先ほど池上先生のご指摘があったように，医療費の高騰という中で，一定の医療費をできるだけ効率的に使い，できるだけ多くの健康を得るために医療技術を選択する際の，いわゆる政策決定にも使えます。詳細は『医療の経済評価』(医学書院刊)をご参照いただければと思います。

池上 端的に言えば，多次元なので，身体面と精神面のQOL改善の評価は，単純に合計して2で割ればい

表1

1. いかなる2つの選択肢が与えられた場合にも，どちらが好ましいか(あるいは等価値であるか)を示すことができる。
2. 選択肢Aが選択肢Bよりも好まれ，なおかつ選択肢Bが選択肢Cよりも好まれるなら，選択肢Aは必ず選択肢Cよりも好まれる。
3. 選択肢Aが選択肢Bよりも好まれ，なおかつ選択肢Bが選択肢Cよりも好まれるなら，確率pで選択肢Aが得られ確率1-pで選択肢Cが得られるような賭けと，必ず選択肢Bが得られるような状況とが，等価値になるような確率値pが存在する。
4. 選択肢Aと選択肢Bについて，1段階での賭けであっても2段階での賭けであっても，結果として各選択肢が同じ確率値で得られるならば，2つの賭けは同価値である。

いというわけではない。それを総合的に評価して1つの目盛りに入れる必要があるということですね。

池田 そうですね。その場合の価値判断の前提条件として、効用理論が使われるわけです。

術後の短期的な予後では大きなQOLの低下があるけれども、長期的に見るとQOLのよい状態で生存できるという治療法をいかに評価するか、という問題もありますが、このような病態について、時間軸も含めた形での評価ができるのがこの選好に基づく尺度であって、単一のサマリースコアとの組み合わせで、時間との総合的な質調整生存年という単位で、長期的な患者さんの経過、予後を超過できるという点では画期的な手法です。

福原 その話題に関連して、先ほど申しましたように、SF-36は精神面と身体面という二因子構造をもつプロファイル型尺度として分類されており、池田先生がおっしゃったような一元的な値を出せないと考えられていました。しかし最近、イギリスのシェフィールド大学のジョン・ブレイジア（John Brazier）先生が、SF-36から選好に基づいた値を推定するという研究を発表され、私どももブレイジア先生と共同で、SF-36からこのような選考に基づいた値を推定する共同研究を始めました。

「EBM」と「アウトカム研究」

福原 現在、EBM（evidence based medicine）が大きく取り上げられるようになっていますが、その4段階目として「患者さんの価値観と、evidenceに基づきながら、医師と共同して最終的な診療上の決定を行う」という段階があります。英語では"shared decision making"と言っていますが、患者さんでもわかる日常生活の言葉に換言されたevidenceを医師と患者がshareすることによって、よりよい診療のdecisionに結びつけることを促進するわけです。QOLを用いたevidenceはまさにその重要な1つであるわけです。このような動きが、現在、北米を中心にかなり活発に展開されています。CD-ROMやインターネットなどの補助的な情報媒体が豊富に提供されるようになっていることも付け加えておきたいと思います。

池上 整理しますと、ある薬剤の有効性を確立する際に、エンドポイントとしてQOL尺度を使うわけです。そこで統計的に有意であるからこの薬剤は優れているという、その段階の情報があって、それが仮にQOLの次元ごとに出た場合には、その次元ごとに、こういう面では優れているけれど、別の面では問題だという評価がされるわけです。

そういう情報が個々の薬剤ないし個々の技術ごとに情報として蓄積されて、その情報を医師と患者が相互に見ながら、最終決定を患者が行います、その際、開発の段階と実際に現場で利用するという2つの立場があり、それぞれのデータがさらに蓄積されます。

「自己評価」と「代理評価」

池上 ところで、この自己評価という問題は非常に重要です。医師の解釈や観察が入らないわけですが、これは原則であって、場合によっては他の評価が入ってもよいという面があると思います。池田先生、この問題についてはいかがでしょうか。

池田 例えば痴呆の患者さんのQOLの特定は、やはり「観察者」や「代理人」の方が本人になり代わって評価をしていくことが必要な場合があります。

ただ最近は、アルツハイマー型痴呆は抗痴呆薬で治療可能になってきました。その治療薬の効果を見る場合に、患者さん本人のQOLの測定が重要です。なぜかというと、それは延命でなく、QOLの向上を目的としているからです。ただ、痴呆患者さんのQOLを、本人に回答していただくというのは非常に難しい状況にある。そういった中で、代理人ないしはトレーニングされた観察者による評価、あるいは介護者の負担感といったものも、広い意味でのQOLと捉えて検討していく必要があるのではないかと思います。

下妻 がんの分野でも、脳腫瘍の患者さんやホスピスにおける末期の状態の患者さんで、質問に答えることが難しいような場合でも、池田先生がおっしゃったように、QOLを評価して治療に結びつけなければいけないという需要があります。この分野でも「代理人による適切な評価法」の研究が熱心に行われています。

池田 しかしながら、いずれにしても患者立脚型、つまり患者の視点に立った評価が重要だと思います。

福原 これまでは、ADLのような指標がありましたが、これは第三者が観察者として測定したものです。患者あるいは住民の視点に立って測ったわけではありません。本日テーマになっているQOLは、「医療を受ける側の視点に立った主観的な健康度や日常生活機

能を測定したものである」ということから，従来のADLとは明確に分けられるのではないかと思います。
下妻　そうですね。今までの研究でも，医師が観察したQOL評価が，患者さん自身の評価と相関する領域と，そうではない領域があると思います。
池田　今後の研究が必要な分野ですね。

「疾患特異的尺度」

池上　下妻先生はがん研究および臨床の専門医として，疾患特異的尺度という場合，どういう具体的な項目が疾患特異的と言えるのでしょうか。
下妻　例えば，がんの場合ですと，まずがんという疾患を患者が有していることそのものに起因する状態をしっかり測定できるような質問項目が並んでいることが基本です。具体的には，食欲不振や「るいそう」，痛みや疲労感，確実な治療法が少ないことによる将来悲観などです。それから，治療に特異的な項目としては，手術による身体イメージの変化，抗がん剤による疲労感や吐き気，脱毛などがあげられます。
　がん疾患特異的尺度においては，先ほど福原先生がおっしゃった，QOLに重要とされる身体面，心理面，社会面，機能面などの基本的領域について問う項目が，一般尺度（general scale）と，がん種別に特に大切な項目について質問する「追加尺度（module）」が備わっていることが通常です。
池上　その一般尺度として，先ほどのSF-36を使ってもいいわけですね。
下妻　ええ。例えば乳癌の患者さんは，比較的状態がよい方が多く，5年以上無再発で生存しておられるような対象の研究にはSF-36はよく使われています。ただ状態が悪い対象については，ほとんどの方のスコアが低いほうにかたよる，床効果（floor effect）が出てしまいます。
　本来，疾患特異的尺度は，抗がん剤などの臨床試験，ランダム化比較試験の二次エンドポイントとして用いられることが多いです。その場合に大切なことは，治療などの介入の前後のQOLスコアの変化です。そういう場面では，包括的尺度よりも疾患特異的尺度のほうが，一般に変化が出やすいと思います。
池上　がんだけでなく，糖尿病や呼吸器疾患など，様々な疾患の特異的な側面が評価されるわけですね。
下妻　そうですね。

福原　包括的な尺度であろうと，疾患特異的な尺度であろうと，最低要求される共通の基準があります。このような基準を計量心理学的な検証を行ってクリアしなければQOL尺度としては通用しなくなってきているのが現状ではないでしょうか。
下妻　特に臨床試験などの場合も，通常，対象とした集団についての信頼性係数は確認することが多いと思います。
福原　逆に私が懸念しているのは，時としてあまりにもテクニカルなことが強調され過ぎ，最も重要な「尺度を構成する中身」の軽視がみられることです。
　例えば，ある疾患に対する治療の効果を患者さんの生活の視点から評価したい場合，本人の経済状態や人生に対する満足度，ペットを飼っているかどうかに至るまでの，主に外的要因項目が1つの尺度の中に含まれており，それらすべてを合計し点数化して治療の評価に使うようなことがみられます。そういう尺度を使っているような先生方から，「まったく差が出ないけれども」という質問を受けるのです。考えてみればこれは当然のことでして，いかに計量心理学的に優れた尺度であっても，その使用目的にかなった，内容的に妥当な項目でなければ，尺度として不適切であることを確認しておく必要があると思います。
下妻　尺度そのものの問題もさることながら，どのような状態の患者さんを対象に，その尺度が開発されたのかをよく考えて使い分けなければいけないということですね。
福原　おっしゃるとおりです。測定する目的と対象によって内容が規定されるわけです。
池上　多くの尺度の中から，どのようにして選ぶかが重要になってくると思います。疾患的尺度にしても，まずこれをみておいて，それでもだめなら，新たに開発することも考えていいと思います。

「がん特異的尺度」

下妻　疾患特異的尺度のうち，がんの分野では，1980年代にFLIC（Functional Living Index for Cancer）という質問紙が，カナダのマニトバー大学のシッパー（Schipper）らによって開発され，米国を中心によく使われていました。しかし，1993年にNetherlands Cancer Instituteのアーロンソン（Aaronson）らがEORTC QLQ（European Organization for Research and Treatment of Cancer Quality of Life Questionnaire) を，また米国のセラ(Cella)らが FACT (Functional Assessment of Cancer Therapy) という質問紙を開発し，現在は，この2尺度が，がん臨床研究および臨床試験に最もよく使われるがん特異的尺度となっています。わが国では，同じく1993年に厚生省栗原班の班研究において開発された QOL-ACD (「がん薬物療法における QOL 調査票」) が開発され，国内のがん臨床研究，臨床試験ではよく使用されています。

EORTC と FACT については，1996年頃から日本語版の開発を進めています。最近，がんの分野では日米欧が共同で臨床試験をする機会が増えましたが，国際共同研究の場面で多国間・他文化間妥当性が確認されたうえで使える尺度の開発が行われているところです。

池上 単独の基準を使うことは，安心して使えるという面がありますが，やはり先行研究との比較や，それから先ほど福原先生がおっしゃった shared decision making をするうえでも，その尺度を用いることによって可能になってきます。自己流にやると，比較や蓄積ができないという問題がありますね。

福原 それから包括的尺度，あるいは池田先生がおっしゃった選好に基づく尺度にも共通しますが，国民の標準的なデータを得ることが可能で，それによって断面研究のような研究でも，比較する群のデータが得られるという点も，標準化された尺度を使うもう1つの理由ではないかと思うのです。

池上 つまり，日本人である結果が出たときに，米国人の結果と等しいと言えるかどうかという問題を含めて研究が進んでいます。基本的には，一般人口あるいは患者集団における国による差を補正する方向にあるのでしょうか。

福原 国際比較をする場合，それぞれの国の生データを直接比較することは危険です。その理由の1つは，文化的な response bias などの影響があるからです。直接にデータを比較するのはかなり危険なので，標準値でまず補正してから，そこから標準偏差に換算してどのくらい下がっているのか，というようなワンクッションを置いた比較をしないと，直接の比較はかなり問題があると考えます。

池田 単に海外の QOL 尺度をそのまま翻訳して，海外の基準値と比較するのは意味がなく，まず日本における一般人口なりの基準値を確立して，それとの比較という形で数値を捉える必要があるわけですね。

福原 EQ-5D のご研究をなさった池上先生，池田先生も同じお考えではないかと思います。一般住民を対象にした研究結果でも，かなりヨーロッパと日本では違うとうかがっておりますが，いかがでしょうか。

池上 日本人は5段階尺度の両極端はあまり回答したがらないと一般的に言われています。それに，翻訳上の問題としては，例えば「寝たきり」という言葉の語感は，単に寝たきりという事実だけではなく，非常にネガティブなイメージがあります。

そういうものを，どうクリアするかは難しい問題です。患者さんが評価するわけですから，逆に「寝たきり」というような言葉でないと評価は困難です。しかし，そういう言葉を使うと，イメージとしてかなり重みが違ってきます。しかしこうした課題も福原先生がご指摘のように，標準値で補正すれば，国際比較するうえではクリアできると思います。

「標準化」について

池上 実際に QOL を使う場合に重要な点は，自己流の QOL 尺度をいきなり開発するのでなく，既存のものを使ってみることだと思います。既存のものを使ったほうが標準化して比較もできます。その際，尺度によっては使用上の著作権の問題があることに注意する必要があります。例えば，SF-36 についてはどうでしょうか。

福原 SF-36 は完全にパブリックドメインです。つまり，簡単な使用登録の手続きをとれば，無料で誰でも使えます。今のところ，私のところで日本における登録を代行させていただいております (FAX 075-753-4644)。

池上 池田先生，選好に基づく尺度についてはどうですか。

池田 日本語版 EuroQOL もパブリックドメインで，研究目的であれば使用登録をしていただければ自由に使えます。

池上 疾患特異的尺度はどうですか。

下妻 例えばがんですと，EORTC と FACT については開発元に登録が必要です。インターネットを通して登録し，資料を取り寄せることも可能ですし，私のところにお問い合わせいただいても結構です。使用料に関しては，両方とも製薬会社がスポンサーになっている研究，臨床試験は有料です。アカデミックに用いる場合には，届けるだけでよいことになっています。

日本の QOL-ACD については，オリジナルの文献を引用していただければ登録も使用料も必要ありません。

福原 疾患特異的尺度に関しては，透析患者のための QOL の尺度で，「KDQOL」があり，米国のランドコーポレーションが版権を持っていますが，これも私どもで代行しています。それから，炎症性腸疾患の特異尺度(IBDQ)は，慶應大学消化器科の日比先生が中心となって管理なさってます。

池上 登録を求めている理由の1つは，説明書などを十分理解したうえで，尺度を正しく使ってほしいということがあると思います。

福原 まさにその通りです。共通の尺度を使っても，例えばスコアリングが標準化されていなければ共通の土俵に乗りません。スコアリングの標準化および標準値による補正などは重要なポイントです。

池上 ところで，どうしても新たに開発したい場合でも，ゼロから出発するのではなく，既存のものを参照する必要があります。そこで気をつけなければいけないのは，「これはいい項目だから取る，これはよくないと思うから捨てる」というやり方です。これは基本的には許されないことだと私は考えますが，先生方はどのようにお考えですか。

下妻 確立された尺度から勝手に好きな項目を取り出して尺度を作って用いても，計量心理学的特性がくずれて，何を見ているかわからなくなるのでいけませんが，すでに開発された方々が開発の初期に集めた項目の中で，計量心理学的理由のみで捨てられた項目や，貴重なノウハウがあったりします。EORTC では，それをアイテムバンクとしてウェブサイトで公表することにしているようです。新たな質問紙を作るときには用いられませんが，疾患や治療別の追加質問紙を作る場合には，何らかの登録を必要とされるものの，それらを利用する試みが行われそうです。2000 年の国際 QOL 学会で発表されていました。

福原 池上先生のおっしゃるとおり，項目を恣意的に取捨選択することは問題となります。ただ，尺度全体でなくても，内的一貫性が示されている下位尺度単位で使うことは可能です。それから，その尺度を翻訳して日本語版を作るときには，原作者に許可を得ることは最低のルールです。

池上 そうしませんと，いくつもの日本語版ができてしまい，お互いに互換性がなくなって，結果の比較ができなくなります。翻訳の際の言語が違うだけで，標準値が違ってくる可能性がありますから，かなり厳しく扱わないといけないでしょう。

標準的な尺度と申しましたが，やはり使っていただかないことには標準的な尺度になりません。これまでの QOL の研究は，包括的尺度にしても，疾患特異的尺度についても，それぞれが別個に進み，どれが標準になっているかが必ずしも見えませんでした。また，ある尺度を開発するに際して，どのような苦労があったのかということもわかりませんでした。

こうした状況を臨床医の先生方にご理解いただきたかったことが本書を企画した目的の1つでした。

「国際 QOL 研究学会」について

池上 アウトカム評価も国際的な動きですが，QOL の研究も国際的に通用する尺度が中心テーマです。福原先生，学会の動向についてご説明願えますか。

福原 国際 QOL 研究学会(ISOQOL)は，健康・医療領域に関する QOL 研究，特にアウトカム研究において QOL をどのように活用し，方法論的な研究をどう進めるか，臨床研究や医療，政策研究への応用をどう進めるか，などの目的で 1991 年に設立されました。学会員の構成は研究者が最も多く，臨床系，計量心理学系，経済学系などの研究者で構成されています。次に多いのが臨床系で，臨床医や看護，リハビリなどの方々も会員になられています。製薬会社など民間企業に勤められている研究者も 2〜3 割おられます。特に欧米では現在，製薬企業でアウトカム研究部門を作る動きが活発です。この部門は，QOL を使った研究と医療経済評価の2つを主に担当している部門だと理解しております。また少数ですが，FDA など政府関係者の方も会員になられています。

これまでこの学会は，臨床以外の研究者が多くを占めていることもあり，ともすると「測定のための測定」のような研究に走りがちな傾向は否めなかったと思います。今後は日本やアジアの研究者，特に臨床家の先生方に，QOL 研究が医療評価のためのアウトカム研究として重要であること，また QOL は重要な患者立脚型アウトカムであることの認識を深めていただくことを期待しています。そして，この認識の深まりとともに，より多くの臨床研究者がアウトカム研究および QOL 研究に参加されることを切に望みます。

池上 本日はどうも，ありがとうございました。

索引

和文索引は五十音順（電話帳式）に配列した。同じ五十音のなかを
頭文字によってカタカナ→ひらがな→漢字の順に並べてある。

［数字・記号］

5D 46
5項目法，EQ-5Dの 46
24-hour Migraine-Specific Quality of Life Questionnaire 114
α エラー→第一種の過誤
κ 係数 25

［欧文］

A

Achalasia Symptom Scale (AchaSyS) 99
ADDQOL 72
ADL 4
ADL 関連領域 120
AIMS 119
AIR Index 66
Airways Questionnaire 20 (AQ 20) 64
ALS 114
ALSAQ-40 114
AMOS 22
AQLQ 65
Arthritis Impact Mesurement Scales (AIMS) 119
Asthma Impact Record Index (AIR Index) 66
Asthma Quality of Life Questionnaire (AQLQ) 65
Audit of Diabetes-Dependent Quality of Life (ADDQOL) 72

B

Blau QOL Scale 113
BLUTS 90
BPH Impact Index 88
BPH QOL 9 88
Breathing Problems Questionnaire (BPQ) 63
Brief Sexual Function Inventory 91
Bristol Lower Urinary Tract Symptoms (BLUTS) 90
Byrne-MacLean QOL index 113

C

C型慢性肝疾患 41
CALIS プロシジャ 22
CARES 53
CDQLP 113
Center for Epidemiologic Studies Depression Scale (CES-D) 108
Chronic Respiratory Disease Questionnaire (CRQ) 63
CIDI 107
CILQ 113
Clinical Grading of Spinal Osteoporosis 132
Cognitively Impaired Life Quality Scale (CILQ) 113
Community Dementia QOL Profile (CDQLP) 113
Composite International Diagnostic Interview (CIDI) 107
concurrent validity 10
construct validity 10
content validity 10, 22
convergent validity 22
COPD 62
CORR プロシジャ 24
criterion based validity 10, 24
Cronbach の α 係数 24
CRQ 63

D

DAN-PSS 88, 90
Dartmouth COOP Charts 42, 84
Dartmouth COOP educational System 84
DCCT 70
Dementia QOL (DQOL) 113
Detrusor Inatability Score 89
Diabetes 39 72
Diabetes Care Profile 72
Diabetes Quality of Life Measure (DQOL) 70, 113
Diabetes Specific Quality of Life Scale (DSQOLS) 72
Diabetes Treatment Satisfaction Questionnaire (DTSQ) 72, 75
Dialysis Outcome and Practice Pattern Study (DOPPS study) 83
DIGEST 96
discriminant validity 10, 22
DSQOLS 72

E

EBM 6, 141
EDSS 116
Effect of Urinary Incontinence on Sexuality Q (EISQ) 90
EQ-5D **46**
—, 脳卒中における 47
European Organization for Research and Treatment of Cancer Quality of Life Questionnaire (EORTC QLQ) 54, 59
EuroQol **46**
—, 日本語版 46
Expanded Disability Status Scale (EDSS) 116

F

face validity 10
FACT 57, 60
FACT-G 66
factor validity 22
FACTOR プロシジャ 22
FDDQL 102
FDS 124
FLIC 53
FREQ プロシジャ 25
Functional Assessment of Cancer Therapy (FACT) 57, 60
Functional Assessment of Cancer Therapy-General 66
Functional Digestive Disorders Quality of Life Questionnaire (FDDQL) 102

G

Gastrointestinal Symptom Rating Scale (GSRS) 97, 98
GEE 27
General Heslth Questionnaire (GHQ) 108
Glasgow Scale 100

145

Glasgow Scale, 日本語版 98

H

HAD 97
HADS 53, 108
HAQ-DI（機能障害指数） 118, 119
Health Assessment Questionnaire (HAQ) 120
Health Assessment Questionnaire-Disability Index (HAQ-DI) 118
Health Utilities Index (HUI) 48
HIE 35
Hospital-Anxiety-Depression (HAD) 97
Hospital Anxiety and Depression Scale (HADS) 53, 108

I

IBDQ 100
IBDQ 質問紙の内容 101
IBS-QOL 102
ICS-BPH 88
ICS-QOL 88, 90
ICS male Q 90
IIFF 91
IIQ-7 90
Incontinence Impact Questionnaire (IIQ) 90
Incontinence Quality of Questionnaire (IQOL) 90
Incontinence Stress Q (ISQ) 90
Index Psychological Affect 84
Inflammatory Bowel Disease Questionnaire (IBDQ) 100
Insulin Therapy Related QOL Measure (ITR-QOL) 72, 75
internal consistency 10, 24
International Index of Erectile Function (IIFF) 91
International Prostate Symptom Score (IPSS) 87
── QOL Index 88
IQOL 90
IQOLA 36
Irritable Bowel Syndrome Quality of Life Questionnaire (IBS-QOL) 102
ISQ 90
ITR-QOL 72, 75

J・K

JOQOL '99 132
Karnofsky Index 84
KDQOL™ 80
── の信頼性および妥当性 83
── を用いた国際アウトカム研究 83
Kidney Disease Quality of Life (KDQOL™) 80
King's Health Questionnaire (KHQ) 90

L

Living with Asthma Questionnaire (LWAQ) 65
LOCF 29

M

MAR 28
MAS 36
MCAR 28
McGill Pain Questionnaire (MPQ) 53
MCS →精神機能サマリースコア
Medical Outcome Study (MOS) 34, 139
MHAQ 119
MIDAS 115
Migraine-Specific Quality of Life (MSQOL) 115
Migraine-Specific Quality of Life Questionnaire 115
Migraine Disability Assessment (MIDAS) 115
Migraine Work and Productivity Loss Questionnaire (MWPLQ) 116
mini-OQLQ 134
Mini Asthma Quality of Life Questionnaire (MiniAQLQ) 65
Minnesota Multiphasic Personality Inventory (MMPI) 100
MIXED プロシジャ 25, 27
MNAR 29
Modified Health Assessment Questionnaire (MHAQ) 119
MOS 35, 139
MOS-Long Form 35
MPQ 53
MRF-28 66
ms-LWAQ 65
MSQOL 115
multi-trait scaling analysis 11
MWPLQ 116

N

nasal intermittent positive pressure ventilation (NIPPV) 66
Nepean Dyspepsia Scale 100
Nottingham Health Profile (NHP) 42, 62

O

Osteoporosis-targeted Quality of Life Questionnaire (OPTQoL) 131, 134
Osteoporosis Assessment Questionnaire (OPAQ) 131, 134
Osteoporosis Functional Disability Questionnaire (OFDQ) 131
Osteoporosis Quality of Life Questionnaire (OQLQ) 131

P

PAID 72
Parkinsn's Disease Quality-of-Life (PDQL) 114
Parkinson's Disease Questionnaire-39 (PDQ-39) 114
PCS →身体機能サマリースコア
PFSDQ 63
PFSS 64
PGWB 98
PGWBI 96
Pittsburgh Sleep Quality Index (PSQI) 110
PPI 99
predictive validity 10
preference-based measure 45
Problem Area in Diabetes Survey (PAID) 72
Profile of Mood States (POMS) 53
Psychological General Well-Being Index (PGWBI) 96
Pulmonary Functional Status and Dyspnea Questionnaire (PFSDQ) 63
Pulmonary Functional Status Scale (PFSS) 64

Q

QALY 15
QLS 110
QOL-ACD 53, 59
QOL-AD 113
QOL-RIQ 63
QOL 研究の背景 3
QOL 項目, 糖尿病に関連する 71
QOL の測定 5
QOLAS 113
QOLIE 113
Qualeffo 131, 134
Qualeffo-41 131, 134
Quality-adjusted Life Year (QALY) 15
Quality-of-Life for Respiratory Illness Questionnaire (QOL-RIQ) 63
Quality of Life-AD (QOL-AD) 113
Quality of Life Assessment Schedule 113
Quality of life in epilepsy (QOLIE) 113

索引　147

Quality of Life Questionnaire for Cancer Patients Treated with Anticancer Drugs(QOL-ACD)　53, 59
Quality of Life Scale(QLS)　110
QUEST 質問紙　98
Questionnaire for Quality of Life by European Foundation for Osteoporosis　131

R

Radiumhemmets Scale of Sexual Function　92
RAND Health Insurance Experiment (HIE)　35
Rating Form of IBD Patient Concerns (RFIPC)　100
Rating Scale(RS)　16
reproducibility　25
Respiratory Quality of Life Questionnaire(RQLQ)　63
Rosenbaum self-control schedule(SCS)　100

S

Schedule for the Evaluation of Individual Quality of Life(SEIQoL)　102, 113
Schedule for the Evaluation of Individual Quality of Life-Direct Weighting(SEIQoL-DW)　114
SCID　107
SCL-90 R　100
SCS　100
SEAPIQMM　89
Seattle Obstructive Lung Disease Questionnaire(SOLQ)　63
SEIQoL　102, 113
SEIQoL-DW　114
Self-rating Depression Scale(SDS)　108
SF-12　41
SF-20　35
SF-36　**34**, 35, 139
　——の因子構造　35
　——の下位尺度と項目　36
　——の記入方法　36
　——の版権　39
SF-36 オリジナル版　34
SF-36 日本語版の開発　38
SF-6D　42
SG　15
SGRQ　63, 66
Sickness Impact Profile(SIP)　42, 62, 97, 112
SIP 68　42
SIQ　89

SOLQ　63
SSI　90
St. George's Respiratory Questionnaire (SGRQ)　63, 66
Standard Gamble(SG)　15
Stress Incontinence Q(SIQ)　89
structured asthma QOL diary　66
Structured Clinical Interview for DSM (SCID)　107
SUBI　110
Symptom check list 90(SCL-90 R)　100
Symptom Impact Index　90
Symptom Severity Index(SSI)　89, 90

T

t 検定　27
test-retest 再現性　25
test-retest 法　10
the Index of Overall Life Satisfaction　84
the Index of Well-Being　84
Time Trade-Off(TTO)　16, 46

U

UDI　89
UDI-6　89
UKPDS　70
Ulcus Esophagitis Symptom Scale (UESS)　97
Urgency Score　89
Urogenital Distress Inventory(UDI)　89

V

VARCLUS プロシジャ　22
VAS　16, 21, 46

W

W-BQ 12　75
Watts Sexual Function Q　92
Well-being Questionnaire 12 (W-BQ 12)　75
WHO Subjective Well-Being Inventory (SUBI)　110
WHO 主観的幸福感尺度　110
WHOQOL 調査票　42

Y

York Incontinence Perception Scale (YIPS)　90
York Scale　113

[和文]

あ

アウトカム，患者立脚型　3
アウトカム研究　**2**
アウトカム評価　138
アカラシア症状尺度　99
アルコール性慢性膵炎　102
アルツハイマー型痴呆　113
アルツハイマー型痴呆患者の効用値測定　48

い

インスリン治療に関連する QOL 質問表　75
インスリンリスプロ　75
インターフェロン療法　102
医療技術の経済評価　14
医療評価研究　138
医療評価モデル　2
胃食道逆流症　98
一般化推定方程式　27
一般健康質問紙　108
因子妥当性　22
因子分析　22
飲酒癖　102

う

ウィルコクソン検定　27
うつ　107

え

エリスロポエチン　83
エンドポイント　4
炎症性腸疾患　100

か

カテゴリー尺度法　16
がん特異的尺度　52, 142
　——の選択　53
がん薬物療法における QOL 調査票　53
下位尺度，SF-36 の　37
下位尺度得点の算出　38
下位尺度得点の求め方　38
下部消化管疾患　100
過敏性腸症候群　97, 101
回答パターンの解析，項目ごと　12
潰瘍性大腸炎　100
完全ランダム欠損　28
肝移植　102
肝硬変　102
患者立脚型アウトカム　3

換算表，効用値に換算する 45
感度 25
感度分析 30

き

気管支喘息 64
記述統計量の算出 10
基準関連妥当性 10, 24
基準的賭け法 15
期待効用値の推移，軽度アルツハイマー型痴呆患者における 48
機能障害指数 120
機能障害指標スコア 124
機能性胃腸症 99
機能性腸障害 101
逆翻訳 9
逆流性食道炎 97
級内相関係数 25
共分散構造解析 24
筋萎縮性側索硬化症 114
筋ジストロフィー患者，人工呼吸器装着の 112

く

クローン病 41, 100
クロンバック 25

け

下痢 100
計量心理学 8
経時測定データ解析 27
経尿道的切除術 89
軽症精神症状 107
欠損値の解析 10, 12
欠損値の処理 38
欠損データへの対応 29
欠損の解析に与える影響 26
血液透析患者 83
血糖自己測定 72
健康関連 QOL 3, 139
―― の概念図 5
健康関連 QOL 尺度 34

こ

呼吸不全の特異的尺度 66
呼吸リハビリテーション 66
効用値 14
効用理論 14, 140
項目選択，因子分析による 13
項目選択，項目分析による 12
項目プールの作成 11
構成概念妥当性 10, 13
国際前立腺症状スコア 87
国民標準値 39

心の健康 4
骨粗鬆症特異的尺度 129

さ

サルコイドーシス 66
再検査法 10
再コード化 38
最小 2 乗平均 27
札幌医大式性機能質問紙 92

し

視覚評価法 16, 21, 46
自己評価 141
自己評価式抑うつ尺度 108
時間得失法 16, 46
質調整生存年 15
質問紙の作成 12
疾患特異的尺度 142
実施可能性 25
社会環境 4
社会生活機能 4
斜交回転 10, 22
尺度の計量心理学的評価 9, 12
尺度の作成 8
――，新しい 11
収束的妥当性 11, 22
順翻訳 9
消化器症状 96
消化性潰瘍 97, 99
上部消化器疾患 98
食道炎 97
心臓ペースメーカー使用者 40
身体機能 4
身体機能サマリースコア (PCS) 36, 83
信頼性 8
―― の検討 10
信頼性係数 25
神経内科領域の尺度 112
進行胃癌患者 59
進行食道癌 60
進行前立腺癌患者 60
人工股関節全置換術 43
人工肛門 102
腎疾患特異的尺度 80
腎臓移植患者 41

す

睡眠時無呼吸症候群 66
睡眠障害 108
膵外・内分泌機能障害 102

せ

性機能障害，男性の 91
性機能障害，泌尿器科疾患における 89

精神科患者における包括的 QOL 尺度 106
精神機能サマリースコア (MCS) 83
精神症状尺度，一般患者における 106
精神分裂病 110
脊柱変形 131
脊椎圧迫骨折 131
設問形式の設定 12
選好に基づく尺度 45, 140
―― に含まれる領域 45
線形混合効果モデル 27
前立腺癌，ホルモン抵抗性 60
前立腺肥大症 87
―― による QOL 障害 88
―― による影響指数 88
―― の QOL 尺度 88

そ

ソシアルサポート 4
素点の算出 38
素点の変換 38
早期乳癌患者 110
測定データの記述 26
測定の時点 25
測定の頻度 25

た

タイムボード 16
多次元尺度 4
多発性硬化症 112
多変量解析 27
妥当性 8
―― の検討 10
代理評価 141
第一種の過誤 21
単変量解析 27
胆嚢・胆道疾患 102
男性性機能の尺度 92
男性の性機能障害 91

ち

治療満足度質問表 72
痴呆の QOL 尺度 113
長期酸素療法 66
直交回転 10, 22

て

データ欠損 21
データ補完 29
てんかん 113
天井効果 21
転移性乳癌患者 59
転移性非小細胞肺癌患者 60

と

透析患者　40
糖尿病 QOL 質問紙の使い分け　77
糖尿病患者，腎不全に陥った　72
糖尿病総合負担度スケール　75
糖尿病治療満足度質問表　75
糖尿病特異的な QOL 尺度　71
糖尿病における日本語版 EQ-5D　47
糖尿病に関連する QOL 項目　71
糖尿病問題領域質問表　72
同時的妥当性　9, 10

な

内視鏡陰性逆流症　99
内的整合性　10, 25
内容的妥当性　5, 10, 22

に

日本語版 AIMS 2　119
日本語版 EQ-5D, 糖尿病における　47
日本語版 EQ-5D の効用値換算法　47
日本語版 IBDQ　100
日本語版 KDQOL™　81
　―― の下位尺度　81
日本骨代謝学会骨粗鬆症患者 QOL 評価質問表　132
日本人腎移植患者の健康関連 QOL　84
日本人透析患者の健康関連 QOL　84
日本人保存期慢性腎不全患者の健康関連 QOL　84
日常生活機能　4
乳癌術後患者　59
乳房温存療法　59
乳房切除術　59
尿失禁　89
　―― による QOL 障害　**90**
　―― の QOL 尺度　**90**
　―― の QOL 障害　**91**
　―― の症状評価　89

の

脳梗塞　112

脳卒中における EQ-5D　47
囊胞性線維症　66

は

ハミルトンうつ病評価尺度　107
バリマックス回転　10, 22
パーキンソン病　114
パイロットテスト　9
排尿障害　87
反応性　8

ひ

非小細胞肺癌　22
非ランダム欠損　29
費用-効果分析　14
費用対効果　140
表面的妥当性　10
評価ウィンドウ　26
評定法　12
評点尺度法　16

ふ

フィラデルフィア老年病センターモラールスケール　75
プロトンポンプ阻害薬　98
プロマックス回転　10, 22
不安　107
腹痛　97, 100
腹膜透析患者　83
分散分析，経時測定データに対する　27

へ

片頭痛　114
弁別的妥当性　11, 22
便秘　97, 100

ほ

ボンフェローニ法　27
保存期慢性腎不全患者　40
包括的質問紙　21
包括的尺度　138

勃起能障害　91

ま

末期腎不全患者　80
　―― の QOL　83
　―― の治療法別 QOL 比較　84
慢性肝炎　102
慢性関節リウマチ　117
慢性膵炎　102
慢性閉塞性肺疾患　62
慢性腰痛　132

み・め・も

ミネソタ多面的人格調査票　100
メンタルヘルス　4
モジュラーアプローチ　52

ゆ・よ

床効果　21
ヨーロッパ骨粗鬆症財団 QOL 質問表　131
予後予測因子としての QOL スコア　59
予測的妥当性　10
要約統計量　28
陽性感情の評価法　110

ら・り

ランダム欠損　28
リウマチ特異的 QOL 質問紙　120
　―― の特徴　119
リカート型　21
臨床試験コーディネータ　25

れ・ろ

霊的な面　4
ロバスト分散　27
老年糖尿病患者　75